麻醉学问系列丛书

总主审 曾因明 邓小明
总主编 王英伟 王天龙 杨建军 王

疼痛诊疗学

主　审　傅志俭
主　编　冯　艺　嵇富海

Pain Medicine

中国出版集团有限公司

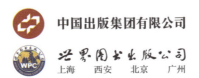

上海　西安　北京　广州

图书在版编目(CIP)数据

疼痛诊疗学 / 冯艺,嵇富海主编. —上海:上海世界图书出版公司,2024.1
(麻醉学问系列丛书 / 王英伟总主编)
ISBN 978-7-5232-0448-1

Ⅰ.①疼… Ⅱ.①冯… ②嵇… Ⅲ.①疼痛-诊疗-问题解答 Ⅳ.①R441.1-44

中国国家版本馆 CIP 数据核字(2023)第 094862 号

书　　名	疼痛诊疗学 Tengtong Zhenliaoxue	
主　　编	冯 艺 嵇富海	
责任编辑	芮晴舟	
出版发行	上海世界图书出版公司	
地　　址	上海市广中路 88 号 9-10 楼	
邮　　编	200083	
网　　址	http://www.wpcsh.com	
经　　销	新华书店	
印　　刷	杭州锦鸿数码印刷有限公司	
开　　本	787mm×1092mm　1/16	
印　　张	21.25	
字　　数	380 千字	
版　　次	2024 年 1 月第 1 版　2024 年 1 月第 1 次印刷	
书　　号	ISBN 978-7-5232-0448-1/ R·718	
定　　价	150.00 元	

版权所有　翻印必究
如发现印装质量问题,请与印刷厂联系
(质检科电话:0571-88855633)

总主编简介

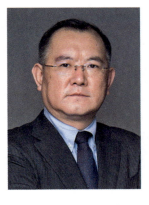

王英伟

  复旦大学附属华山医院麻醉科主任,教授,博士研究生导师。

  中华医学会麻醉学分会常委兼秘书长,中国医学装备协会麻醉学分会主任委员,中国神经科学学会理事兼麻醉与脑功能分会副主任委员,中国研究型医院学会麻醉学分会副主任委员,中国药理学会麻醉药理分会常务委员。

  以通讯作者发表SCI论文60余篇。作为项目负责人获得国家863重点攻关课题、科技部重点专项课题,以及国家自然科学基金7项其中包括重点项目。主编《小儿麻醉学进展》《小儿麻醉学》《临床麻醉学病例解析》《神奇的麻醉世界》《麻醉学》精编速览(全国高等教育五年制临床医学专业教材)、《麻醉学》习题集(全国高等教育五年制临床医学专业教材)等专著。

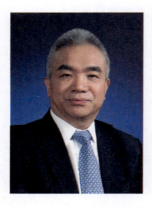

王天龙

首都医科大学宣武医院麻醉手术科主任医师,教授,博士研究生导师。

中华医学会麻醉学分会候任主任委员,中华医学会麻醉学分会老年人麻醉学组组长,国家老年麻醉联盟主席,中国医师协会毕业后教育麻醉专委会副主任委员,北京医学会麻醉学分会主任委员,中国研究型医院麻醉专业委员会副主任委员,欧洲麻醉与重症学会考试委员会委员。

擅长老年麻醉、心血管麻醉和神经外科麻醉,发表SCI论文90余篇,核心期刊论文300余篇。领衔执笔中国老年人麻醉与围术期管理专家共识/指导意见9部。主译《姚氏麻醉学》第8版,《摩根临床麻醉学》第6版中文版;主编国家卫健委专培教材《儿科麻醉学》等。

总主编简介

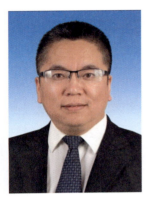

杨建军

郑州大学第一附属医院麻醉与围手术期及疼痛医学部主任,郑州大学神经科学研究院副院长,教授,博士研究生导师。

中华医学会麻醉学分会常务委员,中国精准医学学会常务理事,中国老年医学学会麻醉学分会副会长,中国神经科学学会麻醉与脑功能分会常务委员,中国神经科学学会感觉与运动分会常务委员,教育部高等学校临床医学类专业教学指导委员会麻醉学专业教学指导分委员会委员,河南省医学会麻醉学分会主任委员。

主持国家自然科学基金 6 项。发表 SCI 论文 283 篇,其中 32 篇 $IF>10$ 分。主编《麻醉相关知识导读》《疼痛药物治疗学》,主审《产科输血学》,参编、参译 30 余部。

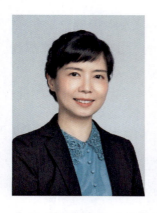

王 锷

一级主任医师,二级教授,博士生导师。

中南大学湘雅医院麻醉手术部主任,湖南省麻醉与围术期医学临床研究中心主任,国家重点研发计划项目首席科学家,中华医学会麻醉学分会常委,中国女医师协会麻醉学专委会副主委,中国睡眠研究会麻醉与镇痛分会副主委,中国心胸血管麻醉学会心血管麻醉分会副主委,中国超声工程协会麻醉专委会副主委,中国医师协会麻醉科医师分会委员,中国医疗器械协会麻醉与围术期医学分会常委,湖南省健康服务业协会麻醉与睡眠健康分会理事长,湖南省麻醉质控中心副主任。《中华麻醉学杂志》《临床麻醉学杂志》常务编委。

分册主编简介

冯 艺

北京大学临床医学博士,教授,博士生导师。北京大学人民医院麻醉科、疼痛医学科主任。

从事临床麻醉与疼痛诊疗,教学35年。目前担任中华医学会疼痛学分会副主任委员,创作与术后慢性疼痛学组组长,中华医学会麻醉学分会疼痛学组副组长,中国医师协会麻醉分会常委,中国医师协会疼痛学分会常委,中国女医师协会疼痛专委会主任委员,医学参考报疼痛学专刊主编,北京市住院医师规范化培训委员会主任委员等学术兼职。

在国内积极倡导围术期多学科疼痛管理,长期致力于疼痛机制研究。获得国自然,国家科委,北京市科委重点项目等资助,在 Anesthesiology, A&A, BJA 等国际以及国内知名杂志上发表论文200余篇,其中SCI收录60余篇。

嵇富海

教授,博士生导师。苏州大学附属第一医院麻醉科主任。

苏州大学麻醉学研究所所长,国家临床重点专科带头人、江苏省医学领军人才、姑苏卫生重点人才,江苏省333人才工程第二层次,中华医学会麻醉学分会人工智能学组副组长,中国心胸麻醉学会理事,江苏省医学会麻醉学分会候任主任委员,江苏省麻醉科医疗质量控制中心副主任,苏州市麻醉学会及质量控制中心主任委员,国家自然科学基金评议专家。

麻醉学问系列丛书

总主审

曾因明　邓小明

总主编

王英伟　王天龙　杨建军　王　锷

总主编秘书

黄燕若

分册主编

麻醉解剖学	张励才	张　野
麻醉生理学	陈向东	张咏梅
麻醉药理学	王　强	郑吉建
麻醉设备学	朱　涛	李金宝
麻醉评估与技术	李　军	张加强
麻醉监测与判断	于泳浩	刘存明
神经外科麻醉	王英伟	
心胸外科麻醉	王　锷	
骨科麻醉	袁红斌	张良成
小儿麻醉	杜　溢	
老年麻醉	王天龙	
妇产科麻醉	张宗泽	
五官科麻醉	李文献	
普外泌尿麻醉	李　洪	
合并症患者麻醉	王东信	赵　璇
围术期并发症诊疗	戚思华	刘学胜
疼痛诊疗学	冯　艺	嵇富海
危重病医学	刘克玄	余剑波
麻醉治疗学	欧阳文	宋兴荣
麻醉学中外发展史	杨建军	杨立群
麻醉学与中医药	苏　帆	崔苏扬

编写人员

主　审

傅志俭（山东第一医科大学附属省立医院）

主　编

冯　艺（北京大学人民医院）
嵇富海（苏州大学附属第一医院）

副主编

冯智英（浙江大学医学院附属第一医院）

编　委

张艳兵（苏州大学附属第一医院）
张咸伟（华中科技大学同济医学院附属同济医院）
房丽丽（浙江大学医学院附属第二医院）
刘艳红（解放军总医院第一医学中心）
顾连兵（江苏省肿瘤防治研究所　江苏省肿瘤医院
　　　　南京医科大学附属肿瘤医院）
高　巨（扬州大学附属苏北人民医院）
刘　娜（吉林省人民医院）
樊肖冲（郑州大学第一附属医院）
司马蕾（中日友好医院）
李　君（北京大学人民医院）

金晓红（苏州大学附属第一医院）
叶　菱（四川大学华西医院）
罗　芳（首都医科大学附属北京天坛医院）
肖礼祖（华中科技大学协和深圳医院）
周华成（哈尔滨医科大学附属第四医院）
高秀梅（中国中医科学院西苑医院）
刘益鸣（北京大学人民医院）

参编人员（按姓氏笔画排序）

于　斌	王丽娜	付莉珺	邢　燕	刘　欢
刘祖莹	闫　哲	许军军	孙　哲	张　炜
张民皓	张国磐	张媛婧	陈冬梅	郑　华
柳　露	贾子普	夏德国	黄佳彬	蔡振华

主编秘书

王丽娜（苏州大学附属第一医院）
许军军（北京大学人民医院）

总 序

我投身麻醉学专业60余年,作为中国麻醉学科从起步、发展到壮大的见证者与奋斗者,欣喜地看到70余年来,特别是近40年来,我国麻醉学专业持续不断的长足进步。新理论、新观念、新技术、新设备、新药品不断涌现,麻醉学科工作领域不断拓展,人才队伍的学历结构和整体实力不断提升,我国麻醉学事业取得了历史性成就。更令人欣慰的是,我国麻醉学领域内的后辈新秀们正在继承创新,奋斗于二级临床学科的建设,致力于学科的升级与转型,为把我国的麻醉学事业推至新的更高的平台而不懈努力。

麻醉学科的可持续发展,人才是关键,教育是根本。时代需要大量优秀的麻醉学专业人才,优秀人才的培养离不开教育,而系列的专业知识载体是教育之本。"智能之士,不学不成,不问不知"。"学"与"问"是知识增长过程中两个相辅相成、反复升华、不可缺一的重要层面。我从事麻醉学教育事业逾半个世纪,对此深有体会。

欣悉由王英伟、王天龙、杨建军、王锷教授为总主编,荟集国内近百位著名中青年麻醉学专家为主编、副主编及编委的麻醉学问丛书,历经凝心聚力的撰著终于问世。本丛书将麻醉教学中的"学"与"问"整理成册是别具一格的,且集普及与提高为一体,填补了我国麻醉学专著中的空白。此丛书由21部分册组成,涉及麻醉解剖、麻醉生理、麻醉药理和临床麻醉学各专科麻醉,以及麻醉监测、治疗等领域,涵盖了麻醉学相关的基础理论及临床实践技能等丰富内容,以问与答的形式为广大麻醉从业者开阔思路、答疑解惑。这一丛书以临床工作中常见问题为切入点，编撰时讲究文字洗练，简明扼要，便于读者记忆和掌握相关知识点，减少思维冗杂与认知负荷。

  值此丛书出版之际，我对总主编、主编和编委，以及所有为本丛书问世而辛勤付出的工作人员表示衷心的感谢！感谢你们为了麻醉学事业的发展、为了麻醉学教育的进步、为了麻醉学人才的培养所做出的不懈努力！"少年辛苦终身事，莫向光阴惰寸功"，希望有更多出类拔萃、志存高远的后辈们选择麻醉学专业作为自己奋斗终生的事业，勤勉笃行、深耕不辍！而此丛书无疑是麻醉学领域传道授业解惑的经典工具书，若通读博览，必开卷有益！

（丛书总主审：曾因明）

徐州医科大学麻醉学院名誉院长、终身教授

中华医学教育终身成就专家获得者

2022 年 11 月 24 日

前　言

意大利著名医史学家阿尔图罗·卡斯蒂廖尼在《医学史》中写道："医学是随着人类痛苦的最初表达和减轻这份痛苦的最初愿望而诞生的。"医学虽因解除痛苦而生，但疼痛也是一种疾病，这一理念直到21世纪才开始被医护人员广泛接受，在此之前，无数患者饱受疼痛折磨却求医无门。我国疼痛学科起步晚，但在传统医学的助力下，走出了一条具有中国特色的疼痛治疗之路。从无到有的过程必定不是一帆风顺的，迷茫困顿之时，韩济生院士的一番话总有鼓慰人心的力量："我们是创业者，我们要比别人付出更多，也要将社会责任放在肩膀上。"

2021年夏，麻醉学问系列丛书的编纂工作，意在适应当下人们电子化阅读的习惯，为日后整合成应用程序做准备。从接领《疼痛诊疗学》主编工作的那一刻起，吾辈内心已将其视作再一次创业，谨记前辈教诲，必不敢视小误，必不敢省心力。

《疼痛诊疗学》汇聚全国30余位专家教授的心血，沿袭丛书"一问一答"的编写风格，文字力求精炼与准确，内容避免遗漏与重复。"问答"形式也许会让内容编排上显得没有那么系统有序，如此尝试是为了日后整合为应用程序后方便进行电子检索，使该丛书真正成为临床医师掌上答疑解惑的指南。

为使本书更贴近临床，参与本书编写的人员均为临床一线医生，在查阅文献、书籍的基础上也将自己的临床经验汇入其中。由于所处环境不同，每一章节的编写又由多位医生共同完成,难免有语言风格不统一之感,还请读者朋友谅解。由于医学知识快速更新迭代,书中若有不妥之处,敬请批评指正。

冯　艺　嵇富海

目 录

第一章 绪论 ··· 1
第一节 概论 ··· 1
第二节 疼痛的分类 ··· 4
第三节 慢性疼痛常用评估工具 ··· 7
第四节 常用疼痛诊断方法 ·· 12

第二章 常用疼痛治疗方法 ·· 18
第一节 常用药物治疗 ·· 18
第二节 局部注射治疗及神经阻滞治疗 ··· 21
第三节 疼痛的心理学评估和治疗 ·· 26
第四节 射频治疗 ·· 30
第五节 医用三氧辅助镇痛技术 ·· 33
第六节 椎间盘微创介入技术 ·· 38
第七节 椎间孔镜技术 ·· 42
第八节 脊髓电刺激技术 ·· 46
第九节 冲击波治疗 ·· 48
第十节 再生治疗：富血小板血浆治疗 ·· 52
第十一节 鞘内药物输注技术 ·· 55
第十二节 经皮椎体成形术 ·· 58
第十三节 中医治疗与中西医结合技术 ·· 61
第十四节 肌筋膜激痛点技术 ·· 64
第十五节 物理治疗 ·· 69

第三章 手术及创伤相关疼痛 — 76
- 第一节 术后急性疼痛与急性疼痛服务 — 76
- 第二节 急性创伤疼痛治疗 — 81
- 第三节 急诊科急性疼痛治疗 — 84
- 第四节 ICU 患者的急性疼痛治疗 — 89
- 第五节 老年患者的急性疼痛治疗 — 93
- 第六节 小儿急性疼痛治疗 — 96
- 第七节 阿片类药物依赖患者的急性疼痛治疗 — 101
- 第八节 伴有认知障碍患者的急性疼痛治疗 — 105
- 第九节 慢性创伤性关节病 — 108
- 第十节 慢性术后疼痛 — 110

第四章 头面部疼痛疾病 — 120
- 第一节 偏头痛 — 120
- 第二节 丛集性头痛 — 123
- 第三节 紧张型头痛 — 126
- 第四节 低颅压性头痛 — 129
- 第五节 颈源性头痛 — 132
- 第六节 三叉神经痛 — 135
- 第七节 舌咽神经痛 — 139
- 第八节 面肌痉挛与面神经炎 — 141

第五章 颈肩部及上肢疼痛疾病 — 147
- 第一节 颈椎病 — 147
- 第二节 肩关节周围炎 — 151
- 第三节 肱骨外上髁炎 — 154
- 第四节 臂丛神经损伤 — 157
- 第五节 肩袖损伤 — 160
- 第六节 肩撞击综合征 — 162
- 第七节 胸廓出口综合征 — 165

第六章　胸背部疼痛疾病 ……………………………………………… 170
　　第一节　肋间神经痛 ………………………………………………… 170
　　第二节　肋软骨炎 …………………………………………………… 174
　　第三节　脊柱源性胸痛（非癌痛）…………………………………… 176
　　第四节　内脏源性胸痛（非癌痛）…………………………………… 178
　　第五节　背痛 ………………………………………………………… 182

第七章　腹部及盆腔会阴部疼痛疾病 ………………………………… 189
　　第一节　脊柱源性腹痛（非癌痛）…………………………………… 189
　　第二节　内脏源性腹痛（非癌痛）…………………………………… 191
　　第三节　盆腔痛 ……………………………………………………… 196
　　第四节　会阴痛 ……………………………………………………… 200

第八章　腰骶部及下肢疼痛疾病 ……………………………………… 204
　　第一节　腰背臀肌筋膜疼痛综合征 ………………………………… 204
　　第二节　腰椎间盘突出症 …………………………………………… 206
　　第三节　腰椎管狭窄症 ……………………………………………… 211
　　第四节　腰椎小关节骨性关节炎 …………………………………… 215
　　第五节　第三腰椎横突综合征 ……………………………………… 217
　　第六节　腰脊神经后支卡压综合征 ………………………………… 220
　　第七节　盘源性腰痛 ………………………………………………… 221
　　第八节　梨状肌综合征 ……………………………………………… 224
　　第九节　股骨大转子滑囊炎 ………………………………………… 226
　　第十节　股外侧皮神经炎 …………………………………………… 228
　　第十一节　髋关节相关疾病（股骨头坏死等）……………………… 230
　　第十二节　骶髂关节疼痛 …………………………………………… 233
　　第十三节　骨性关节炎 ……………………………………………… 235
　　第十四节　骶尾部痛 ………………………………………………… 238

第九章　手足痛 ………………………………………………………… 243
　　第一节　跟痛症 ……………………………………………………… 243

第二节　雷诺综合征 · 245
  第三节　下肢动脉硬化闭塞症 · 248
  第四节　血栓闭塞性脉管炎 · 251
  第五节　痛风 · 255
  第六节　腕管综合征 · 259
  第七节　腱鞘炎 · 261
  第八节　复杂区域疼痛综合征Ⅰ型 · 263
  第九节　复杂区域疼痛综合征Ⅱ型 · 266

第十章　其他全身性疼痛 · 270
  第一节　纤维肌痛综合征 · 270
  第二节　躯体症状障碍 · 273
  第三节　风湿性多肌痛 · 276
  第四节　SAPHO 综合征 · 278

第十一章　癌痛 · 283
  第一节　癌痛诊断与分类 · 283
  第二节　化疗药物和内分泌治疗相关疼痛 · 285
  第三节　放疗相关疼痛 · 288
  第四节　癌痛药物治疗 · 290
  第五节　患者自控镇痛 · 293
  第六节　癌痛介入手术治疗 · 295

第十二章　神经病理性疼痛 · 298
  第一节　总论 · 298
  第二节　带状疱疹后神经痛 · 301
  第三节　痛性糖尿病神经病变 · 304
  第四节　脑卒中后疼痛 · 307
  第五节　幻肢痛与残肢痛 · 310
  第六节　脊髓损伤后疼痛 · 314

第一章

绪　　论

第一节　概论

1. 疼痛的定义是什么？

2020年国际疼痛学会（The International Association for the Study of Pain, IASP）将"疼痛"定义为：疼痛是一种与实际或潜在的组织损伤相关的不愉快的感觉和情绪体验，或与此相似的经历。

2. 疼痛的产生必然与组织损伤或潜在损伤有关吗？

疼痛的感觉是痛觉感受器受到伤害和病理刺激后通过神经冲动传导到大脑皮质而产生的。生物学家认为引起疼痛的刺激，易于造成组织的损伤，因此，绝大多数疼痛与组织损伤相关。

3. 疼痛的外周机制包括哪些？

疼痛的外周机制包括初级传入纤维、伤害性感受器以及外周神经系统敏化等机制。初级传入纤维是中枢神经系统与外界环境发生联系的媒介，可将局部环境中的刺激转变为神经干上的动作电位，然后向中枢传递伤害性感受是引起伤害感受性疼痛的唯一机制，包含4个生理过程：转换、传导、传递、知觉。外周神经系统敏化是产生炎性疼痛和一些神经病理性疼痛（如带状疱疹后神经痛）的机制。

4. 疼痛的中枢机制包括哪些？

中枢神经系统敏化、脱抑制和扩大的易化以及结构重组等。中枢敏化能够引起炎性疼痛、神经病理性疼痛和功能性疼痛。脱抑制和扩大的易化、结构重组以及异位兴奋性是神经病理性疼痛的特有机制。

5. 产生神经病理性疼痛的特有机制有哪些？

（1）脱抑制和扩大的易化：脊髓背角和脑干的突触传递并非是直通的，而是受到明显的调控。某些情况下调控减少了疼痛信息，但在另外一些情况下却易化了这种传递，并强化了疼痛信息。

（2）结构重组：感觉神经元的伤害性感受器中枢端终止于背角最表层的板层，在疼痛感知中涉及大量传入到背角最表层神经元的芽生现象，再生的受损 C 纤维扩展到包含 NS 或 WDR 神经元的深层并产生异常信号。此结构重组或许是神经病理性疼痛难以治疗的原因。

6. 非伤害性感受器对非痛刺激引起的反应有哪些特点？

（1）感受器要求特定的感觉刺激形式，即适宜刺激。

（2）在低强度刺激时，感受器具有高增益，对很小的刺激能量引起的电信号放大到可检测水平。

（3）在刺激强度增强时，为防止饱和，高放大率被减小，从而产生适应。

7. 什么是敏化？

一定强度的刺激在长期传入后，增强了疼痛通路的反应性，这种现象称为敏化，其构成了神经性记忆和学习的主要形式。敏化可发生于从周围的伤害性感受器到脊髓和大脑的任何部位。

8. 什么是痛觉过敏？

对正常情况下引起疼痛的刺激反应增加，称为痛觉过敏，是由伤害性感受器传入处理过程异常所致。

9. 什么是原发性痛觉过敏？

位于最初的组织损伤部位，以自发痛和对机械、热和化学刺激的敏感性升高为特点。主要由外周机制引起，发生于各水平的初级传入神经纤维。

10. 什么是继发性痛觉过敏？

在损伤区周围未受损的组织对机械刺激的敏感性升高，但在损伤区周围未受损的部位对热的敏感性并未升高。继发性痛觉过敏主要由中枢机制介导。

11. 什么是外周敏化？

周围神经损伤后诱发炎症并启动修复过程，导致神经超兴奋状态称为外周敏化。在大多数病人中，敏化随着损伤愈合和炎症的消退而消失，当持续伤害或疾病（如糖尿病）的反复刺激导致伤害持续时，初级传入神经元的超兴奋性变化可能会持久。降钙素基因相关肽、P 物质、前列腺素、缓激肽、生长因子和细胞因子等多种物质能致敏伤害感受器，导致外周敏化。

12. 怎样区分交感神经维持和非交感神经依赖的疼痛状态？

交感神经阻滞后，根据疼痛是否能减轻以区分交感神经维持和非交感神经依赖的疼痛状态。

13. 什么是中枢敏化？

中枢神经系统伤害性神经元对传入的反应增强称为中枢敏化。经过反复或足够强烈的刺激，脊髓和脊髓上区域的伤害性通路可对随后的刺激变得敏感。这种反应性的增强涉及多方面复杂因素：如钙渗透性改变、受体过表达和突触可塑性的变化；小胶质细胞激活，触发 TNF-α，IL-1β，IL-6，BDNF 和蛋白酶等促疼痛介质释放；皮质下和皮质神经元可塑性变化等。

14. 中枢敏化的最终效应是什么？

将原有的突触阈下冲动汇聚到伤害感受性神经元，从而产生增加或扩大的动作电位输出，是一种易化、强化及扩大化或夸大化的状态。

15. 抑制疼痛的调控系统的内源性起源是什么？

（1）下行球脊髓通路（血清素源性或去甲肾上腺素能性）。

（2）背角内的中间神经元（脑啡肽能、GABA 能或甘氨酸能）。高强度伤害传入信息可引起背角内单胺和内啡肽的释放。脊髓的横断抑制了这种效应，显示这种释放依赖脊髓-球-脊髓负反馈环调控。

16. 什么是初级感觉神经元？

位于背根节、三叉神经节等外周感觉神经节内的神经元与传递一般感觉（包括痛觉）信息的相关神经元。这种神经元的连属结构主要包括感受器、神经元胞体和初级传入纤维3个部分。

17. 内脏痛传入的可能途径有哪些？

外周路径包括：经交感神经传入；经副交感神经传入；经相应脊神经传入。

中枢路径包括：快痛径路；慢痛径路。应该指出的是，无论是内脏痛的外周通路还是中枢通路，迄今的认识仍不十分清楚。

（顾连兵　张民皓）

第二节　疼痛的分类

18. 慢性疼痛五轴分类法包括哪5个方面？

根据疼痛产生的部位、病变的系统、疼痛发生的类型及特征、疼痛的强度及疼痛发生原因5个方面进行疼痛划分。

19. 根据疼痛持续时间如何分类疼痛？

根据疼痛持续时间分为急性疼痛和慢性疼痛。其中急性疼痛的持续时间通常短于3个月，按照IASP（The International Association for the Study of Pain, IASP）的定义，超过组织愈合的时间或者疼痛反复发作、持续超过3个月为慢性疼痛。

20. 什么是急性疼痛？

疼痛持续时间不超过3个月者为急性痛。急性疼痛临床特征：由器官疾病所诱发预警信号，有明确病因，随着原发疾病治愈而消失。

21. 什么是癌痛？

癌痛是指由癌症、癌症相关性疾病及抗癌治疗所致的疼痛。

22. 什么是慢性非癌疼痛？

慢性非癌疼痛是指持续时间至少在 3 个月以上的非癌症引起的疼痛，包括肌肉及软组织慢性疼痛、骨骼源性疼痛、神经病理性疼痛、纤维组织性肌痛、创伤后慢性疼痛等。

23. 根据疼痛发生的系统和器官如何分类疼痛？

根据疼痛发生的系统和器官可分为躯体痛、内脏痛、中枢痛。

24. 什么是躯体痛？

躯体痛包括体表痛和深部痛。体表痛是指伤害性刺激作用于体表时，发生在体表某处的疼痛；深部痛是指发生在躯体深部，如骨关节、骨膜、肌腱、韧带和肌肉等处的疼痛。

25. 躯体痛有哪些特点？

体表痛多为局部性，疼痛剧烈，定位清楚；深部痛一般表现为慢痛，有慢痛的特点，如定位不明确，可伴有恶心、出汗和血压改变等自主神经反应。

26. 什么是内脏痛？

内脏痛是由于内脏组织受到各种伤害性刺激后产生的反应，产生这种反应的神经反射通路包括周围神经系统和中枢神经系统。中枢包括低位中枢脊髓和脊髓上的高位中枢。

27. 内脏痛有哪些特点？

疼痛位于深部，定位不准确，可呈隐痛、胀痛、牵拉痛或绞痛，如胆石症的胆绞痛、肾输尿管结石的肾绞痛、胃痛等。

28. 什么是中枢痛？

中枢痛主要指脊髓、脑干、丘脑和大脑皮质等中枢神经疾病所致疼痛，如脑出血、脑肿瘤、脊髓空洞症等引起的疼痛。

29. 中枢痛有哪些特点？

中枢痛的疼痛部位不确定，性质、程度、发作频率变化较大，发作时间、间隔时间多不固定,严重影响患者日常生活,具体发生机制尚不明确。

30. 根据疼痛发生的躯体部位如何分类疼痛?

可分为头痛、颌面部痛、颈部痛、肩及上肢痛、胸痛、腹痛、腰及骶部痛、下肢痛、盆腔痛、肛门及会阴痛等。每个部位的疼痛又包含各种疼痛性疾病或综合征。

31. 根据原因分类,疼痛可分为哪几类?

根据原因分类,疼痛可分为伤害性疼痛、炎性疼痛、神经病理性疼痛和慢性原发性疼痛和心因性疼痛。

32. 什么是伤害性疼痛?

伤害性疼痛主要是皮肤、肌肉、韧带、筋膜、骨的损伤引起的疼痛,如骨折、急慢性腰扭伤、肱骨外上髁炎、烧伤等。

33. 什么是炎性疼痛?

由于生物源性炎症、化学源性炎症所致的疼痛,如类风湿性关节炎等。

34. 什么是神经病理性疼痛?

2011 年 IASP 将神经病理性疼痛定义为躯体感觉系统损伤或疾病导致的疼痛。由创伤、感染或代谢病引起的外周神经、脊髓和脑损伤所造成,也表现为痛觉过敏、触诱发痛和自发痛。

35. 什么是慢性原发性疼痛?

慢性原发性疼痛是指发生在 1 个或多个区域且持续时间或复发时间超过 3 个月,与严重的情感或功能障碍有密切的联系(这些障碍影响到患者的日常生活或社会角色),且不能归为其他慢性疼痛种类的一种疼痛。这是一种新的定义,之所以这样定义是因为许多慢性疼痛的病因未知。此大类将囊括诸如腰背痛(既不是骨骼肌疼痛也不是神经病理性疼痛)、慢性弥散性疼痛、纤维肌痛以及肠易激综合征等一些普遍存在的疾病,造成这些疼痛的生物学机制尚不明确。

36. 什么是心因性疼痛?

心因性疼痛是一种躯体化症状,指在心理压力过大的情况下所出现的非器质性身体疼痛,比如出现胸痛、头痛、腿痛、背痛等等,虽然疼痛很明显,但各项相关的身体和实验室检查却没能发现显著异常。

37. 常见疼痛特征性描述有哪些?

常见疼痛特征性描述包括刺痛、灼痛、酸痛、跳痛、胀痛、抽搐样疼痛、刀割样疼痛、隐痛等。

38. 刺痛有哪些特点?

刺痛又称第一疼痛、锐痛或快痛,其痛刺激冲动是经外周神经中的 Aδ 纤维传入中枢的。痛觉主观体验的特点是定位明确,痛觉产生迅速,消失也快,常伴有受刺激的肢体出现保护性反射,一般不产生明显情绪反应。

39. 灼痛有哪些特点?

灼痛又称第二疼痛、慢痛或钝痛,其痛觉信号是经外周神经中的 C 纤维传入的。其主观体验的特点是定位不明确,往往难以忍受,痛觉的形成慢,消失也慢。

40. 酸痛有哪些特点?

酸痛又称第三疼痛,其痛觉冲动经外周神经中的 Aδ 纤维和 C 纤维传入。其主观体验的特点是痛觉难以描述,感觉定位差,很难确定痛源部位。

(顾连兵 张民皓)

第三节 慢性疼痛常用评估工具

41. 常用单维度疼痛强度评估量表有哪些?

(1) 视觉模拟量表(visual analogue scale,VAS)。
(2) 面部视觉模拟量表(facial visual analogue scale,F-VAS)。
(3) 修订版 Wong-Baker 面部表情评分法(Wong-Bcaker faces pain scale revision)。
(4) 数字评分法(numerical rating scale,NRS)。
(5) 语言等级评分法(verbal rating scale,VRS)。

42. 如何使用视觉模拟量表(visual analogue scale, VAS)及适用人群?

VAS 为一条长 10 cm 的直线,0 代表不痛,10 cm 代表疼痛难以忍受,数值越大反映患者疼痛越严重,反之则疼痛较轻(图 1)。使用时由患者将疼痛感受标记在直线上,然后用尺子测量出 0 至患者标记处之间的距离即为患者主观上的疼痛强度。适用人群:成年人,应用于各种急慢性疼痛的评估,患者需要一定的抽象思维能力。对于老年人、理解能力差、文化程度较低、认知功能障碍、视觉严重受损、上肢功能障碍或需要电话随访的患者有一定的局限性。

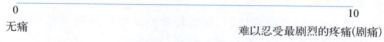

图 1　视觉模拟量表

43. 如何使用面部视觉模拟量表(facial visual analogue scale, F-VAS)及适用人群?

F-VAS 是在 VAS 直线上加上若干卡通表情(高兴、中性、痛苦等)(图 2),从而使评分更加直观、形象。适用人群:3 岁以上,有智力障碍的老年患者也可考虑使用。

图 2　面部视觉模拟量表

44. 如何使用修订版 Wong-Baker 面部表情量表(Wong-Baker face pain scale revision, FPS-R)及适用人群?

患者根据 FPS-R 选择一张最能表达自身疼痛程度的卡通面孔(图 3)。该量表采用 6 种面部表情的卡通图像(从微笑、悲伤至痛苦的哭泣等)描述疼痛。0 代表非常愉快,没有疼痛;2 代表有一点疼痛;4 代表轻微疼痛;6 代表疼痛较明显;8 代表疼痛较为严重;10 代表疼痛剧烈。适用人群:老年患者首选,3 岁以上均可,需要仔细观察量表中的面孔。

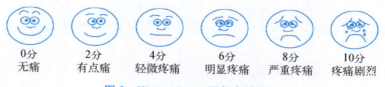

图 3　Wong-Baker 面部表情量表

45. 如何使用数字评价量表(numeric rating scale, NRS)及适用人群?

NRS 由 0～10 共 11 个数字组成,0 为无痛,10 为重度疼痛(图 4)。患者选择 0～10 其中一个数字描述疼痛强度,数字越大表示疼痛程度越重。适用人群:NRS 需要患者有一定的语言理解能力和抽象数字概念,适用于 10 岁以上,有一定文化程度的患者。

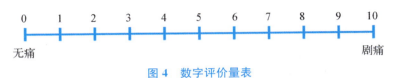

图 4　数字评价量表

46. 如何使用语言等级评分法(verbal rating scale, VRS)及适用人群?

VRS 是患者用口述语言文字描绘疼痛程度进行评分。VRS 有多个版本,5 点评分法较为常用,疼痛等级为轻微疼痛、引起不适感的疼痛、比较疼痛/难受、严重疼痛、剧烈疼痛。VRS 每个疼痛级别描述之间的间隔应是相等的,疼痛评估时患者从中选择一个最能描述其疼痛程度的词语,评估者将其不同程度的词语转化成数字记录。适用人群:需要患者有一定的概念化语言理解能力,10 岁以上,有一定的文化程度。

47. 常用神经病理性疼痛筛查专用量表有哪些?

(1) ID Pain 量表(neuropathic pain screening tool, ID pain)。

(2) DN4 神经病理性疼痛量表(douleur neuropathique 4 questions, DN4)。

(3) NPQ 神经病理性疼痛量表(neuropathic pain questionnaire, NPQ)。

(4) 利兹神经病理性疼痛症状与体征评价量表(Leeds assessment of neuropathic pain symptoms and signs scale, LANSS)。

(5) 自评版利兹神经病理性疼痛症状与体征评价量表(self-administrative LANSS, S-LANSS)。

(6) 疼痛识别问卷(pain-DETECT questionnaire, PD-Q)。

(7) 其他。

48. 如何使用 ID Pain 量表(neuropathic pain screening tool, ID pain)及适用人群?

ID Pain 量表用于神经病理性疼痛的快速筛查,量表有 6 个评判项目,其中 5

项感觉描述(针刺、烧灼、麻木、过电、痛觉过敏;每项正向计1分)和1项关节疼痛(疼痛是否只出现于关节部位;反向计1分)。总分≥3,初步考虑神经病理性疼痛可能。适用人群:≥18岁的患者。

49. 如何使用 DN4 神经病理性疼痛量表(douleur neuropathique 4 questions, DN4)?

DN4 量表也是对神经病理性疼痛进行筛查的工具,含有 10 个评判项目,7 个自评项目(烧灼、冷痛、电击样、麻、如坐针毡、麻木与瘙痒)和 3 个临床检查项目(触摸、针刺感减退、触诊诱发疼痛)。DN4 总分为 10 分,当总评分≥4 考虑神经病理性疼痛。

50. 常用多维度疼痛综合评估量表有哪些?

(1) 简明疼痛量表(brief pain inventory)-17,BPI-17。
(2) 简明疼痛量表(brief pain inventory)-9,BPI-9。
(3) 麦吉尔疼痛问卷(McGill pain questionnaire,MPQ)。
(4) 简明 McGill 疼痛问卷(short-form of McGill pain questionnaire,SF-MPQ)。
(5) 健康调查简表(the medical outcomes study 36-item short-form health survey,SF-36)。
(6) 整体疼痛评估量表(global pain score,GPS)。
(7) 其他。

51. 与单维度疼痛评估相比,多维度疼痛评估量表的临床应用的优缺点有哪些?

多维度评估量表考察范围更全面,在测量疼痛强度的同时,还要测试疼痛对患者心理、情绪、睡眠等的影响,适用于全面了解疼痛对患者的影响,但临床使用相对复杂、耗时,大部分多维度量表采用语言表达,在使用翻译版时,会受到文化因素的影响。

52. 如何使用简明 McGill 疼痛问卷(short-form of MPQ,SF-MPQ)及适用人群?

SF-MPQ 由疼痛评级指数(pain rating index,PRI)、视觉模拟量表(visual

analogus scale，VAS)以及现时疼痛强度(present pain intensity，PPI)组成，由此分类计算 PRI、VAS 及 PPI 的总和，分数越高疼痛越重。适用人群：时间有限，使用 VAS 评估时，还需要获取疼痛性质、特点、强度、情绪以及心理感受方面信息的患者。适用于伤害感受性疼痛和神经病理性疼痛患者的评估，对于老年人、儿童、受教育水平低的患者，因词汇缺乏、理解能力较弱，有一定的局限性。

53. 如何使用焦虑自评量表(self-rating anxiety scale，SAS)？

SAS 共含 20 个评分项目，使用 4 级评分，其中 15 项为正向评分(焦虑、害怕、惊恐、发疯感、手足颤动、躯体疼痛、乏力、心悸、头晕、晕厥感、手足刺痛、胃痛及消化不良、尿频、面部潮红、噩梦)，5 项是反向评分题(不幸感、静坐不能、呼吸困难、多汗、睡眠障碍)。结果分析：20 条项目的得分总和作为总粗分，总粗分乘以 1.25 四舍五入取整数后为标准分。标准分<50 为正常状态，无焦虑；50～60 轻度焦虑；60～69 中度焦虑；>69 重度焦虑。

54. 如何使用广泛性焦虑量表(7-item generalized anxiety disorder sale，GAD-7)

GAD-7 共含 7 个评分项目：① 感觉紧张，焦虑或急切；② 不能够停止或控制担忧；③ 对各种各样的事情担忧过多；④ 很难放松下来；⑤ 由于不安而无法静坐；⑥ 变得容易烦恼或急躁；⑦ 感到似乎将有可怕的事情发生而害怕。评分方法：根据过去 2 周中自身的体验进行评分，① 没有=0 分；② 好几天=1 分；③ 一半以上的天数=2 分；④ 几乎每天=3 分；总分=各项得分的累加。总分结果分析：0～4 分：没有焦虑；5～9 分：轻度广泛性焦虑；10～14：中度广泛性焦虑；15～21：重度广泛性焦虑。

55. 如何使用抑郁自评量表(self-rating depression scale，SDS)？

SDS 共含 20 个评分项目，使用 4 级评分，其中 10 项为正向评分(忧郁、易哭、睡眠障碍、体重减轻、便秘、心悸、易倦、不安、易激惹、无价值感)，10 项为反向评分(晨重晚轻、食欲减退、性兴趣减退、思考困难、能力减退、绝望、决断困难、无用感、生活空虚感、兴趣丧失)。结果分析：20 条项目的得分总和作为总粗分，总粗分乘以 1.25 四舍五入取整数后为标准分，标准分<53 为正常状态，无抑郁；53～62 轻度抑郁；63～72 中度抑郁；>72 重度抑郁。

56. 如何使用患者健康问卷抑郁自评量表(patient health questionnaire‐9,PHQ‐9)

PHQ‐9共含有9个评分项目：① 做事时提不起劲或没有兴趣；② 感到心情低落、沮丧或绝望；③ 入睡困难、睡不安稳或睡眠过多；④ 感觉疲倦或没有活力；⑤ 食欲不振或吃太多；⑥ 觉得自己很糟或觉得自己很失败，或让自己或家人失望；⑦ 对事物专注有困难，例如看报纸或看电视时；⑧ 行动或说话速度缓慢到别人已经察觉，或正好相反，烦躁或坐立不安，动来动去的情况更胜于平常；⑨ 有不如死掉或用某种方式伤害自己的念头。评分方法：根据过去2周中自身的体验进行评分，① 没有=0分；② 好几天=1分；③ 一半以上的天数=2分；④ 几乎每天=3分；总分=各项得分的累加。总分结果分析：0~4：没有抑郁症；5~9：可能有轻微抑郁症；10~14：可能有中度抑郁；15~19可能有中重度抑郁症；20~27：可能有重度抑郁症。

（高巨　夏德国）

第四节　常用疼痛诊断方法

57. 疼痛诊断的流程是什么？

（1）根据患者的主诉详细询问病史。

（2）根据主诉和病史，重点进行专科体格检查,确定压痛点和阳性体征。

（3）进行全面体格检查发现或排除其他系统疾病。

（4）根据病史和体格检查后的初步诊断，进行必要的实验室检查和其他辅助检查，如X线、CT、磁共振成像、肌电图、神经电生理和心电图等检查。

（5）通过各类筛查及评分量表协助诊断。

（6）必要时行诊断性神经阻滞。

58. 慢性疼痛管理中最常用的辅助检查有哪些组成？

（1）实验室检查：血常规、肝肾功能、电解质、炎性指标、风湿指标、肿瘤标志物、血清蛋白电泳等。

（2）影像学检查：常用的包括X线、CT、磁共振成像、骨扫描、超声。

（3）电生理诊断：肌电图、神经传导测定。

（4）诊断性操作：诊断性神经阻滞、腰椎间盘造影、腰交感神经阻滞、鉴别性硬膜外阻滞、腹横肌平面阻滞。

59. 红细胞沉降率(erythrocyte sedimentation rate, ESR)检查正常值及临床意义是什么?

魏氏法:男性 0~15 mm/h,女性 0~20 mm/h。

ESR 增快见于:

(1) 炎症性疾病,结核活动期。

(2) 风湿免疫性疾病。

(3) 恶性肿瘤。

(4) 创伤及组织坏死,如心肌梗死。

(5) 高球蛋白血症,如多发性骨髓瘤。

(6) 贫血。

血沉动态监测可观察病情变化及鉴别良恶性肿瘤。

60. C-反应蛋白(c-reactive protein, CRP)检查正常值及临床意义是什么?

正常值:定性试验阴性,定量试验乳胶法<10 μg/mL。CRP 增高见于:组织炎症、坏死等情况,如类风湿性关节炎或风湿性关节炎、强直性脊柱炎、红斑狼疮、恶性肿瘤等。

61. 抗链球菌素"O"(anti-streptolysin o, ASO)试验正常值及临床意义是什么?

正常值<400 U。ASO 试验是检查近期有无溶血性链球菌感染的一种免疫学检查。如 ASO>500 U,且多次检查结果递增,有助于活动性风湿病的确诊。怀疑风湿活动但 ASO 多次正常,则可排除诊断。多发性骨髓瘤、肾炎等 ASO 亦增高。

62. 类风湿因子(rheumatoid factor, RF)检查正常值及临床意义是什么?

正常值:定性试验阴性,定量试验 0~15 KU/L。

临床意义为:

(1) 未经治疗的类风湿性关节炎患者其阳性率为 80% 左右。

(2) 其他风湿性疾病、结核病。

(3) 1%~4% 的正常人也可出现阳性。

63. 尿酸(uricacid,UA)检查正常值及临床意义是什么？

正常值(磷钨酸盐法)：男性 268~488 μmol/L，女性 178~387 μmol/L。
临床意义为：
(1) 痛风。
(2) 核酸代谢增强的疾病，如白血病、多发性骨髓瘤、真性红细胞增多症等。
(3) 肾功能减退。
(4) 氯仿中毒、四氯化碳中毒及铅中毒、子痫、妊娠反应及食用富含核酸的食物等。

64. 降钙素原(procalcitonin,PCT)检测正常值及临床意义是什么？

正常值：<0.5 μg/L。临床意义：反映全身细菌感染的一个较为敏感的指标；PCT 是一种蛋白质，严重细菌、真菌、寄生虫以及脓毒血症和多脏器功能衰竭时它在血浆中的水平升高；自身免疫、过敏和病毒感染时 PCT 不会升高。

65. 疼痛诊断中脊柱 X 线摄片正位片的观察内容有哪些？

(1) 脊柱有无侧凸。
(2) 椎间隙有无狭窄及两侧是否等宽。
(3) 椎体形态是否有改变，有无棘突偏歪及畸形。
(4) 双侧椎弓根的形态和间距是否正常。
(5) 关节突关节位。
(6) 张口正位齿状突是否有偏歪。
(7) 椎体两侧软组织是否对称。
(8) 横突、棘突。
(9) 软组织影：腰大肌脓肿影。
(10) 其他。

66. 疼痛诊断中脊柱 X 线摄片侧位、左右斜位片的观察内容有哪些？

侧位片观察内容：
(1) 脊柱生理曲度改变。
(2) 椎间隙是否变窄或颈腰段出现前窄后宽的现象。
(3) 椎体骨质结构变化，有无椎体滑脱、椎体融合、棘突畸形。
(4) 椎间孔是否存在变形。

(5) 前后纵韧带及棘上(项)韧带有无钙化。
(6) 脊柱前后有无异常软组织阴影。
左右斜位片的观察内容：
(1) 椎间孔的改变。
(2) 上下关节突关节和椎弓峡部如出现"项圈征"提示椎弓峡部裂。

67. 计算机体层成像(computed tomography, CT)检查的优势及检查方法有哪些？

(1) CT检查优势：① 应用方便；② 图像模式多样化；③ 可行CT灌注成像，了解器官的血流灌注状态；④ 多层螺旋CT技术允许使用较低的剂量，用于肺癌、结肠癌、冠状动脉等多种疾病筛查。

(2) 检查方法：① 普通CT；② 增强检查；③ 造影CT检查；④ 特殊检查：薄层扫描、重叠扫描、靶扫描、高分辨率CT扫描、螺旋CT检查。

68. 磁共振成像(nuclear magnetic resonance imaging, MRI)检查的优点及禁忌证有哪些？

(1) MRI检查的优点：① 对比度高；② 无骨伪影干扰；③ 任意方位断层；④ 损伤小。

(2) 禁忌证：① 心脏起搏器植入、体内有金属异物的患者；② 检查过程可能出现生命危险的急诊、危重患者不能行MRI检查；③ 幽闭恐惧症患者不能配合完成检查。

(3) 注意事项：普通监护仪、抢救器材不能带入MRI检查室。

69. 医用红外热成像的应用范围有哪些？

(1) 健康人群普查。

(2) 临床辅助诊断：① 炎症部位的确诊；② 疼痛部位的显示及原因分析；③ 肿瘤的提示；④ 心脑血管病变的提示。

(3) 疗效观察及随访。

70. 医用红外热成像在疼痛领域的应用优势有哪些？

(1) 疼痛区域直观化：实现了疼痛症状的可视化。

(2) 疼痛区域病理状态客观化：根据疼痛区域红外热图显示的异常热图特征

不同,提示不同的病理状态以及可能的病因。

(3) 疼痛评估客观化:根据治疗前后疼痛区域红外热图显示的不同热图客观评定治疗效果。

71. 在疼痛相关疾病诊断中神经电生理检查的目的是什么?

(1) 是否有神经损伤。

(2) 补充临床的定位诊断:① 帮助临床明确神经损伤具体病变部位,② 提高早期诊断的阳性率,③ 辅助发现临床不易识别的病变,④ 鉴别中枢和周围神经病变,判断病变累及的范围。

(3) 判断病变处于急性期、恢复期或稳定期,以及判断病变的严重程度,客观评价治疗效果和判断预后。

72. 神经传导测定和肌电图在疼痛诊断临床应用中的局限性有哪些?

(1) 难以解释超急性损伤。

(2) 复合病变诊断困难增加。

(3) 技术因素会影响其诊断精确性及合法性。

(4) 仅能评估较粗大的有髓神经元。

(5) 由于患者配合程度、耐受性以及检查者技术应用能力或经验不等,检查结果存在一定的差异。

(6) 并非所有的疼痛疾病都有肌电图的异常表现。

(7) 存在假阳性和假阴性。

73. 超声检查的优点有哪些?

与 X 线、CT、MRI 等其他影像学检查相比,超声检查具有无创、简便、动态、廉价以及短时间内可重复的优点;超声检查不但可以观察内脏的细微结构和功能状态,还能动态实时观察肌肉、肌腱、血管的运动情况,临床上在腹部、盆腔及四肢血管软组织疾病的诊断中发挥重要作用。

74. 诊断性神经阻滞的适用情况有哪些?

(1) 明确病变的解剖位置或疼痛产生的主要因素。

(2) 明确伤害感受来源是中枢性还是周围性。

(3) 明确疼痛是局部病灶引起还是牵扯痛。

（4）明确疼痛来自躯干还是内脏。

（5）明确肢体痛是由于交感神经损伤或功能障碍还是躯体神经损伤或功能障碍。

（6）准确定位颈、胸、腰椎神经根性痛的病变神经根。

（7）鉴别是否为心源性疼痛。

（8）神经毁损前明确疼痛的原因和定位。

（高巨　夏德国）

参考文献

[1]　郭政,王国年.疼痛诊疗学(第4版)[M].北京：人民卫生出版社,2017.
[2]　邓小明,姚尚龙,于布为,等.现代麻醉学(第5版)[M].北京：人民卫生出版社,2020.
[3]　韩济生,樊碧发.疼痛学[M].北京：北京大学医学出版社,2012.
[4]　徐建国,黄宇光,杨建军.疼痛药物治疗学(第2版)[M].北京：人民卫生出版社,2020.
[5]　刘延青,崔健君,等.实用疼痛学[M].北京：人民卫生出版社,2016.
[6]　万丽,赵晴,陈军,等.疼痛评估量表应用的中国专家共识[J].中华疼痛学杂志,2020,16(3)：177-185.
[7]　周阳,余婕,曾必云,等.疼痛评估实用手册[M].北京：化学工业出版社,2020.
[8]　樊碧发,刘延青,等.疼痛科医生手册[M].北京：人民卫生出版社,2021.
[9]　Jianguo Cheng, Richard W. Rosenquist, et al.疼痛医学基础[M].范颖晖,俞卫锋,等译.上海：世界图书出版上海有限公司,2020.
[10]　Carol A. Warfield, Hilary J. Fausett, et al.疼痛治疗手册(第2版)[M].王新华,傅强,等译.北京：人民卫生出版社,2005.

第二章

常用疼痛治疗方法

第一节 常用药物治疗

1. 治疗疼痛的常用药物有哪几类？

主要包括非甾体类抗炎药、阿片类镇痛药、糖皮质激素、抗抑郁药、抗惊厥药、维生素类、局部麻醉药等。

2. 根据阿片类药物的来源如何分类？

天然的阿片生物碱，半合成的阿片生物碱衍生物和完全人工合成的阿片类药物。

3. 根据药物与阿片受体的相互作用，可将阿片类药物分为哪几类？

（1）完全阿片受体激动剂：吗啡、芬太尼、氢吗啡酮、可待因、美沙酮、曲马多、哌替啶等。

（2）部分阿片受体激动剂：丁丙诺啡、喷他佐辛（Pentazocine）、布托啡诺（Butorphanol）等。

（3）阿片受体激动-拮抗剂：纳布啡（Nalbuphine）、纳洛啡（Nalorphine）等。

（4）完全阿片受体拮抗剂：纳洛酮（Naloxone）、纳曲酮（Naltrexone）、阿维莫潘（Alvimopan）等。

4. 阿片类药物的常见不良反应有哪些？

眩晕、恶心、呕吐、呼吸抑制、便秘、排尿困难、嗜睡、心动过缓、直立性低血压、精神依赖、过量可引起急性中毒。

5. 强阿片类药物的使用适应证有哪些？

主要用于中至重度急慢性疼痛及癌痛的治疗。

6. 病理情况下的阿片受体是如何分布的？

炎症时，Aδ 和 C 纤维上阿片受体数量增多；神经损伤时，背根的阿片受体数量减少。这种现象可以部分解释吗啡用于治疗炎症痛时作用很强，而用于治疗神经病理性痛时作用较弱。

7. 哪个阿片类药物可用于戒毒治疗？

美沙酮，效能与吗啡相似，镇痛效果好，临床上主要用于防止出现阿片类药物戒断症状及治疗慢性疼痛。

8. 吗啡镇痛的作用机制是什么？

吗啡对 3 类阿片受体都有激动作用，但对 μ 受体亲和力最强，对 δ 受体和 κ 受体的亲和力分别减弱 300 倍和 2 000 倍。

常用量皮下注射每次 5～10 mg，或口服 30 mg。对多种疼痛都有效，对慢性钝痛的效果优于间断性锐痛，特别适用于严重创伤、烧伤、心肌梗死引起的心绞痛、晚期癌痛等。

9. 吗啡急性中毒的主要症状有哪些？

昏迷，呼吸深度抑制，瞳孔极度缩小、两侧对称，或呈针尖样大，血压下降，发绀，尿少，体温下降，皮肤湿冷，肌无力。

10. 羟考酮的镇痛作用机制是什么？

羟考酮是 μ、κ 双受体激动剂，羟考酮与阿片 μ 受体亲和力不高，为吗啡的 1/10～1/5；羟考酮作用于 κ 受体，但其镇痛作用中 μ 或 κ 受体所占比例不确定。作为 κ 受体激动剂，其对内脏化学刺激引起的疼痛有抑制作用。与其他特异性 κ 受体激动剂或 μ 激动剂不同，盐酸羟考酮注射液较少引起躁动、呼吸抑制、躯体依赖或胃肠道蠕动抑制作用较弱。鉴于其独特的 κ 受体激动作用，较单纯的 μ 受体激动剂能更好地对内脏痛产生镇痛效果。镇痛机制主要是通过 κ 受体介导，对 κ

受体结合力强于对 μ 受体结合力。其镇痛作用无封顶效应,同时具有抗焦虑和精神放松作用。

11. 曲马多镇痛作用的机制有哪些?

通过弱阿片机制和非阿片机制产生镇痛作用,即曲马多与 μ 阿片受体结合,激动 μ 阿片受体,镇痛作用为吗啡的 1/1 000;同时曲马多还可以通过抑制神经元突触对去甲肾上腺素的再摄取,增加神经元外 5-羟色胺浓度,从而增强中枢神经系统对疼痛的下行性抑制作用而产生镇痛作用。两者结合,镇痛作用是吗啡的 1/10。

12. 非甾体类抗炎药用于术后镇痛的主要指征有哪些?

(1) 可单独应用于术后轻至中度疼痛的镇痛。

(2) 与阿片类药物或曲马多或其他方法联合进行多模式镇痛用于术后中至重度疼痛,有显著的阿片类药物节俭作用。

13. 塞来昔布的镇痛作用机制是什么?

塞来昔布为 COX-2 选择性抑制剂,通过抑制 COX-2 阻断花生四烯酸合成前列腺素而发挥抗炎镇痛作用。

14. 阿米替林的镇痛作用机制是什么?

阿米替林为三环类抗抑郁药,其作用机制是通过抑制突触前膜对 5-羟色胺和去甲肾上腺素的再摄取,使突触间隙 5-羟色胺和去甲肾上腺素浓度升高。对 5-羟色胺再摄取的抑制更强,镇静和抗胆碱作用也较强。

15. 抗抑郁药帕罗西汀的镇痛作用机制是什么?

选择性抑制 5-HT 转运体,阻断突触前膜对 5-HT 的再摄取,通过提高突触间隙 5-HT 浓度而发挥抗抑郁作用。在疼痛治疗中主要用于缓解慢性、顽固性疼痛引起的焦虑症状和睡眠障碍等精神症状。

16. 卡马西平的禁忌证是什么?

卡马西平的禁忌证有房室传导阻滞、血清铁严重异常、骨髓抑制、严重肝肾功能不全、对此药物过敏等。

17. 氯胺酮的镇痛作用机制有哪些?

拮抗 N-甲基-D-天冬氨酸(NMDA)受体作用,与阿片受体的相互作用,与单胺受体作用,并且由离子通道介导发挥局部麻醉药作用等。氯胺酮治疗中枢痛、复杂性区域疼痛综合征、纤维肌痛、缺血性疼痛,单独使用或与其他镇痛药合用能改善疼痛异常和痛觉过敏,并降低对其他镇痛药的需求,对阿片耐受者氯胺酮也能降低对阿片药的需求。亚麻醉剂量的氯胺酮(0.25~0.5 mg/kg)用于疼痛治疗,导致幻觉和认知功能障碍的不良反应明显低于麻醉用量(1~2 mg/kg)。

18. 维生素 B_1 能镇痛吗?

可以,主要用于神经炎和神经痛的治疗以及慢性疼痛的治疗,如面神经炎、三叉神经痛、慢性腰腿痛等。临床推荐成人 10~30 mg 加入疼痛治疗复合液中使用。

19. 罗哌卡因与其他局部麻醉药相比的最大特点是什么?

对感觉神经纤维阻滞优于运动神经纤维,低浓度(0.2%)时产生感觉神经与运动神经的分离阻滞,即此时罗哌卡因主要阻滞感觉神经,产生有效的镇痛作用,而对运动神经阻滞的影响极小或无。

20. 什么情况下可以使用神经毁损术治疗疼痛?

神经毁损术适应证:未涉及四肢运动功能的周围神经分布和某些自主神经支配区域的急慢性疼痛性疾病及某些痉挛性、非痛性疾病如面肌痉挛等。

(顾连兵 张民皓)

第二节　局部注射治疗及神经阻滞治疗

21. 局部注射与"封闭"的区别是什么?

"封闭"对诊断要求不高,常为"哪痛打哪"且常使用较高浓度、较大容量的局部麻醉药和激素,长期应用并发症较多。局部注射技术需明确诊断,使用低浓度的局部麻醉药和安全剂量的糖皮质激素(还包括其他药物如医用三氧、透明质酸钠、肉毒素等),同时通过扎实的解剖学基础以及各种影像学引导操作,更加精确,且药物用量减少,相关不良反应明显降低。主要方法包括神经阻滞、触发点注射、关节腔注射、韧带周围注射等。

22. "扳机点"的定义是什么？

又称肌筋膜触发点、激痛点，是骨骼肌纤维紧绷带（条索）上发现的离散的、高敏感的过度应激点，与位于紧绷带上的高度敏感性的可触及结节，是引起局部和牵涉性疼痛的原因之一，可以引起急性和慢性的局部或全身疼痛。其诊断标准包括紧绷带、结节点和压痛，引起的疼痛可向远处放散的刺痛等。

23. 局部注射的适应证与禁忌证是什么？

适应证：① 软组织无菌性炎症；② 四肢骨关节疾病相关性疼痛；③ 脊柱相关性疼痛；④ 神经病理性疼痛及复杂性区域疼痛综合征；⑤ 风湿免疫性疾病相关疼痛；⑥ 癌性疼痛；⑦ 代谢性疾病相关疼痛。

禁忌证：① 全身真菌感染；② 对糖皮质激素类药物过敏；③ 注射部位感染；④ 活动期结核。合并下列情况慎用：① 严重的精神疾病；② 活动期消化性溃疡；③ 妊娠初期；④ 严重的高血压、血糖控制不佳；⑤ 皮质醇增多症；⑥ 其他不适合使用的情况。

24. 局部注射的常用药物有哪些？

包括局部麻醉药、糖皮质激素、A 型肉毒杆菌毒素、富血小板血浆、透明质酸及衍生物、葡萄糖等。

25. 局部注射治疗中常用的糖皮质激素有哪些？

根据作用时间，可分为短效（可的松、氢化可的松）、中效（泼尼松、甲泼尼龙）和长效（地塞米松、倍他米松）3 类。根据抗炎作用强度，可分为弱效（氢化可的松）、中效（泼尼龙、甲泼尼龙、曲安奈德）和强效（地塞米松、倍他米松）3 类。临床常用的剂型包括：水溶剂型（地塞米松磷酸盐、倍他米松磷酸盐和甲泼尼龙醋酸盐等）、混悬剂型（曲安奈德和得宝松）、乳糜剂型（利美达松）和粉针剂型（甲强龙）。

26. 糖皮质激素在局部注射中有哪些注意事项？

（1）颈段、胸段硬膜外腔及神经根阻滞中如不具备影像监测，不推荐使用糖皮质激素混悬制剂。

（2）药物配伍不推荐使用除生理盐水、局麻药和糖皮质激素以外的其他药物。

（3）硬膜外腔、选择性神经根阻滞治疗中，两次注射之间的时间间隔应为 2.5～3 个月或更长，一年不超过 4 次。

（4）关节腔内糖皮质激素注射治疗 3 个月 1 次，最长可连续 2 年。

（5）交感神经阻滞不推荐使用糖皮质激素。

27. 三氧在局部注射中如何应用？

三氧是一种强氧化剂，作用于机体内可产生多种生物学效应如抗炎作用、免疫调节作用，治疗疼痛性疾病具有显著疗效。三氧治疗的适应证及具体治疗方法详见本书第二章第五节"三氧辅助镇痛治疗"。

28. 局部注射在肌筋膜炎治疗中如何应用？

准确定位肌筋膜触发点是肌筋膜炎治疗的关键。通常可摸到紧张带和条索样结节，挤和触压时疼痛并且能引起远处的牵涉痛、压痛和交感现象。传统的辅助诊断方法包括肌电图和磁共振，可结合技术及目前的研究热点即超声剪切波弹性成像辅助定性或定量技术测量组织硬度。肌筋膜炎的病灶浅在，局部注射操作时可结合超声辅助引导，精确定位的同时减少药物用量，提高注射安全性和有效性。

29. 局部注射在周围神经卡压治疗中有何作用？

局部注射技术是非手术治疗周围神经卡压性疾病的重要方法之一，也是判断是否存在周围神经卡压及确切判断周围神经卡压部位的重要手段。某些情况下，其诊断意义更为重要。

30. 局部注射在周围神经卡压治疗中的注意事项有哪些？

操作时应熟悉局部解剖结构，并结合影像引导手段如超声等，避免血管内注射、神经内注射致相应并发症。应用局部注射技术时应严格掌握适应证，如电生理检查存在明确神经损伤或神经支配区域肌肉萎缩等情况，应告知患者尽早选择手术治疗，或经 3 次局部注射治疗而症状改善不明显者应考虑手术治疗。

31. 局部注射在退行性骨关节炎治疗中的注意事项有什么？

操作时严格执行无菌操作，进针不宜过深。应熟悉局部解剖，避免伤及血管和神经。注药前反复多次抽吸，证实无血后方可注射药液。除注射药物外，可从关节中抽取滑膜液以降低骨内压，减轻"关节内肿胀综合征"亦是关节及关节周围注射治疗的组成部分。一般经过 3 次激素注射后，对于效果不明显者，应及时修正诊断和调整治疗方案。选用局部麻醉药浓度不宜过高，一般利多卡因≤0.5%，丁哌卡因≤0.25%为宜，根据注射部位不同，总容量应控制在 0.05～0.4 mL/kg。

32. 短效局部麻醉药局部注射治疗为什么可以达到长效镇痛作用？

局部注射将药物直接注射到引起疼痛的有炎症的神经根、神经干、神经丛或交感神经节附近，缓解局部肌肉紧张及痉挛，改善局部血液循环及组织代谢，消除神经及组织炎症，从根本上消除疼痛，也就是阻断局部感觉神经纤维的传导功能，切断"疼痛-肌肉痉挛-缺血-疼痛"的恶性循环，可达到长效镇痛的目的。

33. 神经阻滞治疗的基本原理是什么？

基本原理包括：

（1）阻断躯体感觉神经的传导通路，达到直接缓解疼痛的目的。

（2）阻滞交感神经，使支配区的血管扩张，水肿减轻，缓解内脏和血管性疼痛，同时缓解交感紧张状态引起的不适症状。

（3）阻滞运动神经，缓解肌肉和筋膜源性疼痛。

（4）阻断疼痛的恶性循环，调节局部内环境、神经内分泌等以改善疼痛的症状。

34. 超声及 X 线影像引导神经阻滞技术的特点有哪些？

超声具有将血管、神经及其他解剖结构可视化的特点，可减少神经阻滞相关并发症，同时具有无创、无辐射等优点。X 线通常用于疼痛的介入治疗，在识别骨骼和造影剂弥散方面特别有效。X 线引导下使用造影剂可减少将药物注入血管的风险，但患者和医护人员应注意射线防护。

35. 外周神经阻滞治疗疼痛的药物选择有哪些？

神经阻滞是在病变神经周围反复注射镇痛抗炎药物，以达到镇痛、治痛效果的技术。常用药物包括局部麻醉药，如利多卡因、罗哌卡因，可快速缓解疼痛；糖皮质激素，如地塞米松、曲安奈德和复方倍他米松，可以消除神经及其周围的非特异性炎症；营养神经的药物，如维生素 B_{12}、腺苷钴胺及神经生长因子等，用于营养和促进神经的恢复。

36. 诊断性神经阻滞和治疗性神经阻滞的特点有哪些？

诊断性神经阻滞系指阻滞固有的神经或神经节，根据疼痛、感觉以及功能变化的程度和范围来判断疾病的性质和范围，进而做出诊断和鉴别诊断。其应用范围包括判断局部疼痛的来源、牵涉痛及确定感受伤害的神经节段，对鉴别患者是否存在安慰剂反应和心理作用仍有特定的优势。治疗性神经阻滞通过神经阻滞去除病因，消除疼痛，改善血流，改善功能，达到治疗的目的，主要针对慢性疼痛、顽固性疼痛和癌痛。

37. 哪些疼痛性疾病可选择神经阻滞镇痛？

肩颈和腰背痛、四肢部位的腱鞘炎、肌腱炎、网球肘、腕管综合征、骶髂关节炎、梨状肌症候群以及三叉神经痛、带状疱疹后神经痛、坐骨神经痛、幻肢痛、残端痛等难治性神经病理性疼痛可通过神经阻滞取得较好的治疗效果。

38. 交感神经阻滞的适应证是什么？

交感神经阻滞可通过多种技术完成，包括鞘内、硬膜外和椎旁阻滞，这些方法也会同时阻滞躯体神经。其适应证包括反射性交感神经萎缩、内脏痛、急性疱疹性神经痛、带状疱疹后神经痛和外周血管疾病。局部单纯交感阻滞特征性表现为失交感张力，可通过经皮血流量增加和皮温升高，以及躯体感觉无变化来证实。

39. 如何判定星状神经节阻滞后的效果？

星状神经节阻滞后主要表现为同侧皮肤温度升高和 Horner 综合征。Horner 综合征表现为同侧上睑下垂、瞳孔缩小、眼球内凹、鼻充血和颈面部无汗。

40. 腹腔神经丛阻滞常见的并发症是什么？

常见的并发症为体位性低血压、局部麻醉药中毒、背痛、气胸、腹膜后血肿、误伤肾或胰腺、性功能障碍，以及更少见的瘫痪。另外，阻滞交感神经可导致胃肠蠕动增加以及腹泻。

41. 神经毁损技术的适应证是什么？

腹腔神经丛毁损适用于腹部内脏癌痛；腰交感神经、腹下神经丛和奇神经节毁损或鞍区毁损阻滞适用于治疗盆腔肿瘤引起的疼痛；肋间神经毁损可用于治疗由肋骨转移病灶引起的疼痛。

42. 硬膜外类固醇注射适用于哪些疼痛?

硬膜外注射类固醇适用于椎管狭窄或椎间盘突出引起神经根压迫导致的疼痛（神经根性病变）。在无神经受压或激惹时效果一般，硬膜外注射可以改变疼痛缓解的时间，但不会影响长期预后。

43. 不同入路硬膜外注射类固醇的效果比较?

椎间孔法具有目标明确、注射容积小、注射点接近背根神经节以及更容易使药液扩散至腹侧神经根等优点，比经典入路硬膜外效果可能更好，特别是对于神经根性疼痛。

44. 硬膜外类固醇注射的注意事项有哪些?

应注意不同制剂的类固醇注射引起的血管栓塞风险。颗粒直径越大，其引起血管栓塞的发生率越高。局部麻醉药加用类固醇对肌痉挛患者有效，若注射部位就是损伤部位，硬膜外类固醇可达最佳效果。另外，大剂量或频繁使用类固醇会导致肾上腺皮质功能抑制和全身不良反应的风险增加。

45. 常用神经毁损方法有哪些?

根据毁损的方法不同分为物理性毁损和化学性毁损。射频热凝治疗技术是常用的物理毁损技术，其通过射频电流阻断或改变神经传导，达到缓解疼痛的目的；化学性毁损常用的药物包括乙醇、苯酚，在乙醇或苯酚毁损风险较大时也可考虑使用亚甲蓝。

（张咸伟　郑华）

第三节　疼痛的心理学评估和治疗

46. 哪些疼痛患者需要进行心理评估?

（1）正常活动能力受疼痛严重影响的患者。

（2）疼痛导致与他人不良人际关系的患者。

（3）有明显心理疾患表现的患者。

（4）反复和过度占用卫生保健资源的患者。

(5) 在被告知创伤性诊疗方法对其并不适合之后持续寻求这种诊疗方法的患者。

(6) 按医师处方服用阿片类药物、镇静催眠类药物或酒精滥用的患者。

47. 疼痛患者进行心理评估的目的是什么？

(1) 描述与疼痛有关的心理因素和行为因素，如社会和环境因素对患者疼痛行为、抑郁和活动回避的增强作用。

(2) 揭示与患者目前问题有关的心理社会史的各个方面，如心理障碍史、药物滥用或依赖、职业问题。

(3) 为下一步心理治疗确定合适的、必要的心理治疗方法。

48. 疼痛心理评估主要有哪几方面的内容？

(1) 一般内容：对相关医学记录的回顾，与患者及其重要亲属面谈，向患者反馈病情和撰写评估报告。

(2) 疼痛病史和目前的主观疼痛体验。

(3) 患者及其重要亲属的疼痛认知模式、期望和目标。

(4) 既往和目前的治疗情况。

(5) 药物治疗包括精神性药物的应用。

(6) 行为分析。

(7) 职业评估。

(8) 失能相关情况、文化因素、应激、心理疾病等。

49. 疼痛心理学评估的主要方法和工具有哪些？

(1) 躯体和心理功能的评估：疾病效应特征简表、活动日志、36项简化量表、12项简化量表等。

(2) 一般心理病理学评估：明尼苏达州多形式个性调查表、90项症状分类量表。

(3) 抑郁症评估：Beck抑郁调查表、汉密顿抑郁量表（HAMID）、抑郁自评量表（SDS）。

(4) 婚姻关系的评估：Dyadic调查量表。

(5) 认知功能的评估：袖珍-精神状态量表。

(6) 乙醇滥用的评估：CAGE调查表。

50. 疼痛心理评估中行为分析的具体内容是什么？

（1）活动改变：① 是否乐意追求的行为目标；② 是否乐意学习疼痛的应对策略；③ 是否为获得社会支持和经济支持已采用另外一种策略；④ 是否已建立或可建立有效的应激应对策略。

（2）社会关系和强化刺激：重要亲属对患者疼痛行为的反应以及影响。

（3）保护性行为、去活动作用和周期性活动：① 起初可导致不适感增强；② 促使受累躯体恢复正常使用，预防失用加重。

51. 慢性疼痛患者常合并哪些心理疾病？

（1）抑郁，是一种持久的心境低落状态，多伴有焦虑、躯体不适和睡眠障碍，常伴发各种各样的疼痛。

（2）焦虑。

（3）躯体化障碍。

（4）自我限制活动。

（5）学习和条件化。

（6）疑病症。

52. 慢性疼痛心理治疗的原则是什么？

（1）摒弃旧的医学模式，以生物-心理-社会模式处理人与疾病的关系。

（2）注意不同疼痛患者心理障碍的特殊性。

（3）建立良好的医患关系。

（4）建立适于治疗的条件和环境。

（5）将心理治疗作为慢性疼痛整体治疗的组成部分。

53. 疼痛心理学治疗方法有哪些？

疼痛心理学治疗方法主要包括认知行为疗法、支持心理疗法、精神分析疗法、暗示疗法、催眠疗法、放松疗法、生物反馈疗法、眼动脱敏和再加工治疗等。

54. 哪些药物可以用于疼痛心理治疗？

（1）抗抑郁药：包括单胺氧化酶抑制药、三环类抗抑郁药（阿米替林）、5-羟色胺与 NE 再摄取抑制剂（度洛西汀）。

（2）抗焦虑药：氯丙嗪。

（3）镇静催眠药：安定、阿普唑仑等。

（4）抗癫痫药：加巴喷丁、普瑞巴林，常用于神经病理性疼痛，也具有一定的抗焦虑作用。

55. 什么叫认知行为疗法？

认知行为疗法（cognitive and behavioral therapy，CBT）是一种通过改变个体产生或强化抑郁症状的感知、情感的自动式思维或行为模式来增强患者适应性行为的短程心理治疗方法，由认知理论和行为理论相互吸纳、补充整合而来。认知疗法目的在于改变患者对自身疼痛的负面认识，增强其自信和自我控制感。行为疗法的依据：行为是通过学习获得的，因此可以通过一些操作方法来消退、抑制、改变和替代原来的不良行为。

56. 什么是操作行为疗法？

操作行为疗法基于操作式条件反射，包括以下几个方面：识别出需要进行调节的疼痛行为；找到出现在这些行为之前并对其产生影响的刺激；确定针对这些行为的强化刺激与惩罚方式。目标在于移除疼痛行为的强化因素，并且提供对好的行为的奖赏。

57. 支持心理疗法具体内容是什么？

支持心理疗法是一种以支持为主的特殊心理治疗方法。心理医生应用心理学的知识和方法，采取劝导、启发、鼓励、支持、同情、说服、消除疑虑、保证等方式，来帮助和指导患者分析认识当前所面临的问题，使其发挥自己最大的潜力和优势，正确面对各种困难和心理压力，以度过心理危机，从而达到治疗目的的一种心理治疗方法。

58. 松弛治疗的具体内容是什么？

松弛治疗又称松弛训练，指通过一定的肌肉松弛训练程序，有意识地控制自己的生理心理活动，降低唤醒水平，改善躯体及心理功能紊乱状态，达到治疗疾病的作用。

首先需要教育患者松弛肢体的一组肌肉，然后做到全身松弛，主要用于消除紧张和焦虑，打断"焦虑—肌肉紧张—进一步焦虑"形成的恶性循环。

59. 催眠可以治疗疼痛吗？什么是催眠疗法？

答案是肯定的。催眠疗法是指用催眠的方法使患者进入催眠状态，其意识范围变得极度狭窄,借助暗示性语言以消除病理心理和躯体障碍的一种心理治疗方法,包括诱导、治疗性暗示、终止催眠体验3个基本要素。分为集体催眠、个体催眠和自我催眠3个类型。

60. 生物反馈疗法的具体内容是什么?

生物反馈疗法是松弛疗法与生物反馈技术相结合的产物,其治疗原理是由于慢性疼痛患者会有一系列情绪变化,从而出现心率、心电、脉搏、血压、肌电等生物生理信息的改变,将这些自己意识不到的信息经过检测放大,以光亮、仪表、数字或图像显示出来,经眼耳反馈给本人,通过具体的训练,让患者学会自我控制,以改变病理过程,达到自己控制情绪,促进功能恢复,最终康复的目的。

61. 什么是正念冥想?

正念冥想是疼痛心理治疗的最新进展,其重点不是对抗疼痛,而是改善对疼痛的接受。患者练习将注意力完全集中在对瞬间的感知上,感知呼吸、思想、感觉、身体感知、噪声、视觉印象等,以仁慈、不偏不倚的态度来考虑。在基于正念的减压训练(mindfulness-based stress reduction,MBSR)中,正念冥想是作为结构化和手动团体训练的一部分来教授和练习。

62. 眼动脱敏和再加工治疗主要包括哪些内容?

眼动脱敏和再加工治疗(eye-movement desensitization and reprocessing,EMDR),又称为眼动心身重建法,属于行为疗法中暴露疗法的一种形式。它是最新型的心理治疗方法,可以促使消极想法和负性情绪快速而稳固地缓解。由于对创伤后应激综合征具有显著疗效,EMDR被推广应用于很多的临床治疗中,如成瘾、抑郁和疼痛。

(叶菱)

第四节　射频治疗

63. 什么是射频镇痛治疗术?

射频镇痛治疗技术是通过专用设备(射频治疗仪)和穿刺针精确输出超高频

无线电波作用于局部组织,起到热凝固、切割或神经调节作用,从而治疗疼痛疾病。

64. 射频镇痛治疗模式有哪几种?

常用的射频镇痛治疗模式主要包括标准射频模式和脉冲射频模式。近年来,通过深入研究,许多新的射频镇痛治疗不断涌现,如单极、双极水冷射频,单极、双极手动脉冲射频,四针射频等,都取得了很好的疗效。

65. 标准射频镇痛的基本原理是什么?

标准射频镇痛治疗技术又称射频热凝或连续射频模式,是一种连续且低强度的能量输出模式,能通过电流产生的热效应导致蛋白变性、神经纤维破坏,从而阻断疼痛信号的传导,达到缓解疼痛的效果。

66. 脉冲射频镇痛的基本原理是什么?

脉冲射频模式通过射频治疗仪间断地发出脉冲式电流传导至针尖,在神经组织附近通过电压的快速波动引起场效应而起到镇痛效果。同时,电极尖端温度始终保持在42℃,因此,可在不会损害运动神经功能的同时取得较好的镇痛效果。

67. 双极射频镇痛的基本原理是什么?

双极射频镇痛治疗模式通过两根电极针形成射频回路,可使射频的治疗范围更加广泛。根据参数和治疗目的不同又可分为双极标准射频和双极脉冲射频。

68. 射频治疗技术中常用的参数有哪些?

射频治疗技术常用的参数主要包括:针尖温度(℃)、射频时间(s)、脉冲频率(Hz)、输出电压(V)和脉冲宽度(每次发出射频电流的持续时间)。

69. 如何设置标准射频镇痛的常用参数?

在治疗过程中,当治疗区域温度超过60℃时,可破坏传导痛温觉的神经纤维。当高于85℃时,则会无选择地破坏所有神经纤维。因此,在标准射频治疗过程中,需要根据治疗目的选择合适的射频温度并严格控制治疗温度。

70. 如何设置脉冲射频镇痛的常用参数?

传统的脉冲射频参数为电极尖端温度 42℃、脉冲频率 2 Hz、脉冲宽度 20 ms、输出电压 45 V、治疗时间 120 s。近年来,随着高电压长时程脉冲射频的应用,现有多例研究将参数设置为温度 42℃、频率 2 Hz、宽度 20 ms、电压 50~90 V、时间 900 s,从而获得满意效果。

71. 如何设置双极射频镇痛的常用参数?

在双极标准射频治疗时,可根据射频针裸露端长度、两针之间的位置关系、治疗部位及目的来确定针尖距离,通常为 4~10 mm。同时,为了增加热效应,可采用 90℃热凝 120~150 s,从而使带状毁损区域范围更大。

72. 射频治疗的应用原则是什么?

(1) 治疗前需诊断明确,排除禁忌证,根据疼痛部位判断治疗范围及模式。

(2) 治疗过程中,需在监测下准确定位神经后严格控制参数,其设定目前尚无金标准。

(3) 疼痛复发时可重复射频治疗。

73. 射频镇痛治疗的适应证有哪些?

(1) 神经病理性疼痛:疱疹相关性神经痛、三叉神经痛、中枢痛、糖尿病周围神经病变、周围神经性疼痛、面肌痉挛等。

(2) 血管源性疼痛:糖尿病周围血管病变、血栓性缺血痛、雷诺病等。

(3) 癌性疼痛、肿瘤浸润性或压迫性疼痛。

(4) 脊柱退行性疾病:如腰椎间盘突出症、颈椎病等。

(5) 关节、肌筋膜疼痛综合征等。

74. 射频镇痛治疗的禁忌证有哪些?

(1) 穿刺部位感染。

(2) 凝血功能异常。

(3) 精神异常或意识障碍不能合作者。

(4) 已植入起搏器的患者,可能导致心跳停止。尤其注意起搏器担保卡信息,查看患者核心信息、所患疾病、机器型号等。关注两类:① 具有除颤功能的起搏器,如植入型心律转复除颤器(implantable cardioverter defibrillator,ICD)、心脏再同步治疗除颤器(cardiac resynchronization therapy defibrillator,CRTD)、心律转复除颤器(subcutaneous implantable defibrillator,SICD)，射频发出的电信号可能导致起搏器误识别，启动除颤功能，如果必须做射频治疗，需请心内科会诊调整起搏模式；② 房室传导阻滞，起搏器会误识别射频信号为自身心跳，起搏器可能不发放，导致心搏骤停，需要心内科设置起搏器为强制起搏。

（5）已植入脊髓电刺激器的患者慎用，电信号可能沿脊神经刺激器的方向牵拉脊髓包膜。

75. 射频镇痛治疗可能的并发症有哪些？

常见并发症包括神经损伤、血管损伤和出血、低血压、感染、皮肤烧伤等。三叉神经半月神经节射频治疗的并发症有面部感觉障碍、眼部损害（以角膜反射减退为主）、三叉神经运动支损害（咬肌或翼肌无力）、颈内动脉损伤、脑脊液漏、脑神经麻痹、动静脉瘘、脑膜炎、唾液分泌异常等。

椎间盘突出症射频治疗的并发症有椎间盘感染、椎体终板的热损伤、电极折断、血管损伤（腹膜后血肿、腰大肌血肿、纵隔血肿等）。

76. 射频治疗同时能和其他介入镇痛措施联合应用么？

近年来，射频治疗在疼痛疾病中广泛应用，目前研究运用射频治疗联合其他镇痛措施，如关节腔内脉冲射频联合玻璃酸钠、肉毒毒素 A 或富血小板血浆注射治疗膝骨关节炎，脉冲射频联合神经阻滞治疗神经根型颈椎病，神经电刺激植入与脉冲射频联合治疗带状疱疹后遗神经痛等，均取得了良好疗效。

（叶菱）

第五节　医用三氧辅助镇痛技术

77. 医用三氧局部注射发挥辅助镇痛作用的机制是什么？

医用三氧局部注射发挥辅助镇痛作用的机制尚不明确，可能与下列机制有关：

（1）医用三氧注射到炎症部位后可迅速灭活接触到的致炎因子，减轻炎症因子对感觉神经末梢的刺激而产生镇痛作用，同时抑制疼痛的外周敏化。

（2）医用三氧对感觉神经末梢的直接刺激可诱发内啡肽系统的激活，进而抑制外周伤害性刺激信号向高级中枢的传递。

（3）医用三氧还可以刺激抑制性中间神经元释放脑啡肽等物质，从而达到中枢镇痛作用，这种镇痛作用可以在注射后迅速出现，可能是医用三氧速效镇痛的分子机制。

78. 医用三氧局部注射可以用于辅助治疗哪些疼痛疾病呢？

医用三氧局部注射治疗的适应证包括：

（1）代谢免疫性疾病：强直性脊柱炎、类风湿关节炎、痛风等。

（2）神经病理性疼痛：疱疹及疱疹后神经痛、中枢痛、糖尿病周围神经病变、中枢及周围神经损伤后疼痛等。

（3）脊柱退行性疾病及关节、骨骼肌疾病。

（4）血管源性疼痛：糖尿病周围血管病变、血栓性缺血痛、雷诺病等。

（5）坏死性溃疡、烫伤等。

（6）其他：如痛经等。

79. 医用三氧治疗的常用注射浓度是多少？

目前临床应用的医用三氧浓度、容量差异很大，主要依靠医生的经验。基于临床应用医用三氧的方式和作用机制将医用三氧浓度分为 3 类，即高浓度（50～80 μg/mL）、中等浓度（30～50 μg/mL）和低浓度（10～30 μg/mL），浓度越高氧化能力越强。治疗时应根据患者耐受程度、个体差异等因素进行个体化调整。通常来讲，椎间盘内注射浓度不要超过 40 μg/mL，椎间盘外其他部位注射浓度不超过 30 μg/mL，全身性应用医用三氧的浓度范围为 10～40 μg/mL。除气浴疗法以外，高浓度医用三氧治疗获益证据尚不足。

80. 医用三氧局部注射治疗的剂量是多少？

按照《医用三氧疗法马德里宣言》，建议如下，可根据患者情况酌情增减：

（1）椎旁小关节注射，常用浓度为 10～20 μg/mL，不同部位容量不同：颈椎/胸椎：容量 3～5 mL；腰椎间盘突出症：容量 7～10 mL。

（2）硬膜外腔内注射，浓度 10～20 μg/mL，容量 10～20 mL。

（3）关节腔内注射的浓度为 10～20 μg/mL，容量为指关节 1～2 mL，其他关节 5～20 mL。

（4）痛点注射，浓度为 10～20 μg/mL，每个痛点 5～10 mL。

(5) 肌腱和附着点注射,浓度从 15 μg/mL 开始,情况允许且注射痛较轻可逐渐增加浓度,保持在 20 μg/mL 或 25 μg/mL,小的肌腱可注射 2～3 mL,肩部受累肌腱可根据肌腱大小注射 5～10 mL。

(6) 治疗腕管综合征时,因神经组织对医用三氧更敏感,因此可使用较低的剂量,一般医用三氧浓度为 5～7 μg/mL,用量为 3～5 mL。

81. 椎间盘医用三氧消融疗法适用于哪些患者?禁用于哪些患者?

椎间盘医用三氧消融疗法适用于临床症状、体征及影像学表现一致的椎间盘突出症患者。禁忌证包括医用三氧应用的禁忌证和椎间盘穿刺的禁忌证。虽然一次椎间盘臭氧消融术即有疗效,但该治疗方式需要特定的影像引导、经验丰富的疼痛医师和技术人员。尽管椎旁注射技术需要多次治疗,但同样有效且风险更低。

82. 椎间盘医用三氧消融疗法常用的注射浓度和容量是多少?

对于椎间盘医用三氧消融术,常使用浓度为 25～35 μg/mL。腰椎每间盘使用容量为 5～10 mL,颈椎每间盘使用容量为 2～3 mL。注射速度应缓慢并密切观察患者的反应。虽然椎间盘医用三氧消融术仅一次治疗后即有效,但也可间隔数周或数月后重复进行。

83. 医用三氧疗法的不良反应如何分级?

医用三氧疗法的不良反应较少,可根据严重程度进行分级:

1 级轻度:无症状或轻微症状,仅临床观察,无须治疗,如短暂的发热、微痛、局部血肿等。

2 级中度:需要局部或无创治疗,日常生活活动受限,如轻度角膜刺激和可逆的呼吸困难,直肠灌注后出现腹胀和便秘。

3 级严重:疾病严重但不会立即危及生命,导致住院或住院时间延长,致残,日常生活活动受限,如急性双侧玻璃体视网膜出血,脑膜刺激征。

4 级危及生命:需要抢救。如累及椎基底动脉的神经节周围静脉丛气体栓塞,表现为局部疼痛。

5 级:与不良事件相关的死亡,如气体栓塞导致死亡。

84. 医用三氧注射疗法的严重并发症有哪些?

医用三氧疗法的严重并发症包括:

（1）误入血管导致气体栓塞。

（2）误入脑脊液：可出现头痛、呕吐，严重者可发生视神经盘水肿、意识障碍、脑膜刺激征，甚至危及生命。

（3）呼吸道误吸：可引发咳嗽、气短和胸痛等症状，严重者可发生气管支气管炎或吸入性肺炎。

（4）硬膜外注射：注射剂量过大或患者原因导致硬膜外腔医用三氧聚集，可能造成脊髓受压、颅内压增高，如果处理不及时可能导致脊髓缺血、截瘫等并发症。

85. 医用三氧治疗中如何防治并发症的发生？

医用三氧治疗中应严格执行无菌技术操作及查对制度。严格避免任何形态的医用三氧直接注入血管。医用三氧治疗应始终采用渐进式方式，从低剂量开始并逐渐增加、调整到临床治疗剂量。整个治疗过程中应密切观察患者神态及表情变化，反复询问患者有无不适。

86. 什么是医用三氧自体血疗法？

医用三氧自体血回输疗法又称医用三氧免疫疗法，是指抽取患者自身一定数量的血液，使用适量浓度和体积的医用三氧对血液进行处理，然后再回输到患者体内从而取得临床疗效的一种治疗方法，包括大自血和小自血治疗。大自血一般每次抽取100~150 mL，经适量的医用三氧处理后回输到静脉血管内。

87. 医用三氧大自血疗法的作用机制是什么？

医用三氧大自血疗法的作用机制目前尚不清楚，有研究发现医用三氧与血液结合后在如下几个方面发挥作用：

（1）激活红细胞代谢，提高血红蛋白的氧饱和度，增强组织对氧和ATP的利用。

（2）调节机体的免疫系统，增强粒细胞和巨噬细胞的吞噬功能，提高机体清除代谢废物及病原体的能力。

（3）激活抗氧化酶系统，增强体内抗氧化酶活性，减轻自由基对机体的损伤。

（4）改善血黏度，改善血管壁状态，预防全身动脉粥样硬化和神经系统病变。

88. 医用三氧大自血疗法可辅助治疗哪些疾病？

医用三氧大自血疗法可辅助治疗：慢性肝炎、下肢动脉缺血、突发性耳聋、年龄相关性黄斑变性（萎缩症）、哮喘、多发性硬化、头痛、痛风、脑梗死、骶髂关节炎、带状疱疹后神经痛、癌症辅助治疗。

89. 哪些患者绝对不能应用医用三氧大自血治疗？

医用三氧大自血治疗的绝对禁忌证包括医用三氧以及抗凝剂（枸橼酸钠）过敏、蚕豆病（葡萄糖-6-磷酸脱氢酶缺乏症）、孕妇、血小板减少至 50 000/μL 以下和严重的凝血障碍、毒性弥漫性甲状腺肿（Graves 病）、严重的不稳定性心血管病、急性酒精中毒、急性大出血、贫血（<90 g/L）、血色素沉着病或接受铜或铁剂治疗者、癫痫发作状态、严重肝功能不全、水电解质紊乱。

90. 医用三氧大自血疗法治疗前需要做哪些准备？

需要进行的准备包括：

（1）需要开治疗室窗（门）通风，检查电源、氧气瓶及接口连接正确。

（2）开启氧气瓶开关，检查氧气压力并确保无漏气。

（3）确认医用三氧发生仪电源开关打开。

（4）检查用品：基本自血疗法专用包、150 mL 生理盐水 1 瓶、治疗车（止血带、消毒棉签和消毒液等输液用品）。

（5）再次核查患者信息，确定无禁忌证。

91. 医用三氧大自血疗法是如何操作的？

治疗前建议患者 1 h 饮水≥300 mL，利于血液稀释和采血。治疗时患者平卧，取肘正中静脉或贵要静脉进行采血。采血过程中应顺时针缓慢均匀摇晃血液收集器，使得血液与抗凝剂充分融合。采血量常使用 100～150 mL，最多不超过 200 mL，采血完成后注入一定浓度（10～40 μg/mL）同体积的无菌医用三氧气体。医用三氧注入的同时顺时针缓慢均匀摇晃血液收集器，使医用三氧与血液充分融合。融合时间自医用三氧注入起 3～5 分钟，然后将血液回输被采患者体内。回输时注意观察及询问患者情况。

92. 医用三氧大自血疗法的疗程及治疗浓度是多少？

大自血治疗一般 10～15 次为一个疗程，治疗可每日 1 次亦可隔日 1 次。疗程间隔建议半年以上。医用三氧大自血治疗浓度从低剂量开始，并逐渐增加浓度，起始浓度 10～30 μg/mL，每次递增 5 μg/mL，可间隔 1～2 次治疗增加一次浓度，最高浓度不超过 40 μg/mL。每次增加浓度前需要对患者的治疗效果和不良反应进行评估,确保安全。

93. 医用三氧大自血疗法需要注意哪些问题?

(1) 每个疗程开始前,均应检查血常规、凝血、生化、甲状腺功能和传染病。

(2) 全过程严格无菌操作。

(3) 所有使用耗材(血液收集器、血液采输管路、医用三氧收纳器、盐水)必须一人一次一套。

(4) 操作过程中要严密观察及询问患者情况,发现问题及时处理。

(5) 不得擅自增加或提高血液采集量、医用三氧注入量及医用三氧浓度。

(6) 血液回输不宜过快,一般在10~15分钟完成回输。首次治疗过程(尤其是老年患者)要适当减慢回输速度以防意外发生。

94. 医用三氧大自血疗法治疗期间对哪些药物可能会发生相互作用?

医用三氧大自血治疗期间不建议口服维生素或抗氧化剂,也不推荐在使用抗凝药物期间进行医用三氧大自血治疗。另外,本疗法可能增强血管紧张素酶抑制剂的降压作用而导致患者血压过低,故在治疗过程中应全程密切监测血压。

95. 医用三氧大自血疗法的不良反应是什么?

医用三氧大自血疗法的不良反应较少,可见皮疹等过敏反应,多数可自行缓解,必要时对症治疗。部分患者静脉穿刺因情绪紧张而昏厥。抗凝剂过敏可表现为口唇和舌尖轻度麻木感,多可自行缓解或需要更换抗凝剂。一些患者感觉恶心、胃部胀气或口中异味,可自行缓解。严重的并发症包括抗凝剂偏少会引起血栓,而过量会导致凝血功能障碍;操作不当可能造成气体栓塞;高龄及心功能不全患者,采血或回输血液过快有造成低血压或诱发心力衰竭的风险。

(冯艺 许军军)

第六节 椎间盘微创介入技术

96. 什么是腰椎间盘微创介入技术?

在影像学(放射线、CT、MRI或超声)引导下对病变椎间盘、椎间盘突出物或突出物附近神经/椎管内进行经皮靶点穿刺,对病变椎间盘进行修复、突出物消融(化学溶解、突出物热凝或汽化)、神经根抗炎镇痛或调控的技术。该技术主要包括：① 化学药物注射：胶原酶、三氧、亚甲蓝等；② 物理消融：连续射频、等离子、激光、旋切技术等；③ 神经脉冲射频、阻滞等。

97. 什么样的腰椎间盘突出症适合使用腰椎间盘微创介入技术？

经规范化保守治疗方法效果不佳,绝大部分均可选择该方法,主要包括：① 有神经根受压症状和体征阳性,主要包括腰腿痛、下肢神经感觉障碍及直腿抬高试验阳性；② CT 或 MRI 检查证实腰椎间盘突出,且其病变平面与临床症状及体征相一致；③ 保守治疗 4～6 周无效。疼痛剧烈者可不经过保守治疗而直接行介入和微创治疗。

98. 椎间盘微创介入手术方法众多,如何选择治疗方法？

椎间盘突出症的发病机制包括：① 椎间盘纤维环破裂,引发髓核移位或髓核液渗出；② 机械压迫,突出物压迫相应神经根或硬膜囊；③ 炎症反应,神经炎症、水肿和疼痛阈值下降；④ 免疫反应,髓核与机体免疫系统接触激发自身免疫反应。因此该病的治疗应该从修复破裂纤维环、去除突出物和抗炎症 3 个角度进行治疗。每种微创介入技术都有自己的治疗特点和优势,应结合患者的具体情况选择。

99. 何为椎间盘胶原酶溶盘术？

胶原酶是一种主要溶解胶原蛋白的酶,能有效溶解髓核和纤维环中的Ⅰ型和Ⅱ型胶原,使其降解为氨基酸并被吸收。在影像学引导下将胶原酶精准注射至病变的椎间盘内、突出物内或其周围,溶解胶原组织,使突出物减小或消失,以缓解或消除其对神经组织的压迫,称为椎间盘胶原酶溶盘术。

100. 何为椎间盘射频热凝术？

椎间盘射频热凝术是指在影像学引导下将射频针穿刺到病变椎间盘或突出髓核内,利用射频电极形成的射频电场产生可调控的温度热效应,使突出物发生蛋白变性、凝固、缩小,直接或间接减轻对神经的压迫,同时修复破裂纤维环的方法。射频的热效应可以同时消除病变周围的炎症反应,灭活病变间盘内窦椎神经,使疼痛减轻或消失。椎间盘射频热凝术包括突出物靶点射频、盘外或盘内射频技术等。

101. 何为椎间盘等离子消融术？

椎间盘等离子消融术是指在影像学引导下，经穿刺针将等离子刀插入病变椎间盘内或突出物内，利用射频电场形成等离子体，使椎间盘组织汽化并排出体外。同时利用等离子刀的冷凝固作用，使消融通道周围组织皱缩、固化，防止髓核组织沿消融通道再次突出。该技术原理是汽化病变椎间盘组织，降低椎间盘内压力，使突出椎间盘自主回缩，消融部分突出髓核，解除突出物对硬膜和神经根的压迫。

102. 何为椎间盘微旋切技术？

椎间盘微旋切技术是指在影像学引导下对病变椎间盘行经皮穿刺，经穿刺针置入微电动旋切器，进行多方向旋转、切吸部分髓核组织，使病变椎间盘内压力降低，促使突出髓核回缩或还纳，减轻对受压神经根及椎间盘周围痛觉感受器的刺激，从而缓解或消除症状。该技术是一种机械性去除椎间盘内髓核组织，对神经根进行间接减压的方法。

103. 何为椎间盘三氧溶盘术？

椎间盘三氧溶盘术是指在影像学引导下，将医用三氧(推荐 25～35 μg/mL)注入椎间盘、突出物周围或病变神经周围治疗椎间盘突出症的方法。该方法治疗腰椎间盘源性腰痛近期效果良好，有时需多次注射。

104. 何为椎间盘亚甲蓝注射技术？

亚甲蓝是一种具有较强细胞毒性的芳香杂环化合物，椎间盘亚甲蓝注射技术是将亚甲蓝溶液(推荐 1% 溶液 1 mL)直接注射到病变间盘内，能够破坏疼痛感受神经纤维和神经末梢，抑制痛觉的传导，从而治疗椎间盘源性腰痛。

105. 何为椎管内神经根松解术？

神经根松解术是影像学引导下将一根细导管置入到病变椎间盘节段硬膜外腔，对受挤压的神经根进行粘连松解和减压，同时冲洗神经根周围的炎症因子，从而达到缓解症状或治疗腰椎间盘突出症的方法。

106. 何为椎间盘激光消融术？

椎间盘激光消融术是在影像学引导下，经皮穿刺至病变椎间盘内，利用光导纤维将激光引入椎间盘，激光放射的热量将部分髓核组织汽化，进而减轻椎间盘内压力,使部分突出的髓核组织回缩,减轻对神经根的压迫。同时,其热效应能抑制或消除局部炎性反应对神经根的刺激。高能量激光以汽化椎间盘为主,低能量激光在汽化椎间盘的同时,对退变纤维环有一定修复作用。

107. 椎间盘微创介入手术可能的并发症包括哪些?

椎间盘微创介入手术是在影像学引导下使用穿刺针经皮穿刺到病变椎间盘进行治疗,相对于开放手术并发症较少。主要有:① 化学性神经根炎、蛛网膜下腔炎或脊髓炎;② 出血,包括皮下、肌肉层、椎旁和椎管内等;③ 感染,包括穿刺针道、椎间盘和椎管内外;④ 神经损伤,机械或物理性损伤;⑤ 毗邻组织损伤,如输尿管损伤、结肠穿孔和血管损伤等;⑥ 髓核再突出。

108. 椎间盘微创介入手术是不是能完全把突出物清除?

椎间盘微创介入手术的理念是以最小的侵袭和最小的生理干扰达到最佳的手术疗效,其技术核心是在影像学引导下的精准靶点穿刺,通过机械性或化学性方法对病变椎间盘或突出物进行减容或清除,对受累神经进行直接或间接减压,消除炎症反应。以消除致痛病因、改善疼痛症状、恢复神经功能为主。因此椎间盘微创介入不追求对突出物的完全清除。

109. 椎间盘微创介入手术会不会加重损伤?

椎间盘微创介入手术和开放手术比较,创伤小、风险小,且随着影像引导技术的发展,操作越来越精准和安全,疗效越来越确切。经过严格把握适应证、禁忌证,做好充分术前准备,严格按照操作规范执行,一般不会加重损伤。

110. 胶原酶注射治疗椎间盘突出的术后注意事项及处理?

胶原酶溶盘术的技术核心是"酶触底物,药达病所"。因此注射胶原酶后,患者要保持与术中相同的体位至少 2 h,使更多的胶原酶作用于突出物。严密观察预防过敏反应。盘内注射可能出现较原有疼痛加重,是椎间盘胶原纤维溶解膨胀,椎间盘内压力增高所致,一般于术后 5～7 天逐渐缓解。有延迟性胶原酶进入蛛网膜下腔造成化学性脊髓炎的可能,术后 24 h 内密切关注患者的感觉和运动功能变化。

111. 是否可以联合使用两种或更多的介入技术治疗椎间盘突出症?

椎间盘突出症治疗的核心是修复纤维环、消除突出物和抗炎症治疗。不同技术治疗的侧重点不同。实际应用中,应该根据病变的不同类型、突出物的大小和位置等,可以选择两种或以上治疗机制不同的方法联合使用,取长补短,增加临床疗效。

112. 微创介入手术对后续其他方式的手术是否有影响?

微创介入治疗的优势是创伤小、精准靶点治疗、对周围组织的干扰少。除对病变椎间盘和突出物有影响外,基本不改变原有的解剖结构。因此,在部分患者术后得不到缓解的时候,可以采用传统的手术方式进行治疗。对后续的其他手术方式几乎没有影响。

(蔡振华　周华成)

第七节　椎间孔镜技术

113. 什么是椎间孔镜技术?

椎间孔镜技术是指在影像学引导下,将工作管道经过脊柱的自然孔道(如椎间孔或椎板间隙)进入到病变的间盘内或者突出节段的椎管内,通过一体化内镜直视下进行髓核摘除、椎管狭窄处理、神经根减压等操作,来治疗腰椎间盘突出症或椎管狭窄症的一种微创术式。

114. 椎间孔镜技术有哪些手术入路?

主要有两种入路:① 经椎间孔入路,通过椎间孔进入操作空间,又可细分为 YESS 和 TESSYS 技术,前者经 Kambin 三角将工作套管置入到病变椎间盘行减压操作,再处理椎管内病变,后者先行椎间孔扩孔,将工作套管放置到椎管内摘除突出的髓核,再处理盘内病变;② 经椎板间隙入路:经后路椎板间置入内镜,摘除病变椎间盘的技术,主要适用于 L5-S1 穿刺置管有困难及压迫或者狭窄来自后方的病例。

115. 椎间孔镜技术能处理哪些类型突出?

随着技术的提高和器械的不断改良,包括镜下动力应用等,目前椎间孔镜技术几乎能够处理所有类型的椎间盘突出,包括巨大型突出、极外侧型突出、椎间孔性突出、脱垂或上翘游离型突出等。

116. 椎间孔镜技术的优点有哪些？

① 创伤小，包括切口、手术通道和对椎管内结构的干扰；② 对脊柱力学影响小，最大程度维持生理功能；③ 精准，靶点置管，能够彻底清除突出椎间盘组织；④ 手术时间短、恢复快、并发症少，患者康复快。

117. 椎间孔镜技术的操作要点有哪些？

① 术前明确责任间盘；② 选择合适手术入路；③ 患者体位和最佳的体表穿刺点；④ 局部麻醉充分；⑤ 打磨上关节突，扩大椎间孔，建立理想的工作通道；⑥ 镜下清晰辨认结构，靶点清除病变组织，充分松解神经根和硬膜囊；⑦ 确认手术结束，探查受累神经头尾端腹背侧、摘除盘内松动髓核组织，纤维环热凝或缝合；⑧ 通过咳嗽或直腿抬高试验等验证手术效果。

118. 椎间孔镜技术对改善椎管狭窄的效果如何？

椎间孔镜技术已经发展为脊柱内镜技术，即开放手术内镜化，传统的椎管狭窄的主要术式，包括椎板开窗、镜下去骨、切除肥厚黄韧带、钙化椎间盘处理，椎体内固定物植入等均可以在镜下完成。目前的椎间孔镜技术能够处理大多数椎管狭窄症。

119. 椎间孔镜技术远期疗效如何？

经皮椎间孔镜的远期疗效取决于是否去除病因。致病因素完全去除、神经减压充分，中远期临床效果不低于开放手术，并且创伤小，术后疼痛轻和腰椎功能恢复快，是目前患者优先选择的治疗方法。

120. 椎间孔镜手术后，患者症状是否会复发？

椎间孔镜微创椎间盘摘除术的特点是靶点清除突出物，保留正常椎间盘。复发包括2种情况：① 纤维环破裂口未闭合，正常盘内髓核可能沿裂口再突出，此种情况一般发生在术后1个月内；② 本节段纤维环再次破裂或其他节段间盘突出。据文献统计复发率为1%～5%。

121. 椎间孔镜术后常见的并发症有哪些？

髓核残留、硬膜囊撕裂伴脑脊液漏、神经根损伤、腹膜后血肿、术后复发、术后感染、腹腔脏器损伤、椎管内出血和瘢痕粘连等。

122. 椎间孔镜术后注意事项有哪些？

① 密切关注术后并发症，争取早发现早处理，包括神经损伤、出血和感染等；② 术后短期内（1周），强调以卧床休息为主。下地后带腰围，避免蹲便。1个月后适当锻炼腰背肌肉，避免过早从事重体力劳动；③ 养成良好的用腰习惯，尽量减少弯腰、扭腰等动作。

123. 椎间孔镜术后能不能从事体力劳动？

椎间孔镜手术属于微创手术，精准靶点清除突出物，解放受压神经，对脊柱生物力学影响非常小。术后2周左右，患者应在充分对腰椎保护的情况下，适当锻炼腰背肌肉，之后逐渐参加体力劳动并逐渐增加劳动量，3个月以后可以完全恢复正常工作和生活。

124. 椎间孔镜手术结束撤出工作套管前如何进行神经减压效果的评估？

首先，根据术前影像探查突出物是否清理彻底，观察受累神经是否完全松解，神经周围空间是否充足。硬膜囊随着脉搏自由搏动，神经根表面血供开始恢复。其次，询问患者症状改善程度，通过咳嗽试验和直腿抬高测试，观察神经根和硬膜囊的松解是否完全，同时判断症状改善情况。

125. 椎间孔镜手术后复发的常见原因有哪些？

① 技术因素：髓核摘除不彻底及神经减压不充分；② 患者因素：术后早期（尤其是6周内）未重视康复流程，过早恢复正常工作和生活；③ 椎间盘严重退变破裂重，尤其是合并终板炎患者。

126. 有哪些措施可预防椎间孔镜手术后复发？

① 术前仔细阅读影像学资料，术中精准找到突出或脱出的椎间盘，彻底清除病变髓核；② 对破裂纤维环进行热凝术或缝合技术，必要时行椎间融合；③ 术后加强硬腰围保护以及正确的腰背肌锻炼，避免过早从事体力劳动或弯腰活动。

127. 腰椎间盘突出症椎间孔镜术后仍旧腰腿痛的原因及机制是什么？

① 髓核摘除不完全，压迫依然存在；② 术后局部化学介质的刺激、神经炎症水

肿;③ 神经根损伤或硬膜撕裂马尾神经裸露;④ 感染;⑤ 其他:椎旁血肿,肌肉水肿等。

128. 合并多节段椎间盘突出的患者如何进行责任节段的确定?

责任间盘的认定需要症状、体征和影像学相一致。认定困难时可采用以下方案:① 选择性神经根阻滞,依据症状和体征选择可能受累神经,在影像引导下进行精准阻滞,观察疼痛缓解情况,如神经阻滞后疼痛消失,则该节段间盘为责任间盘;② 椎间盘造影,对可疑椎间盘注射造影剂,观察造影剂分布情况及是否有症状加重,如果加重,在局麻药注入后疼痛又缓解,该间盘即为责任间盘;③ 其他,例如肌电图等。

129. 椎间孔镜手术前判断责任节段有何意义?

临床上很多患者合并多节段间盘突出或退变,而根据临床经验,往往症状的出现多归咎于一个责任间盘。椎间孔镜手术是微创手术,微创的前提是精准,因此我们术前必须采用一些方法,如神经阻滞和椎间盘造影等方法,确定责任间盘,以提高手术精准性,提高疗效。

130. 椎间孔镜术后椎间隙感染的表现?

椎间隙感染多出现于术后 1~2 周,患者多表现为持续性加重的腰痛、发热。活动时加重,早期一般无下肢症状,多伴有红细胞沉降率及 C 反应蛋白等炎症指标的进行性增高。术后 MRI 多可见 T1WI 为低信号、T2 相椎间隙有高信号渗出,轴位像可见高信号带由穿刺管道延伸到盘内的典型表现。脂肪抑制序列可清楚地显示水肿病灶的部位和范围。也可以使用增强 MRI 进一步明确感染和脓肿形成范围。

131. 如何预防椎间孔镜术后椎间隙感染?

术前确保患者无潜在感染灶。术中器械严格消毒,严格无菌操作,缩短手术时间,避免器械污染及围术期预防性抗生素使用。术后密切观察,监测炎症指标,发现感染迹象及时干预。

132. 不同部位(颈胸腰)脊柱内镜处理要点有哪些异同?

脊柱内镜的基本操作方式是微创建立工作通道,然后置入内镜明视下在椎管内外进行神经松解、椎间盘摘除和椎管扩大成形等操作。但各节段椎体周围结构不同,椎管内空间和内容也不相同,因此,各节段的手术入路、建立工作通道的方法以及镜下处理要点均有较大差别,如颈椎可以采用前路和后路手术,胸椎一般采用后外侧入路,腰椎采用经椎间孔或椎板间入路等。

(蔡振华　周华成)

第八节　脊髓电刺激技术

133. 什么是脊髓电刺激技术?

脊髓电刺激技术(spinal cord stimulation,SCS)是将脊髓刺激器的电极放置于硬膜外腔,通过电磁场刺激脊髓后柱的传导束和后角感觉神经元,从而达到缓解疼痛或(和)治疗疾病的目的。

134. 脊髓电刺激技术的镇痛机制是什么?

SCS 镇痛机制尚无定论,目前比较公认的理论解释是"闸门学说",该理论认为细纤维激活促进脊髓背根处疼痛信号传递到大脑,粗纤维激活则抑制该通道,从而阻断疼痛信号向大脑传递;脊髓电刺激通过刺激脊髓背根处有髓粗神经纤维,从而抑制来自无髓细神经纤维的伤害性刺激传入。其他机制包括抑制炎性信号通路、增加内源性镇痛物质的释放等。

135. 脊髓电刺激植入术的适应证主要包括哪些?

SCS 主要适应证包括腰椎术后疼痛综合征,带状疱疹后神经痛、多发性硬化引起的神经痛、放化疗引起的痛性神经病变、脊髓损伤后疼痛、残肢痛、幻肢痛等周围性和中枢性神经病理性疼痛,复杂性区域疼痛综合征,脑卒中后疼痛,外周缺血性疼痛,癌痛,顽固性心绞痛,内脏痛或内脏功能异常等。近年来,SCS 也用于脏器功能保护、改善胃肠功能、中枢催醒等方面的治疗并取得了一定效果。

136. 脊髓电刺激植入术的禁忌证是哪些?

绝对禁忌证包括凝血功能异常、全身感染、手术部位感染、不具备使用脊髓电刺激装置的能力、特殊排异体质等;相对禁忌证包括精神心理疾病、躯体形式障碍、妊娠、药物滥用、免疫抑制、体内已植入心脏起搏器、除颤器等其他装置。

137. 脊髓电刺激植入术前需对患者做哪些评估？

SCS 术前评估包括患者精神心理状况；实验室检查如血常规、尿常规、血生化、凝血功能等，评估患者的出凝血风险及感染风险；影像学检查如脊椎 MRI、CT、X 线等，以明确手术相关节段的椎板间隙、硬膜外腔、脊髓情况等，同时排除椎管内肿瘤等情况。

138. 脊髓电刺激系统包括哪些？

SCS 系统包括植入式脉冲发生器（implantable pulse generator，IPG）、电极、延伸导线、测试刺激器、患者程控仪、患者程控充电器和体外程控仪，其中 IPG、电极、延伸导线为植入部件，其余产品为体外辅助设备。

139. 脊髓电刺激植入术测试成功的标准是什么？

SCS 手术分测试期和植入期两期进行。测试期进行 1~2 周的体验性治疗，以观察和了解镇痛疗效以及患者对电刺激的耐受程度。若患者疼痛缓解≥50%或总体功能（包括疼痛、睡眠、行走等）改善≥50%和（或）患者对测试效果满意，被认为测试成功，可以进一步植入 IPG；若测试效果不满意，则取出电极。SCS 短时程刺激可参照测试期体验性治疗。

140. 脊髓电刺激电极如何选择？

电极的选择取决于患者的情况，权衡利弊。穿刺电极侵入性小，可减轻或避免与神经根压迫相关的潜在风险，但较易移位。对电极移位风险较高的患者（如青壮年、运动员等），可考虑外科电极或借助良好的固定技术降低移位风险。对患有严重脊柱相关疾病并接受过脊柱手术，以及存在严重椎管狭窄、黄韧带肥厚或手术瘢痕的患者，穿刺往往不顺利，可考虑采用外科电极。

141. 脊髓电刺激植入术后并发症包括哪些？

（1）手术并发症：包括硬膜外血肿、感染、脑脊液漏、脊髓损伤等。

（2）硬件并发症：包括电极移位、断裂、刺激器外露等。电极移位是最常见的并发症，多见于经皮穿刺电极。SCS 电极移位可导致疼痛区域电刺激消失，也可能导致难以忍受的异感。一旦发生电极移位，需调整刺激参数或再次手术重新放置电极。

(3) 刺激耐受:脊髓电刺激持续一段时间后会出现刺激耐受,部分患者早期出现刺激耐受后,可通过调整刺激参数改变刺激方式来解决。

142. 脊髓电刺激根据刺激频率有哪些分类?

根据刺激频率的不同可分为传统低频 SCS、高频 SCS 和簇状 SCS(burst SCS)等。传统低频 SCS 采用的电脉冲频率<1 200 Hz,一般为 50 Hz 左右,通过产生麻酥感来"覆盖"疼痛区域。其参数设置大多范围为:40~100 Hz、100~210 μs 和 2~6 V。高频 SCS 电脉冲频率为 5~10 kHz,产生的刺激幅度低于异感阈值,较少产生异感。簇状 SCS 主体为 40 Hz 的刺激簇,每个刺激簇由 5 个 500 Hz 的尖波脉冲构成,相较于低频 SCS,较少引起异常感觉。

143. SCS 术后程控的原则是什么?

术后程控的原则是缓解疼痛,避免或减少电刺激引起的不良反应。由于个体差异,相似病情的患者对电刺激的反应可能存在较大差异,不能简单套用。

(闫哲 冯智英)

第九节 冲击波治疗

144. 什么是冲击波治疗?

冲击波是一种通过振动、高速运动等导致介质快速或极速压缩而聚集产生能量的具有力学特性的声波,体外冲击波疗法(extracorporeal shock wave therapy,ESWT)是利用特殊设备将产生的脉冲声波转换成精确的冲击波能量,并通过探头的定位和移动达到治疗效果的治疗方式,因其具有非侵入、安全、有效的特点,已在疼痛治疗领域广泛应用。

145. 冲击波按波源传递方式有哪些分类?

按照冲击波波源能量的传递形式分类可分为聚焦式、发散式、平波式、水平聚焦式等。聚焦式冲击波和水平聚焦式冲击波多用于治疗骨不连及骨折延迟愈合、股骨头坏死等成骨障碍性疾病和位置较深的骨软骨损伤性疾病;发散式冲击波多用于治疗慢性软组织损伤性疾病、浅表的骨和软骨损伤疾病及缓解肌肉痉挛;平波式冲击波多用于治疗位置表浅的慢性软组织损伤性疾病、伤口溃疡及瘢痕等。

146. 冲击波按能量等级有哪些分类?

按能量等级将冲击波划分为低、中、高 3 个能级,一般按照以下划分:低能量范围为 $0.06 \sim 0.11 \ mJ/mm^2$,中能量范围为 $0.12 \sim 0.25 \ mJ/mm^2$,高能量范围为 $0.26 \sim 0.39 \ mJ/mm^2$。

147. 冲击波治疗镇痛的基本原理是什么?

目前研究认为,冲击波穿过组织到达患处时,可对细胞产生不同的拉应力及压应力,使组织松解,促进微循环,增加细胞摄氧,从而达到镇痛目的。同时,冲击波还能减少骨内压和软骨下水肿,改善关节周围结构,加强关节稳定性。此外,低能量冲击波还可改变痛觉感受器对疼痛的接受频率及其周围化学介质的组成,减少前列腺素 E2 及 P 物质合成,从而缓解局部疼痛。

148. 冲击波机械效应的治疗作用在哪里?

机械效应属于冲击波的物理特性,当冲击波进入人体后,在不同组织的界面处所产生的加压和撤压后牵张效应。机械效应还表现为对细胞产生不同的拉应力及压应力:拉应力诱发组织间松解,促进微循环;压应力促使组织弹性变形,增加细胞摄氧。

149. 冲击波空化效应的治疗作用在哪里?

空化效应属于冲击波的物理特性,即存在于组织间液体中的微气核空化泡在冲击波作用下发生振动,当冲击波强度超过一定值时,发生的生长和崩溃所产生的效应。这种效应利于疏通微细血管,加速微循环,改善局部血液循环,松解组织粘连。

150. 冲击波治疗的热效应是什么?

热效应属于冲击波的物理特性,即冲击波在生物体内传播过程中,其振动能量不断被组织吸收所产生的效应。

151. 冲击波治疗的主要参数是什么？

冲击波主要参数包括：冲击波能量、压力场及能流密度。

（1）冲击波能量：对每一个压力场特定位置的压力/时间函数进行时间积分，再进行体积积分后得出，单位为毫焦(mJ)。

（2）压力场：环绕治疗的对称轴区域，不同类型的冲击波治疗机器压力场不同，单位为兆帕(MPa)。

（3）能流密度(ED)：用于描述单位面积能量的集中度，计量单位以毫焦/平方毫米(mJ/mm^2)表示。

152. 冲击波波源的产生方式是什么？

冲击波波源共有 4 种产生方式：液电式冲击波源、压电晶体冲击波源、电磁式冲击波源、气压弹道式冲击波源。

153. 冲击波生物学效应是什么？

（1）组织损伤修复重建作用。

（2）组织粘连松解作用。

（3）扩张血管和血管再生作用。

（4）镇痛及抑制神经末梢信号上传作用。

（5）高密度组织裂解作用。

（6）抑制炎症作用。

154. 冲击波治疗时如何定位？

常用的定位方法包括体表解剖标志结合痛点定位、X 线定位、超声定位、磁共振成像(MRI)结合体表、解剖标志、定位、红外热成像定位等。治疗点应避开脑及脊髓组织、大血管及重要神经干、肺组织，同时应避免内固定物遮挡。

155. 如何选择冲击波治疗的能量？

采用的能量和选择的部位直接决定 ESWT 的治疗效果。因此，根据需要选择合适的能量。低能量和中能量多用于治疗慢性软组织损伤性疾病、软骨损伤性疾病及位置浅表的骨不连；高能量多用于治疗位置较深的骨不连及骨折延迟愈合和股骨头坏死等成骨障碍性疾病。

156. 如何确定冲击波治疗的疗程？

临床上根据疾病类型、疾病不同阶段、疾病不同部位等因素选择治疗次数，一般一个疗程治疗 3~5 次，治疗间隔时间为 1~7 天，必要时可适当增加治疗次数。

157. 冲击波治疗的适应证有哪些？

（1）标准适应证：① 骨组织疾病：骨折延迟愈合、膝骨关节炎等；② 慢性软组织损伤性疾病：跟腱炎、股骨大转子疼痛综合征等；③ 其他骨骼肌肉功能障碍：脑卒中后肌痉挛、皮肤溃疡等。

（2）临床经验性适应证：应力性骨折、腱鞘炎、胫骨结节骨软骨炎等。

（3）专家建议适应证：肱骨内上髁炎、肩峰下滑囊炎、腕管综合征、骨坏死性疾病、弹响髋、肩袖损伤、骨质疏松症等。

158. 冲击波治疗的禁忌证有哪些？

（1）全身因素：绝对禁忌证有① 出血性疾病；② 治疗区域血栓；③ 认知障碍和精神疾病。相对禁忌证有① 严重心律失常；② 严重高血压；③ 安装心脏起搏器；④ 恶性肿瘤已多处转移；⑤ 妊娠女性；⑥ 感觉功能障碍；⑦ 痛风急性发作。

（2）局部因素：① 肌腱、筋膜断裂及严重损伤；② 体外冲击波焦点位于脑、脊髓、大血管、重要神经干走行或肺组织；③ 关节液渗漏；④ 治疗部位存在骺板。

159. 冲击波治疗的不良反应有哪些？

（1）治疗部位局部出血、瘀紫或血肿。
（2）治疗部位疼痛反应短时间增强。
（3）治疗部位局部麻木、针刺感、感觉减退。
（4）高能量 ESWT 可能导致局部神经、血管损伤。
（5）接触性皮炎等。

160. 冲击波未来的临床应用范围包括什么？

近年来，ESWT 已逐渐应用于心内科（陈旧性心肌梗死）、泌尿外科（慢性盆腔疼痛、勃起功能障碍）、烧伤整形外科（软化瘢痕）、肿瘤科（肿瘤靶向治疗）、口腔科（牙周、颌骨病变）等，随着 ESWT 的深入研究，冲击波的临床应用范围将会不断拓展,如冲击波促进药物靶向释放、肿瘤精准治疗及组织再生修复等。

(叶菱)

第十节 再生治疗：富血小板血浆治疗

161. 富血小板血浆和普通血浆有什么不同？

富血小板血浆(platelet rich plasma,PRP)是自体全血经过离心后得到的富含高浓度血小板的血浆,含有大量的生长因子,能减少渗出和出血、缓解疼痛、促进创面修复。

普通血浆是全血经自然沉降或离心后分出的血浆,含有全部的稳定凝血因子,但缺乏不稳定的凝血因子Ⅴ和Ⅷ,可用于凝血因子(Ⅴ、Ⅷ除外)缺乏症的治疗。

162. 富血小板血浆的制备方法有哪些？

(1) 手工分离法(密度梯度离心法)：无菌条件下采集自体抗凝血后离心。根据密度分3层：血浆层(上层)、白细胞和血小板层(中间层)、红细胞层(下层),去除上、下层,留取中间层后混合均匀即可制得。

(2) 全自动法(血浆分离置换法)：用多功能医用血成分自动分离设备采集并浓缩血小板,得到PRP,而其余成分则回输至患者体内,可尽可能分离白细胞,使血小板的浓度和纯度较高。

163. 富血小板血浆的成分是什么？

PRP中含血小板、白细胞和红细胞,同时还含有大量生长因子,目前已经发现的约有30多种,如血小板源性生长因子(platelet-derived growth factor,PDGF)、转化生长因子(transforming growth factor,TGF)、胰岛素样生长因子(insulin like growth factor,IGF)、成纤维细胞生长因子(fibroblast growth factor,FGF)以及表皮生长因子(epidermal growth factor,EGF)等。

164. 富血小板血浆的生物学特性是什么？

PRP中高浓度血小板能参与止血、组织修复及炎症反应。白细胞能吞噬病原体、抗感染及清除坏死组织,在免疫应答过程中发挥重要作用,但同时也可加剧损伤。少量的红细胞可运送二氧化碳、一氧化氮和氧气,利于组织修复,但因亚铁血红素释放的氧自由基能引起关节软骨退变,因此高浓度红细胞可能不利于组织修复。PRP 中生长因子能刺激新生血管形成,改善受损组织的血供,提供营养物质及氧含量。

165. 富血小板血浆是通过什么机制促进再生和修复的?

PRP 中血小板激活后,释放大量生长因子及细胞因子,诱导组织修复和再生所需的蛋白质合成,促进修复与再生。在激活过程中,纤维蛋白原转变为纤维蛋白,参与凝血、收缩创面并为细胞增殖提供空间结构,利于生长因子分泌,从而形成良性修复的正反馈循环。研究发现,激活后的 PRP 生长因子释放显著增加,且基本为正常生理比例,故能更好地发挥作用。

166. 富血小板血浆治疗神经病理性疼痛的机制是什么?

机体受到损伤后,各种内外源性激活物质会促进血小板活化,释放大量生长因子、纤维蛋白原、组织蛋白酶和水解酶等,有证据表明,以上物质通过抗炎、保护神经、促进轴突再生、免疫调节周围机制以及削弱和逆转中枢敏化、抑制胶质细胞活化的中枢机制发挥缓解及消除慢性神经病理性疼痛的作用。

167. 富血小板血浆抗炎的作用机制是什么?

PRP 通过多种机制抗炎,血小板通过调节和分泌各种免疫调节因子、血管生成因子和营养因子减少有害免疫反应和炎症并修复组织损伤,还可以通过触发 NF-κB 信号通路参与抗炎活动。此外,PRP 可阻断施万细胞、巨噬细胞、中性粒细胞和肥大细胞释放促炎因子,并抑制其受体的基因表达。同时,PRP 中的白细胞在机体的炎症反应和感染控制方面起着重要的作用。

168. 如何评价富血小板血浆临床安全性?

(1) 制备:PRP 来源于自体全血,需短时间体外离心处理,故不存在免疫排斥或疾病传播的风险,安全性较高。

(2) 研究证实 PRP 治疗骨及软组织缺损和骨感染时,无不良反应,安全性较高;治疗肌腱韧带损伤时,其不良反应无特异性;用于膝骨关节炎时,较常见的不良反应包括局部的轻或中度疼痛和肿胀,1~3 天后可缓解,与操作者注射技巧与熟练程度有关。

169. 应用富血小板血浆镇痛治疗的适应证有哪些？

在骨与关节方面，PRP可用于治疗骨折、骨不连、骨与软组织缺损、肌腱韧带损伤、关节内软骨损伤及骨关节炎等，还可用于骨髓炎、股骨头坏死的辅助治疗。此外，还可用于各种原因导致的中枢性病理性疼痛以及因创伤、卡压、糖尿病或感染所致周围神经病理性疼痛。

170. 应用富血小板血浆镇痛治疗的禁忌证有哪些？

（1）注射部位周围皮肤病变、破溃，或不能排除其他疾病引起的关节明显肿胀、积液的患者。

（2）凝血功能异常，如血小板功能障碍综合征、严重的血小板减少症。

（3）局部感染或者全身感染、败血症等；感染肠球菌、假单胞菌、克雷伯杆菌病史等。

（4）血流动力学不稳定患者。

（5）长时间使用抗炎药物及全身使用皮质类固醇激素患者。

（6）近期发热或体弱。

（7）骨肿瘤。

（8）白血病等肿瘤患者。

171. 如何确定富血小板血浆的注射时间？

目前指南认为，富血小板血浆制作后应即刻使用，不推荐将患者血液贮存后用于后期制作和注射。

172. 如何选择富血小板血浆的注射方式？

当PRP用于术中治疗骨折、骨不连、骨缺损、骨髓炎、创面、肌腱韧带损伤等，可在直视下注入病变区，也可以将PRP与凝血酶通过双筒注射器注射。在治疗肌腱病时，建议在超声引导下注射治疗。PRP治疗膝骨关节炎时，需要进行关节腔内注射，且治疗前有关节积液时应先抽除关节积液。

173. 如何确定富血小板血浆的用量？

关于富血小板血浆的用量目前尚无统一标准，目前指南认为，应根据患者的具体情况（如骨缺损大小、创面大小与深度、创面是否有骨外露等）调整注射用量。

174. 富血小板血浆治疗有哪些并发症？

在应用 PRP 注射治疗时，个别患者可能有局部的轻或中度疼痛和肿胀，注射后关节化脓性感染很少见，如确定为关节感染则及时按感染性关节炎治疗。

175. 富血小板血浆注射治疗有哪些局限性？

目前 PRP 需要即制即用，不能保存，且 PRP 需要经体外离心获得，因此，在制备过程中，容易受到外界污染和人为来源的刺激而激活或破坏。研究发现，冻干血小板长期保存能降低成本，增强其治疗的可利用性，但目前尚无适合的灭菌方法。

176. 富血小板血浆注射能和其他注射药物合用吗？

目前尚无针对 PRP 联合治疗的相关指南，但随其在临床上的广泛应用，多个研究提示，富血小板血浆与其他药物联合注射治疗可取得较好疗效，如 PRP 联合氨基葡萄糖关节腔注射治疗膝骨性关节炎、PRP 联合药物注射治疗肩袖损伤等。

177. 富血小板血浆注射治疗的 1 个疗程需要治疗几次？

根据文献报道，以 PRP 关节内注射用于治疗膝骨关节炎为例，每次注射剂量以 3~5 mL 较多见。间隔时间一般为 1~3 周，2~3 次注射为 1 个疗程。

178. 如何解决富血小板血浆的注射痛？

PRP 注射治疗可导致个别患者局部轻或中度疼痛和肿胀，一般多能耐受，无须特殊治疗。也可进行局部冰敷对症处理，一般 1~3 天后症状消失。

（叶菱）

第十一节　鞘内药物输注技术

179. 什么是鞘内药物输注镇痛技术？

鞘内药物输注镇痛技术是指将导管和输注装置（泵）分别植入到椎管内和皮下，药物通过该装置输注到患者椎管内作用于相应的脊髓等神经系统，阻断疼痛信号传导，从而达到缓解疼痛的目的。

180. 鞘内药物输注镇痛术的适应证是什么？

（1）难治性慢性非癌性疼痛，如多发压缩性骨折、椎管狭窄、脊柱术后疼痛综合征、神经根病变或关节病变导致的肢体痛、带状疱疹神经痛、复杂性区域疼痛综合征、开胸术后疼痛综合征、常规疗法无效的慢性胰腺炎或慢性腹痛等。

（2）难治性癌痛，如肿瘤直接浸润或放化疗等肿瘤治疗引起的癌痛和（或）无法耐受全身阿片类药物不良反应的患者均是鞘内药物输注系统植入的适应证。

181. 鞘内药物输注镇痛术的禁忌证是什么？

绝对禁忌证包括患者拒绝、全身和（或）手术部位局部感染、尚未纠正的凝血障碍、白细胞绝对值偏低、对植入材料或所用药物过敏；相对禁忌证包括存在精神心理因素、由于肿瘤转移等原因导致脑脊液循环不畅、药物成瘾的患者。此外，对于体形过瘦的患者可能不适宜全植入式鞘内药物输注系统。

182. 目前国内专家共识推荐的鞘内药物治疗癌痛的方案是什么？

原则上以单一阿片类药物为主导，如疼痛仍不能有效控制，建议临床评估结果为依据联合用药。全身痛患者一线药物：吗啡、氢吗啡酮；全身痛伴有节段性剧痛患者可使用吗啡或氢吗啡酮联合丁哌卡因或罗哌卡因；吗啡耐受患者可使用三线药物：芬太尼或舒芬太尼联合丁哌卡因或罗哌卡因；阿片类药物耐受患者可使用四线药物：阿片类药物联合右美托咪定；五线药物则为阿片类药物联合氯胺酮、新斯的明或咪达唑仑。

183. 与口服给药相比，鞘内药物输注镇痛技术有哪些优势？

与口服用药相比，鞘内镇痛药物可直接作用于中枢神经系统，起效快，用量少，不良反应更小；同时可以给予局部麻醉药以抑制痛觉的传导；通过鞘内药物输注系统可持续给药，稳定控制疼痛，进而明显改善患者的生存质量。

184. 对于癌痛患者，鞘内药物输注镇痛植入手术时机如何选择？

癌痛患者鞘内药物输注镇痛植入手术时机为：难治性癌痛患者、自愿首选该技术的患者、要求预先安装鞘内镇痛装置的癌痛患者。满足以下两条标准即为难治性癌痛：

（1）持续性疼痛数字化评分≥4分和（或）爆发痛次数≥3次/天。

（2）遵循相关癌痛治疗指南，单独使用阿片类药物和（或）联合辅助镇痛药物治疗1~2周患者疼痛缓解仍不满意和（或）出现不可耐受不良反应。

185. 半植入式鞘内药物输注系统植入后，患者自控镇痛（patient controlled analgesia，PCA）泵的参数设置包括哪些？

PCA泵的参数设置包括药物总量、首次剂量、每小时持续剂量、单次解救量、锁定时间、每小时极限量。

186. 如何选择半植入式和全植入式鞘内药物输注系统？

对于难治性慢性非癌痛患者，除非是短期使用，原则上建议选择全植入式鞘内药物输注系统；对于难治性癌痛患者应基于患者的预计生存期、疾病状况、经济条件、成本效益综合考虑。对于预计生存期小于3个月、肿瘤恶性程度高、进展快、经济条件一般、体形消瘦的患者推荐半植入术鞘内药物输注系统；对于预计生存期大于3个月、肿瘤恶性程度低、进展慢、经济条件较好的患者可推荐全植入鞘内药物输注系统。

187. 对于肿瘤患者，如何更好确定阿片类药物的鞘内镇痛剂量？

需了解患者既往阿片类药物每日使用总量及可能的不良反应，为计算鞘内药物剂量提供依据，同时根据疼痛情况动态调整。尽管不同阿片类药物之间、同一阿片类药物不同给药途径之间存在等效剂量关系，但鞘内和全身使用阿片类药物均存在交叉耐受，因阿片类药物使用的剂量、时间以及患者个体差异，发生耐受的程度也不同。因此，临床上不同途径剂量转换后应从较小剂量开始，加强监测，动态评估镇痛效果和不良反应，以寻求鞘内镇痛的最佳剂量和配方。

188. 对于需要植入前单次吗啡测试的患者，如何选择吗啡剂量？

吗啡测试剂量选择的原则是尽可能选用有效镇痛的同时不良反应最低的剂量。对于尚无应用阿片类药物者，单次测试剂量建议0.1~0.5 mg；对于既往有阿片类药物系统性药物应用史的患者，鞘内单次剂量＝（24 h口服吗啡或等效剂量）×1/300×（1/4~1/3）（根据患者具体疼痛情况和应用后疗效等调整）。若疗效不佳可以增加剂量后再次测试或者应用连续测试方法。

189. 对于肿瘤患者行鞘内药物输注系统植入术时，导管顶端放置位置如何选择？

越来越多的专家共识和文献建议导管顶端位置应放置于产生疼痛的部位相对应脊神经节段。一般建议疼痛位于腰部以下时，导管顶端位置位于 T10～T12；疼痛位于下腹部时，导管顶端位置位于 T8～T10；疼痛位于上腹部时，导管顶端位置位于 T6～T8；疼痛位于胸部时，导管顶端位置位于 T4～T6；疼痛位于颈肩部时，导管顶端位置位于 C4～C7 等部位。若疼痛部位较多，建议按照导管"低位"原则。

190. 鞘内药物输注系统植入手术后会有哪些并发症？

（1）手术操作相关并发症：包括皮下淤血和血肿、脑脊液漏、低颅压头痛、神经损伤、硬膜外出血、椎管内感染。

（2）药物相关并发症：呼吸抑制、镇静、尿潴留。

（3）输注装置相关并发症：导管打折、断裂、泵自身故障等。

（4）医源性并发症：完全性植入泵加药时出现药物误注射、剂量过大继发的不良反应、参数人为设计错误等导致药物剂量过大及其不良反应。

（5）导管尖端炎性肉芽肿。

（6）其他。

（闫哲　冯智英）

第十二节　经皮椎体成形术

191. 什么是经皮椎体成形术？

经皮椎体成形术（percutaneous vertebroplasty，PVP）是在影像学技术引导下经皮穿刺达病变椎体内，将聚甲基丙烯酸甲酯（polymethylmethacrylate，PMMA）俗称骨水泥，注入其内的一种介入技术，用于治疗椎体压缩骨折。

192. 什么是经皮椎体后凸成形术？

经皮椎体后凸成形术（percutaneous kyphoplasty，PKP）是经皮穿刺置入椎体可膨胀性气囊，充气扩张椎体后注入骨水泥的介入技术，用于治疗椎体压缩性骨折。

193. 椎体成形术的镇痛机制是什么？

聚甲基丙烯酸甲酯（骨水泥）可以恢复椎体的刚度，增强椎体的强度，恢复椎体的稳定性，减少对神经组织的异常刺激，从而有效缓解疼痛。此外，聚甲基丙烯酸甲酯在椎体内进行聚合反应，释放的热能可以灭活椎体内的神经纤维及骨水泥单体对神经组织的细胞毒性作用，产生快速且较为持久的镇痛。

194. 椎体成形术与经皮椎体后凸成形术的适应证分别有哪些？

椎体成形术及经皮椎体后凸成形术可应用于外伤、骨质疏松、血管瘤、椎体肿瘤或转移瘤、骨髓瘤、嗜酸性细胞肉芽肿引起的椎体病变，且经皮椎体后凸成形术还可纠正脊柱后凸畸形。

195. 椎体成形术的禁忌证是什么？

椎体成形术的绝对禁忌证：椎体骨折的骨折块突入椎管或间盘者；椎体爆裂或完全塌陷骨水泥无法填充者；对骨水泥成分过敏者；局部感染或全身感染未控制者；凝血功能明显异常者；无症状的陈旧性椎体压缩性骨折者。

椎体成形术的相对禁忌证：骨折椎体高度丢失超过 70% 者；椎体后壁破坏严重者；严重的心肺功能不全、极度衰弱的患者；有出血倾向者。

196. 椎体成形术术前应完善的辅助检查有哪些？

椎体成形术术前应常规做如下辅助检查：血常规、凝血功能、传染病综合抗体（乙肝抗原和抗体、丙肝抗体、梅毒螺旋体抗体、人类免疫缺陷病毒抗体）、椎体 MRI、椎体 CT 平扫及三维重建。

197. 压缩性骨折患者何时可以行椎体成形术？

新近发生的压缩性骨折都可以进行椎体成形术，且为了避免骨折后患者卧床引起失用性骨质疏松加重、骨折椎体继续塌陷、运动能力衰退及感染等并发症的出现，所以非新近发生的压缩性骨折如无手术禁忌证也应尽快行椎体成形术。

198. 什么是新发的压缩性骨折？如何判断为新发压缩性骨折？

新发压缩性骨折通常是指发生在 3 周以内的椎体压缩性骨折。

判断是否为新发压缩性骨折，需结合患者病史、体格检查及辅助检查。患者有明显的外伤史，或虽无明显外伤史但有骨质疏松、肿瘤等疾病史，突然出现腰背部或腹部疼痛，脊柱活动受限，体格检查脊柱有明显的压痛点，且MRI检查可见骨折椎体骨髓水肿。

199. 椎体成形术中什么时候注入骨水泥最好？注射剂量多少为宜？

骨水泥物料状态被分为砂浆期、稀粥期、糯糊期、面团期、易塑期、固化期。一般在糯糊期将骨水泥注入椎体内。骨水泥在椎体内充盈体积比例在22%即可达到恢复椎体强度的治疗目的，颈椎2.5 mL，胸椎3.1 mL，腰椎4.4 mL。

200. 胸椎体成形术穿刺注意事项有哪些？

$T_1 \sim T_4$椎体透视下显示不清或不佳时，可采取CT引导下完成椎体成形术。$T_5 \sim T_{10}$穿刺椎弓根很小时，需选取适合的穿刺针或者采取经肋骨椎骨途径或椎弓根旁入路，但需谨防气胸、出血、神经根损伤等并发症出现。

201. 经椎弓根入路胸、腰椎体成形术如何定位穿刺点？如何操作？

患者取俯卧位，局部消毒铺单。X线正位确定椎弓根卵圆形投影中上偏外位置为穿刺点，以0.5%利多卡因行全层浸润麻醉后持穿刺针于X线侧位引导下缓慢进针，进针方向平行于椎弓根上下缘，针体靠近上缘。侧位显示针尖达椎体后壁时，正位显示针尖不能越过椎弓根内缘。侧位引导下继续进针达椎体中前1/3处，停止进针，注入糯糊期骨水泥，胸腰椎注射剂量2～4 mL。

202. 椎体成形术中如何预防骨水泥渗漏到椎体外？

术前行椎体CT三维重建扫描，明确椎体后缘及椎弓根的完整性。术中，应在骨水泥较黏稠的状态时注射，且注射时应全程在影像引导下缓慢推注，发现骨水泥弥散至椎体边缘时应停止推注，如此时骨水泥在椎体内分布不满意，可以行对侧椎弓根穿刺注入。发生渗漏与注射剂量显著相关，故应使用较少量的骨水泥。注射完成后旋转穿刺针数周，使骨水泥在针尖处断开。并注意在骨水泥充分固化后拔除穿刺针，避免处于椎体内高压状态下的骨水泥沿针道漏出。

203. 椎体成形术的并发症有哪些？

椎体成形术的并发症包括：① 骨水泥椎体外漏；② 椎弓根、肋骨、胸骨、横突骨折；③ 气胸；④ 神经根损伤；⑤ 迟发性脊髓压迫；⑥ 肺栓塞、脑栓塞。

204. 椎体成形术的疗效如何？

国内外临床文献报道椎体成形术能够显著缓解患者的疼痛，术后迅速止痛，有效率达 90% 以上，并且疗效持久。

205. 椎体成形术后注意事项有哪些？

椎体成形术后 12 小时严密观察患者的血压、脉搏等生命体征。对于因骨质疏松、转移瘤等引起椎体病变行椎体成形术的患者，术后要积极对因治疗。

206. 骨质疏松合并病理性骨折的术后序贯治疗有哪些？

骨质疏松并发病理性骨折术后为了避免骨折再次发生，需要进行防治骨质疏松的药物治疗，而药物治疗存在疗程限制，因此需要长程序贯治疗。在监测血钙浓度、肝功能、肾功能等化验检查的前提下，补充蛋白质、钙剂、维生素 D。应用骨吸收抑制剂如双膦酸盐类、地舒单抗、雌激素、选择性雌激素受体调节剂、降钙素等，骨形成促进剂如特立帕肽、阿巴拉肽等，及具有双重作用的硬骨抑素单克隆抗体进行长程序贯治疗。

（刘娜）

第十三节　中医治疗与中西医结合技术

207. 中医镇痛治疗包括哪几种方法？

中医镇痛方法有中医中药、中药贴敷、针刺（包括电针）、经皮穴位电刺激、耳针、穴位注射、小针刀、推拿、埋线等。

208. 什么是中西医结合镇痛技术？

西医镇痛采取口服药、鸡尾酒疗法、神经阻滞、静脉自控泵、硬膜外镇痛泵、神经调控等，临床上结合针灸、中药贴敷、耳针、穴位注射、小针刀、推拿等中西医结合多模式镇痛方案，以取得更好的镇痛疗效，减少相关镇痛方法的不良反应。

209. 针灸疗法的核心技术是什么？

针灸临床治疗均以经络理论为依据，通过四诊合参、八纲辩证做出诊断，循经取穴,选用特定的针刺补泻手法,使患者产生酸、麻、重、胀等"针感",注意进针的角度和深度。

210. 针灸疗法治疗神经病理性疼痛的机制是什么?

针灸镇痛是在针刺刺激作用下,在机体内发生的一个从外周到中枢各级水平,涉及神经、体液许多因素,包括致痛与抗痛这对立而统一的两个方面的复杂的动态过程。针灸镇痛的神经机制主要包括外周和中枢两方面:外周镇痛机制包括缓解外周神经敏化、调节离子通道的表达;中枢水平缓解疼痛中枢敏化、抑制胶质细胞活化、调节神经细胞信号通路、调节痛觉相关受体的表达等。

211. 针灸疗法可以治疗哪些疼痛?

针灸可治疗各种急慢性疼痛,包括退行性骨关节痛、外伤性疼痛及后遗症、结缔组织炎症病变、风湿性关节炎、椎间盘突出性疼痛等,还可治疗头痛、三叉神经痛、带状疱疹痛及带状疱疹后神经痛、非器质性腹痛等。

212. 阿是穴治疗有解剖学依据吗?

阿是穴是以病痛局部或病痛的反应点(有酸、麻、胀、痛、重或斑点、色变、硬变、肿胀等反应)作为穴位的,它的取穴方法就是以痛为腧。阿是穴治疗是否有解剖学依据目前仍有争议。现代研究进一步阐述了阿是穴与扳机点(即激痛点)的高度相似性,提出阿是穴很多时候可能是中央扳机点或附着扳机点,这时的阿是穴是可以立体定位的退变挛缩的肌小节。

213. 什么是银质针技术?

银质针常由85%白银掺杂少许铜、铬合金熔炼而成,针体较粗。银质针疗法主要针对病程较长的慢性软组织疼痛且伴有局部僵硬劳损的病症,通过银质针透热治疗,起到改善局部循环、松解肌肉、解除神经压迫的治疗效果。

214. 银质针疗法对软组织疼痛的治疗机制是什么?

银质针针体直径1.1 mm,针感极强,导热性能较好。目前的研究认为银质针的作用机制为松解肌肉痉挛,改善微循环,增加血流供应,从而消炎镇痛。针刺还通过抑制胶质细胞膜受体、细胞因子、神经营养因子、细胞内信号通路的活动产生镇痛效应。

215. 什么是针刀疗法？

针刀疗法是介于手术疗法和非手术疗法之间的闭合性的松解术，是将针刀刺入局部病变组织处，进行松解、剥离，从而达到祛病止痛的目的，主要适用于软组织损伤性疾病以及骨关节疾病等。

216. 针刀疗法适用于哪些疼痛疾病的治疗？

针刀疗法适用于各种慢性软组织损伤引起的顽固性疼痛；部分骨质增生性疾病；肌肉、肌腱和韧带积累性损伤；部分关节内骨折和骨折畸形愈合引起的疼痛；瘢痕挛缩引发的疼痛等。

217. 针刀疗法有哪些禁忌证？

严重内脏疾病或体质虚弱不能够耐受者；全身或局部有急性感染性疾病；治疗部位有重要神经血管或脏器而无法避开的；凝血机制不良或有其他出血倾向的；血压高且情绪紧张的；恶性肿瘤患者疼痛考虑与肿瘤直接相关者禁忌行针刀疗法。

218. 什么是正骨疗法？

中医正骨疗法通过实施拔伸、复位、对正以及按摩等手法，不仅能纠正患者骨折端畸形，而且还能促进软组织血液循环，从而缓解疼痛。

219. 正骨疗法适用于哪些疼痛疾病的治疗？

正骨疗法主要是通过用复位、对正、推拿、按摩等手法治疗患者的骨伤疾病，可以用于治疗颈椎病、脱臼骨折、腰椎间盘突出、韧带扭伤、软组织损伤等疾病引起的疼痛。

220. 中药可以治疗疼痛疾病吗？

中药可以治疗疼痛疾病，其机制主要有升高痛阈，减低机体对不良刺激反应程度的作用；刺激内源性镇痛系统；增加疼痛区域血液循环，有助于致痛物质的排除和止痛物质的聚集。其治疗方式除了中药内服以外，还可以通过中药贴敷起到镇痛作用。

221. 治疗疼痛的中药有哪些？

具有镇痛作用的常用中药有延胡索、洋金花、罂粟壳、制乌头、制附子、雪上一支蒿、三分三、七叶莲、祖师麻、细辛、桂枝、汉防己、川芎、当归、防风、白芷、吴茱萸、徐长卿、蔓荆子、藁本、薄荷、臭梧桐、甘松、乳香、没药、鸡矢藤、白芍、怀牛膝、独活、威灵仙、王不留行、郁金、制香附、青皮、升麻、荆芥、茵陈等。

222. 膏药外敷治疗软组织疼痛的机制？

软组织疼痛多因外伤、外感邪气、先天肾气不足、劳损等导致经络不通、气滞血瘀引起，中药外敷即选用舒筋通络、活血化瘀的中药煎汤并制成膏药贴，敷于患处。热敷可使中药成分经皮肤直接进入体内，增强局部微循环，减轻疼痛软组织水肿、充血状态，活血化瘀、滋养气血，营养局部软组织，达到"润养"和"荣则不痛"的目的。

223. 除了针灸，还有哪些措施可用于经络治疗？

以中医经络理论为指导的疗法除了针灸，还包括推拿、埋线、艾灸、拔罐、耳针、刮痧等中医外治疗法，经络治疗并不局限于传统意义上的疼痛性疾病，对内科杂病亦有较好的疗效。

（高秀梅　刘欢）

第十四节　肌筋膜激痛点技术

224. 什么是肌筋膜激痛点（肌筋膜触发点）？

肌筋膜激痛点（肌筋膜触发点）（myofascial trigger point）具有其特殊的解剖学和生理学现象，指的是骨骼肌内一群电活性点（electrically active loci），每个点都与一个收缩节（contraction knot）和一个功能障碍的运动终板相关。

225. 肌筋膜激痛点是怎么形成的？

主流假说为"综合假说"或"整体假说"：指激痛点的形成是基于功能障碍位点的运动神经末梢过量释放乙酰胆碱，继而造成微小终板电位的大幅度增加产生终板噪声，即"自发性电活动"（spontaneous electrical activity，SEA）产生，并使接头后膜持续发生部分去极化，肌节持续短缩，以上机制导致运动神经末梢内对乙酰胆碱的过度需求，肌节持续短缩又会压迫局部血管，能量需求的增加和供给的减少同时发生，造成"能量危机"导致典型激痛点的形成。

226. 肌筋膜激痛点只会引起疼痛吗？

只有活化激痛点（active trigger point）才会引起自发疼痛，且按压可引发患者原有的疼痛识别（pain recognition），活化与潜伏激痛点（latent trigger point）均可引起严重的运动功能障碍和自主神经功能失调。但潜伏激痛点在健康和肌肉骨骼疼痛患者中普遍存在，其可能具有活化激痛点的所有其他临床特征，但因为很少出现自发性疼痛，患者经常会忽略或接受它们的存在。

227. 通过灭活激痛点治疗疼痛的作用机制是什么？

灭活关键肌筋膜激痛点可使肌纤维自发电活动显著降低，并升高其乙酰胆碱受体和乙酰胆碱酯酶水平，产生强烈的神经冲动至脊髓背角细胞，打断产生激痛点的"能量危机"恶性循环；对活化的特殊位点的激痛点进行灭活，还可使接受同一节段神经支配的其他肌肉中的激痛点疼痛敏感性降低。

228. 什么是肌筋膜激痛点技术？

指通过不同方法调控激痛点治疗疼痛和促进康复的技术，虽然激痛点一旦形成很难彻底消失，但可以通过减少激痛点的活化，改变和优化挛缩结节和条索的形态，消除症状和改善功能。

229. 肌筋膜激痛点技术只能镇痛吗？

该技术除了治疗各种急慢性疼痛，还可改善患者运动功能障碍和自主神经功能失调，睡眠障碍等，此外个案报道可辅助治疗静脉曲张、颞下颌关节紊乱、神经性皮炎、神经性耳鸣等。尤其是结合运动康复的生物力学整体评估手段以及利用链式反应技术，寻找原发关键活化和潜伏激痛点同时进行处理，可早期发现患者或亚健康人群因代偿而忽视的运动功能障碍，调整患者失衡的肌肉骨骼形态和运动感知觉模式。

230. 肌筋膜激痛点的临床特征是什么？

临床特征包括骨骼肌紧绷肌带（taut band）内高度应激的敏感结节，受到压迫时会引起疼痛（spot tenderness，点状压痛），并引发特征性牵涉痛（referred pain），强刺激可诱发局部肌肉颤搐（local twitch response），多伴有活动范围受限和自主神经症状。静息状态下，肌电图上可记录到特异性"自发性电活动"。

231. 肌筋膜激痛点临床特征中的"点状压痛"与压痛点有什么区别？

两者其本质上都是躲避反应的一种，广义范围内的压痛点应该至少包括肌筋膜激痛点，皮下激痛点，肌腱激痛点以及韧带激痛点等各种组织结构的"点状压痛"。但是位于肌筋膜激痛点上的"点状压痛"往往最常见，且其"点状压痛"处一般存在可触摸的骨骼肌"紧绷肌带"和结节，且按压会诱发其他临床特征如牵涉痛，交感功能障碍等。

232. 肌筋膜激痛点临床特征中的骨骼肌"紧绷肌带"指什么？

"紧绷肌带"被形容成"触摸起来像位于正常柔软肌纤维之间的一根紧张的弦"，就临床角度看仍然很难精确、客观、可靠地测量。不过，近年来，随着压力痛觉计（pain pressure threshold, ppt）的研发和应用，可以客观地对压痛力量进行估计，结合肌电图、可视化技术等才使得"点状压痛"和"紧绷肌带"这一诊断标准得以量化并具有一定的研究可比性。

233. 肌筋膜激痛点临床特征中的骨骼肌特征性"牵涉痛"或"引传痛"（referred pain）指什么？

特指刺激某块骨骼肌激痛点引起的远隔部位骨骼肌的疼痛。"牵涉痛"识别（referred pain recognition）是指患者疼痛主诉的复现（pain recognition，疼痛识别），可以用来确认活化激痛点。通常某块激痛点的牵涉痛模式是相对确定的，但由于部分肌肉的牵涉痛图谱还未绘就，在临床实践中，必须考虑对每块肌肉的牵涉痛模式进行回顾和分析确认，以收集最新的数据，最终提高激痛点的诊断水平。

234. 肌筋膜激痛点临床特征中的"局部肌肉颤搐"指什么？

局部肌肉颤搐（local twitch response, LTR）是伴随激痛点的紧绷肌带内肌纤维的短暂收缩，表现为肌纤维附着附近的可见或可触摸的抽搐或皮肤凹陷，通常在激痛点上的压力突然变化时发生。有研究发现：与缓慢的针刺相比，快速地干针针刺可导致更多的 LTR 和终板放电，镇痛疗效更佳，运动终板活动的抑制更为明显，并可能导致神经肌肉接头处更多的乙酰胆碱耗竭。

235. 肌筋膜激痛点与中医穴位有什么区别和联系？

肌筋膜激痛点和中医腧穴虽然各自在中西方领域被独立发现，但两者在解剖位置(92%相似)、临床主治(79.5%相似)、引传痛/经脉走行(76%相似)、针刺诱发肌肉颤搐/"得气"等方面，都有着十分的相似性。为治疗疼痛所选取的中医针灸穴位可能常常就是激痛点。但现有研究表明两者在致病机制、治疗途径和预后意义上似乎又存在本质的不同。两者联系仍有待进一步深入研究与探讨。

236. 哪些疾病适合使用肌筋膜激痛点技术？

（1）各种急慢性疼痛：包括治疗急、慢性肌肉骨骼疼痛，颈椎病，紧张型头痛，腹肌筋膜疼痛综合征，原发性痛经，非特异性腰痛，膝关节痛。辅助治疗纤维肌痛症、椎间盘突出症、颈源性头痛、偏头痛和肩关节痛、痛症、乳腺癌术后疼痛综合征、慢性盆腔疼痛等。

（2）其他疾病（仅见于个案报道和病例总结）：静脉曲张、睡眠磨牙症和颞下颌关节紊乱、神经性皮炎、慢性咽炎、急性乳腺炎、神经性耳鸣/耳聋等。

237. 运用肌筋膜激痛点技术治疗疼痛什么时候需要联合其他技术使用？

急性肌肉骨骼疼痛的治疗往往单纯运用评估判断的特定肌肉的激痛点技术就可以迅速缓解，但一旦进入慢性阶段的慢性肌肉骨骼疼痛则需要额外关注持续性因素的影响，综合治疗包括药物、运动疗法、认知行为疗法在内的各种方法，并针对患者的症状、生活方式、工作环境制定个体化治疗和康复方案。此外，治疗各种急慢性神经痛、关节痛、内脏痛、系统免疫性疾患疼痛等均需综合疗法。

238. 如何定位肌筋膜激痛点？

其定位包括特定肌肉定位以及如何靶向肌肉内的特定激痛点两个内涵层次。其中，前者需要结合静态及动态功能检测，运动康复的生物力学整体评估手段，定位原发关键激痛点，通常并不仅限于治疗患者疼痛局部及附近活化激痛点。后者虽然可以通过触摸"紧绷肌带"上结节的"点状压痛"来定位激痛点，但因为其精确解剖定位尚存在明显的经验性、主观性，通过肌电图、红外热成像技术、肌骨超声技术有助于实现激痛点定位的可视化、标准化。

239. 有哪些操作方法可以灭活肌筋膜激痛点？

激痛点技术在诊断及定位明确后，一般可以不限工具采取多种操作方法，根据定位肌肉的深浅和严重程度,可用到包括手法、各种运动拉伸技术、冷喷、肌内效贴、电刺激、冲击波、超声波疗法,以及包括超声引导下的注射疗法等在内的一系列干、湿针疗法。其中,电刺激疗法可以包括各种模式的经皮神经电刺激疗法、肌肉电刺激(electromuscle stimulation)乃至创伤性肌筋膜脉冲射频等。

240. 什么是肌筋膜激痛点技术中的湿针和干针?

肌筋膜激痛点技术不限工具,可分为干针和湿针技术,顾名思义湿针疗法就是通过在激痛点注射生理盐水、局部麻醉药、类固醇激素或 A 型肉毒毒素等来靶向激痛点的灭活,其中后两者因证据不足应用较少,多以局麻药湿针为主。干针疗法除了使用注射器针头或针灸针针刺外,近年来还可评估定位后使用超声引导下干针肌筋膜脉冲射频技术来提高激痛点射频的准确性和安全性。未来肯定需要更多的研究来比较和证明干针与湿针激痛点技术的优劣。

241. 肌筋膜激痛点技术可以预防疼痛发生吗?

因激痛点普遍存在,几乎每个人都会在不同时期受其影响,包括潜伏激痛点会导致无痛的运动功能障碍,而活化的激痛点还会继而造成疼痛。激痛点技术又因其操作方法多样、简单、微创,因此可早期发现并采用激痛点技术处理患者或亚健康人群因代偿而忽视的运动功能障碍,调整其失衡的肌肉骨骼形态和运动感知觉模式,结合人体工程学和运动康复等综合手段来解决患者潜在的生物力学失衡、功能受限和神经敏化问题,从而可以有效预防疼痛发生。

242. 常见肌筋膜激痛点引起的疼痛或功能障碍有哪些?

胸锁乳突肌的肌筋膜激痛点会引起枕后、额面部以及头顶的头痛,斜颈,并诱发颈椎旋转障碍;上斜方肌的激痛点会引起头颈肩痛,功能性高肩等;臀中肌的激痛点会引起腰痛,功能性短腿等;胸小肌的激痛点会引起胸痛,肩关节活动受限,胸廓出口综合征等;大圆肌的激痛点会牵涉到后肩部,上臂桡侧背面及前臂背面的疼痛及肩关节外旋受限等;比目鱼肌激痛点会牵涉到足跟、小腿后侧及同侧髂后上棘等,并引起膝关节过伸。

(王丽娜)

第十五节 物理治疗

243. 什么是物理治疗,作用机制是什么?

物理治疗是应用各种自然界或人工的物理因素(声、光、电等)作用于人体,达到治疗和预防疾病目的的治疗方法。其机制是利用物理因素对机体的刺激作用,引起机体各种反应(如生物电活动、局部血管扩张、肌肉松弛等)来调整生理功能,从而起到镇痛、解痉、消炎等治疗作用。

244. 疼痛的物理治疗主要方法有哪些?

(1) 光疗法:红外线、紫外线、激光疗法。
(2) 电疗法:低频、中频、高频、静电、直流电疗法。
(3) 磁疗法:脉冲磁场疗法和低、中、高频电磁场疗法。
(4) 超声波疗法。
(5) 水疗法。
(6) 传导热疗法:蜡疗、泥疗。
(7) 冷冻和按摩疗法。
(8) 运动疗法。
(9) 其他中医疗法。

245. 在进行物理治疗前,操作者应该遵守哪些准则?

(1) 首先应熟悉所用仪器的特点、性能及注意事项。
(2) 不要压抑疼痛信号,尤其是具有保护性的疼痛信号,着重于疼痛病因的分析。
(3) 进行物理治疗的同时,应根据病情改善情况适当减少镇痛药物用量。
(4) 在选择进行物理治疗的种类时,应当考虑需要达到的预期效果。
(5) 对于慢性或反复出现的疼痛,需要详细问诊查体以及完善实验室检查和影像学检查,尽可能寻找疼痛病因,而不是盲目使用各种物理治疗手段镇痛。

246. 什么是超激光疗法?

超激光又称直线偏振光,通过照射神经节、神经干、神经丛和疼痛部位等,利用光对机体的光电、磁场、光化学和热辐射效应,对人体炎症性、神经性和创伤性疼痛进行治疗,调整神经系统、循环系统、心脑血管、消化系统、内分泌系统和免疫系统功能,恢复生理平衡和维持内环境稳定。治疗无创、无不良反应、操作简便。

247. 超激光疗法的参数如何设置?

根据不同的目的有不同的功率、焦点和形状的探头。

SG 型:输出光 1 800 mW,焦点直径 7 mm,尖端细长可达较深部位,主要用于星状神经节照射阻滞。

B 型:输出光 2 200 mW,焦点直径 10 mm,透射性最强,利于深部照射。

C 型:输出光 2 200 mW,焦点直径 80 mm,用于大面积治疗,如压疮。

D 型:输出光 2 200 mW,焦点直径 55 mm,输出焦点密度高,用于肌肉、皮肤病。

疼痛科常用时间为 10~20 分钟,照射期间要注意查看是否有皮肤损伤。

248. 超激光疗法主要的镇痛机制是什么?

(1) 降低神经兴奋性,减轻肌张力,从而解除肌肉痉挛、缓解疼痛。

(2) 促进组织活性物质的生成和疼痛物质的代谢,消除炎症。

(3) 扩张血管,增加血流量,改善局部微循环,加强组织营养,促进创伤愈合。

(4) 调节自主神经系统,促进淋巴系统循环,稳定机体的内环境,增加机体免疫力。

249. 疼痛的超激光疗法适应证是什么?

(1) 各种慢性肌肉痛和关节痛、神经痛、肌腱炎、腱鞘炎、腰痛、肩腕综合征、肩周炎、风湿性关节炎、上肢外侧髁炎、膝关节韧带炎、踝关节骨性关节炎和鹅足肌腱炎等。

(2) 术后切口不愈合及慢性皮肤溃疡、褥疮、坏死。

(3) 腰、颈椎间盘出及脊柱退行性疾病引起的疼痛。

(4) 面神经疾患、三叉神经痛、带状疱疹后神经痛、雷诺病等。

250. 什么是红外线疗法?

红外线疗法是利用红外线被人体组织吸收后引起的温热效应治疗疼痛,具有消炎镇痛和抗痉挛等作用,还可用于外伤、瘢痕、粘连和神经痛等。

251. 红外线疗法的镇痛作用机理是什么？

（1）镇痛：降低感觉神经兴奋性，使痛觉传导迟缓。

（2）局部血管扩张，改善血液循环，促进炎症消除，代谢加快，增强组织再生修复能力。

（3）降低肌纤维的兴奋性，肌肉松弛而缓解疼痛。

252. 红外线疗法如何设置治疗参数？

红外线疗法设置的参数：电源电压：110 V/220 V 50/60 Hz；功率：150 VA；工作环境温度：0～50℃；工作环境湿度：90%；时间以 10～20 分钟为宜，注意观察皮肤是否有损伤。

253. 红外线疗法有哪些适应证和禁忌证？

适应证：胃痉挛、慢性胃肠炎，各种类型的关节炎，神经痛及末梢神经炎，软组织损伤和肌肉劳损，腱鞘炎，皮肤溃疡或伤口愈合延退，气管炎，面神经麻痹后遗症等。

禁忌证：出血、恶性肿瘤、活动性结核、高热患者、动脉硬化严重、心功能不全等。

254. 紫外线疗法镇痛作用机制是什么？

紫外线治疗作用机制多认为与组胺、激肽、前列腺素、一氧化氮、溶酶体的增多以及神经调节因素有关。出现红斑就达到了紫外线的治疗作用，包括杀菌、消炎、镇痛、脱敏、促进细胞生长、促进维生素 D 的形成、调速机体免疫功能、光致敏作用。

255. 紫外线疗法有哪些适应证和禁忌证？

适应证：各种开放和闭合的皮肤创伤、局部化脓性感染、静脉炎、肋软骨炎、急性神经痛、急性关节炎、伤口愈合不良；佝偻病、软骨病骨质疏松症；银屑病、白癜风、免疫功能障碍性疾病、变态反应性疾病；带状疱疹及疱疹后神经痛等。

禁忌证：恶性肿瘤、出血倾向、脏器衰竭、活动性肺结核、甲亢、严重的动脉硬化、红斑性狼疮、急性湿疹、光敏性疾病、应用光过敏药。

256. 什么是超声波疗法？

超声波疗法是把超声波（频率在 20 000 Hz 以上，不能引起正常人听觉反应的机械振动波)用于人体治疗疼痛,常用频率一般为 800～1 000 kHz。

257. 超声波疗法的生理效应及治疗作用是什么?

(1) 改善局部循环和新陈代谢,高热促进振荡,连续超声波最明显。

(2) 增强毛细血管通透性和外渗液体再吸收。

(3) 改善局部循环和减少交感神经活动,明显地放松肌肉。

(4) 减轻局部缺血疼痛。

(5) 促使纤维蛋白原变成纤维蛋白,加快血肿和水肿再吸收,改善组织再生能力。

258. 超声波疗法有哪些适应证?

(1) 神经系统疾病:脑血管意外、坐骨神经痛及周围神经炎、三叉神经痛、面肌痉挛、肌炎等。

(2) 骨关节疾病:风湿性关节炎、关节退行性病变、肩周炎、强直性脊柱炎、腱鞘炎、网球肘、肋软骨炎、肌肉痛、骨愈合不良和扭挫伤等。

(3) 其他内科疾病以及一般炎症等。

259. 超声波疗法有哪些不良反应?

(1) 损害组织:超声波强度过高,可导致组织机械性或热损伤,最敏感的是神经末梢,特别是骨表面的神经末梢。

(2) 白细胞游走和趋化性受损,探头充分移动可使损伤最小化。

(3) 其他不良反应(主要是由于剂量过大),如降低血糖、增加疲劳、神经过敏、降低食欲、便秘和感冒。

260. 超声波疗法如何设置治疗参数?

超声波疗法常用超声耦合剂、双氯芬酸二乙胺乳胶剂或酮洛芬凝胶等作为介质。

(1) 治疗强度:以 $0.4\sim1.5$ W/cm^2(瓦特/厘米^2)为宜。

(2) 治疗时间:一般不超过 15 分钟,多选择 5～10 分钟。固定法要比移动法治疗时间要短。

(3) 疗程:一般治疗次数 5～10 次,慢性病 15～20 次或更多。每日或隔日 1 次。疗程间隔 1～2 周。

261. 超声波疗法的禁忌证包括哪些？

恶性肿瘤，出血倾向，创伤，高热，活动性肺结核，严重的支气管扩张症，多发性血管硬化，心力衰竭和血栓静脉炎，眼、生殖器及内分泌腺、孕妇下腹部、脑及心脏部位应慎用。X线以及核素治疗期间及随后的半年内，以及重创伤后期（伤后 24～36 小时）因振荡妨碍毛细血管增殖可导致出血，也应禁止接受超声波治疗。

262. 石蜡疗法的适应证有哪些？

（1）骨与软组织疾病：挫伤、外伤性关节炎、风湿性关节炎、肌炎、冻伤、外伤性腱鞘炎、滑囊炎、瘢痕挛缩、关节强直、术后粘连。

（2）神经系统疾病：神经痛、神经炎、神经外伤及后遗症、脊髓灰质炎后遗症等。

（3）内脏炎症性疾病：十二指肠炎、慢性胃肠炎、肝炎、胆囊炎、盆腔炎等。

263. 什么是运动疗法？

运动疗法是利用具体的各种功能练习和体育运动或借助器械来治疗疾病与创伤，以促进机体康复的治疗方法。具有调理和加强神经系统活动过程，促进血液、淋巴循环，改善呼吸、消化功能，提高新陈代谢及整个机体功能的作用。基本机制是神经和体液机制以及生物力学和运动学机制。

264. 运动疗法的基本形式与方法是什么？

（1）保健操：使患者全身主要肌肉群和能活动的关节都参与活动。

（2）医疗体操：疗程分为试验期、基本期、结束期。

（3）自己完成的体操，从医疗体操中挑选出来的、简单有效的专门运动。

（4）牵引治疗。

（5）手法治疗，包括按摩、推拿、关节松解术。

265. 运动疗法的适应证和禁忌证有哪些？

适应证：临床上大部分疾病和创伤均可采用，主要有神经根型颈椎病（增大椎间孔和椎间隙从而解除神经压迫；解除肌肉痉挛和松解粘连，减轻椎间盘压力）和肩周炎。

禁忌证：各种传染病的急性期及各种高热患者心血管系统疾病急性发作期；各种外伤疾病有出血、恶性肿瘤及手术后有转移倾向者；恶病质。

266. 什么是经皮神经电刺激疗法？

经皮神经电刺激疗法（transcutaneous electrical nerve stimulation，TENS），沿神经走行，选择支配疼痛区域的神经末梢（神经干）或触发点（痛点）附近为刺激部位，安放电极，使低压电流通过皮肤对神经末梢进行温和刺激以达到提高痛阈缓解疼痛的一种方法。

267. 什么是体外冲击波治疗？

体外冲击波疗法（extracorporeal shock wave therapy，ESWT）是利用特殊设备将产生的脉冲声波转换成精确的冲击波能量，并通过探头的定位和移动达到治疗效果的治疗方式，其适应证及具体治疗方法详见本书第二章第九节"冲击波治疗"。

（叶菱）

参考文献

[1] 郭政,王国年.疼痛诊疗学(第4版)[M].北京：人民卫生出版社,2017.
[2] 邓小明,姚尚龙,于布为,等主编.现代麻醉学(第5版)[M].北京：人民卫生出版社,2021：1283-1339.
[3] 王天龙,刘进,熊利泽主译.摩根临床麻醉学(第5版)[M].北京：北京大学医学出版社,2015,763.
[4] Kerns RD, Sellinger J, Goodin BR. Psychological treatment of chronic pain[J]. Annu Rev Clin Psychol, 2011, 7：411-34.
[5] 中华医学会疼痛学分会.射频治疗技术疼痛科专家共识[J].中华医学杂志,2019,99(45)：3547-3553.
[6] 三氧疗法马德里宣言(第2版)[J].中华疼痛学杂志,2021,17(1)：11-21.
[7] 王永,钱晓焱.三氧自体血疗法专家共识[J].转化医学杂志,2018,7(06)：326-328+345.
[8] 中华医学会放射学分会介入学组.腰椎间盘突出症的介入和微创治疗操作规范的专家共识[J].中华放射学杂志,2014,48(1)：10-12.
[9] 张超,王平.腰椎间盘突出症的介入微创治疗研究进展,中国中西医结合外科杂志,2020,26,(1)：201-204.
[10] Yong Ahn. A Historical Review of Endoscopic Spinal Discectomy[J]. World Neurosurg. 2021, 145：591-596.
[11] 陈思瞳,石长斌.椎间孔镜在脊柱微创手术中的应用进展[J].中国临床神经外科杂志,

2021,26(5):388-390.
- [12] 肖祖礼,金毅.经皮神经电刺激植入术[M].北京:清华大学出版社,2019.
- [13] 脊髓电刺激治疗慢性疼痛专家共识编写组.脊髓电刺激治疗慢性疼痛专家共识[J].中国疼痛医学杂志,2021,27(6):406-409.
- [14] 中国研究型医院学会冲击波医学专业委员会.中国骨肌疾病体外冲击波疗法指南(2019年版)[J].中国医学前沿杂志(电子版),2019,11(4):1-10.
- [15] 左秀芹,尹飒飒,谢惠敏,等.富血小板血浆在肌骨修复领域应用的适用性与相关规范[J].中国组织工程研究,2021,25(20):3239-3245.
- [16] 冯智英,吕岩.鞘内连续输注系统植入术[M].北京:清华大学出版社,2019.
- [17] 中国抗癌协会癌症康复与姑息治疗专业委员会难治性癌痛学组.难治性癌痛专家共识[J].中国肿瘤临床,2017,44(16):787-793.
- [18] 刘延青,崔健君.实用疼痛学[M].北京:人民卫生出版社,2013.
- [19] 李仲廉.临床疼痛治疗学[M].天津:天津科学技术出版社,1996:52-116.
- [20] 王保国.疼痛科诊疗常规[M].北京:中国医药科技出版社,2020:359-360.
- [21] Simons DG, Travel JG, Simons LS. Myofascial pain and dysfunction: The trigger point manual[M]. Philadelphia: Lippincott, Williams and Wilkins, 1999:168-184.
- [22] 王丽娜,黄强民.激痛点技术的理论和实践进展[J].中国疼痛医学杂志,2021,27(6):413-419.
- [23] Martimbianco A, Porfírio GJ, Pacheco RL, Torloni MR, Riera R. Transcutaneous electrical nerve stimulation (TENS) for chronic neck pain[J]. Cochrane Database Syst Rev, 2019, 12(12): CD011927.
- [24] 中华医学会放射学分会介入学组.腰椎间盘突出症的介入和微创治疗操作规范的专家共识[J].中华放射学杂志,2014,48(1):10-12.
- [25] 张超,王平.腰椎间盘突出症的介入微创治疗研究进展[J].中国中西医结合外科杂志,2020,26,(1):201-204.

第三章

手术及创伤相关疼痛

第一节 术后急性疼痛与急性疼痛服务

1. 术后急性疼痛的定义是什么？

术后急性疼痛点手术所造成的组织损伤后产生的复杂生理和行为反应，以及情感上的不愉快经历，是手术后即刻发生的急性疼痛（通常持续不超过 7 天），其性质为急性伤害性疼痛，是临床最常见和最需紧急处理的急性疼痛。

2. 术后急性疼痛如何进行分类？

术后急性疼痛分为：① 躯体疼痛（创口痛）：为手术直接波及的部位，如皮肤、肌肉、筋膜、关节、韧带、骨骼及神经等组织的损伤痛，表现为局限性、表浅性伤口处痛，定位准确，疼痛的强度与创伤的程度密切相关。② 内脏疼痛（牵拉痛）：内脏手术或牵拉内脏所致的内脏痛，一般为深在性钝痛，其疼痛强度和内脏的敏感性有关。

3. 哪些因素可影响术后疼痛？

患者因素包括年龄、性别、社会文化背景、受教育程度、患者术前的心理状态等。男性对疼痛耐受性较强，老年人及婴儿在多数情况下对术后急性疼痛反应较为迟钝，但并非不需要关注此类患者的疼痛。手术因素包括手术种类、手术创伤的程度和手术部位。胸腔、上腹部手术患者切口疼痛较重，四肢、头颈和体表手术疼痛较轻。术中麻醉管理可能也是影响术后疼痛的因素。

4. 术后急性疼痛对机体有哪些影响？

术后急性疼痛可引起交感神经兴奋，分解代谢激素分泌增加，合成代谢激素分泌减少，水钠潴留、血糖、游离脂肪酸、酮体、乳酸水平升高等。疼痛导致心率增快，血压升高，血管收缩，心肌耗氧量增加，心肌缺血风险增加；呼吸浅快，通气量下降，咳嗽不充分，术后肺部并发症风险增加；胃肠功能恢复延迟，尿道及膀胱动力减弱；凝血功能增强，纤维蛋白溶解抑制，深静脉血栓形成风险增加；高血糖可能导致伤口愈合延迟，并加重术后免疫功能抑制。

5. 术后急性疼痛病史采集需要注意哪些问题？

疼痛的部位、性质、程度、发作急缓程度、持续时间、伴随症状、诱发因素、影响因素。既往手术病史及其疼痛情况，术前心理状态和对疾病的认知等。

6. 有哪些常用的术后急性疼痛量化评估方法？

临床常用的疼痛强度评分方法包括视觉模拟量表（vanalogue scale，VAS）、数字评分法（numberical rating scale，NRS）、语言等级评分法（verbal rating scale，VRS）、Wong-Baker 面部表情评分法（Wong-Baker faces pain rating scale）以及疼痛问卷表，如麦吉尔疼痛问卷（McGill pain questionnaire，MPQ）、简明疼痛问卷表等。六点行为评分法以及疼痛日记评分法也常用于评定患者行为与疼痛的关系。

7. 哪些生理生化结果可用于疼痛的辅助评定？

心率、血压、呼吸、肺活量、脑电图、诱发电位及局部皮肤温度等生理测定指标可用于疼痛的辅助判定。此外，神经内分泌的变化，包括血浆儿茶酚胺浓度、皮质醇含量、血和脑脊液中β内啡肽变化等也可用于疼痛的辅助评定，但这些均评定的是痛反应，且无特异性。

8. 什么是疼痛阈值？如何测定？

对被试者施以刺激强度逐渐增加的机械、温热、电流等物理或化学刺激，被试者感觉到疼痛时的刺激强度即疼痛阈值。目前，临床上可应用机械刺激法、冷或热刺激法、电刺激法、止血带法及药物刺激法测量疼痛阈值。

9. 术后镇痛治疗常用哪些方法？

口服用药镇痛、皮下注射和肌肉注射镇痛、静脉注射镇痛、局部浸润镇痛、外周神经阻滞镇痛、椎管内用药镇痛、患者自控镇痛以及其他镇痛方法,如经皮神经电刺激、心理和行为治疗、针刺治疗以及其他中医药的镇痛治疗方法。

10. 什么是多模式镇痛?

多模式镇痛是指联合应用作用机制不同的镇痛药物或不同的镇痛方法,产生镇痛的相加或协同作用,达到最大镇痛效应和最少副作用的镇痛方案。

11. 术后急性疼痛常用药物有哪些?

常用镇痛药物包括非甾体抗炎药、糖皮质激素、弱效和强效阿片类镇痛药、局部麻醉药,及其他镇痛辅助药物,如氯胺酮、抗癫痫类药物加巴喷丁和普瑞巴林,以及右美托咪定等。

12. 患者静脉自控镇痛常用哪些药物?

患者静脉自控镇痛一般以强效阿片类药物为主,辅以非甾体类抗炎药、小剂量氯胺酮、止吐药物等以增强疗效、减少阿片类药物用量,减轻不良反应。

13. 右美托咪定是否有镇痛作用?

右美托咪定是一种高选择性 α_2 受体激动剂,可通过作用于蓝斑核、脊髓以及外周器官的 α_2 受体产生镇痛作用。其镇痛作用不通过阿片受体直接产生,但与阿片类药物合用时,可产生协同镇痛作用。

14. 手术切口局部用药是否可以缓解术后疼痛?

手术切口局部麻醉药物的浸润阻滞,是一种简便有效的镇痛方式,适用于各类手术。一般推荐采用长效局部麻醉药,如罗哌卡因、左旋丁哌卡因等。可在切皮前行手术切口局部麻醉药浸润作为"超前镇痛",也可在缝合切口前行皮下浸润阻滞。

15. 哪些外周神经阻滞方法常用于术后镇痛?

外周神经阻滞技术可为患者提供安全有效的镇痛,通常适用于相应神经丛、神经干支配区域的术后镇痛,包括颈丛神经阻滞、臂丛神经阻滞、腰丛神经阻滞、骶丛神经阻滞、股神经、坐骨神经、肋间神经阻滞、椎旁阻滞、腹横肌平面阻滞等。

16. 上肢手术可以采用哪些神经阻滞方法？

上肢手术选择何种神经阻滞方法，取决于神经的支配区域以及外科手术的创伤范围。肌间沟入路的臂丛神经阻滞适用于肩部手术，如肩袖损伤、全肩置换术；锁骨上入路的臂丛神经阻滞适用于从肱骨至手指整个上肢的手术，一般需要超声引导下穿刺；锁骨下入路的臂丛神经阻滞适用于肘部以下的手术，比较方便置管，延长阻滞时间；腋路臂丛神经阻滞适用于肘部以下的手术，常需单独阻滞肌皮神经。

17. 下肢手术可以采用哪些神经阻滞方法？

下肢手术神经阻滞方法的选择，同样取决于下肢神经的支配区域以及外科手术创伤范围。腰丛发出神经根组成髂腹股沟神经、生殖股神经、闭孔神经、股神经及股外侧皮神经，主要支配腹股沟区域以及大腿前侧的感觉和运动；下肢的其他区域受骶丛支配，包括大腿后侧以及大腿远端至膝的感觉与运动，但小腿以及膝关节内侧感觉受股神经分支隐神经支配。坐骨神经是骶丛的重要神经分支，有胫神经和腓总神经组成。

18. 胸壁镇痛可采用哪种神经阻滞？

胸椎椎旁阻滞可为乳腺手术提供良好的术后镇痛，也可用于胸科手术和多发肋骨骨折患者的术后镇痛，可替代胸段硬膜外置管进行术后镇痛。此外，超声引导下胸神经阻滞、腰方肌阻滞、竖脊肌平面阻滞、肋间神经阻滞等为麻醉医师提供了更多的选择。

19. 腹壁镇痛可采用哪种神经阻滞？

下腹部及腹股沟区域的麻醉或镇痛可采用腹横肌平面阻滞，也可进行生殖股神经和髂腹股沟神经阻滞。超声引导下的腹横肌平面阻滞可实现整个腹前壁的镇痛和麻醉，可在其他镇痛方法，包括硬膜外镇痛效果不佳时使用。

20. 如何延长外周神经阻滞的作用时间？

在局部麻醉药中加入肾上腺素或可乐定等药物可延长神经阻滞的作用时间，但效果短暂且并不稳定。如果需要长时间阻滞某神经，可以选择周围神经置管，作用可持续数日，甚至可应用于门诊患者。另外，局部麻醉药物的脂质体制剂也可延长神经阻滞的作用时间。

21. 患者硬膜外自控镇痛常用哪些药物？

硬膜外自控镇痛临床常用局部麻醉药物以长效局部麻醉药为主，如罗哌卡因、丁哌卡因和左旋丁哌卡因。阿片类药物可单独用于硬膜外输注，也可与局部麻醉药联合应用。

22. 什么情况下硬膜外可加入阿片类药物？

阿片类药物可与局部麻醉药联合使用，无论是单独注射或与低浓度局部麻醉药配伍使用，都可以提高镇痛效果，改善运动时疼痛，减少局部麻醉药用量，减轻对运动的阻滞。

23. 急性疼痛服务（acute pain service，APS）的工作范围和目的是什么。

（1）治疗术后疼痛、创伤疼痛和分娩疼痛，评估和记录镇痛效应，处理不良反应和镇痛治疗中的问题。

（2）推广术后镇痛，开展针对团队人员和患者的宣教。

（3）提高手术患者的舒适度和满意度。

（4）减少术后并发症。

24. APS 小组一般由哪些人组成？

APS 小组一般由具有疼痛治疗经验的专科医师和护士组成，目前国内以麻醉医师和护士为主；国外一些 APS 小组由医院层面建立，还包括急诊科、骨科、理疗科等其他专科医师，其工作范围延伸至包括急性术后疼痛以外的其他急性疼痛、慢性疼痛急性发作等的治疗，24 小时不间断服务。

25. APS 随访应评估和记录哪些内容？

患者一般资料、手术情况、术中用药、镇痛药的配方、镇痛模式和给药记录、术后镇痛用药时的生命体征、疼痛评分、不良反应情况和处理。

（刘艳红）

第二节　急性创伤疼痛治疗

26. 创伤的流行病学有哪些特点？

流行病学数据表明，全球每年创伤的死亡人数在数千万人以上，其中大部分是死于严重创伤。即使在医学及急救体系较发达和完善的美国，创伤仍然是 45 岁以下人群的主要致死原因。而在我国，每年因创伤导致的死亡人数高达 75 万，因创伤致残的患者超过 500 万，并且还在以每年约 10 万的人数增加。此外，每年仅因交通事故导致的死亡人数就超过 25 万，并且是 15~44 岁年龄段人群首要的死亡原因。

27. 为什么在创伤早期需要进行及时有效的镇痛？

创伤导致的疼痛非常普遍，如果不及时控制，疼痛导致的应激反应，可能对患者的呼吸、循环等生命体征造成影响，加重伤情。此外，创伤引起的疼痛如果持续存在形成低级中枢记忆，可能发展成慢性疼痛，即使伤情恢复，慢性疼痛可持续很长时间难以痊愈；伤痛对患者造成心理创伤，可能导致创伤应激障碍，使患者难以适应正常的社会生活。因此，在创伤早期需要进行及时有效的镇痛治疗。

28. 创伤患者疼痛有哪些特点？

创伤患者的疼痛发生早、症状重、个体差异大，单一镇痛药物和镇痛方法难以解决所有问题，在镇痛的同时应避免干扰患者的神志及呼吸，因此，需要做到个体化镇痛和全程镇痛。

29. 创伤患者的镇痛治疗是否影响危重伤情的救治？

传统观点认为镇痛可能会影响患者对于失血性休克等危重伤情的代偿应激反应，或者掩盖症状，影响病情的评估。近年的研究显示，科学适度的镇痛，并不会影响伤员对于失血等伤情的代偿。

30. 急性创伤患者镇痛治疗的目标是什么？

急性创伤患者镇痛治疗的主要目标是让患者感到舒适，但需注意这一目标具有患者特异性，并取决于临床情况、患者对疼痛的耐受情况以及镇痛治疗的不良反应。次要目标包括缓解疼痛所造成的不良生理反应（如代谢亢进、氧消耗增加、高凝状态和免疫功能的变化）；预防慢性疼痛综合征；控制焦虑和激越状态，尤其是针对接受插管的患者。

31. 重症创伤患者无法交流时，如何进行疼痛的评估？

无法用语言交流的重症创伤患者出现面部扭曲、扭动身体和交感神经兴奋体征（如心动过速、高血压、呼吸过速、出汗或竖毛），须怀疑疼痛。仅有生命体征波动并不是反映疼痛的有效指标，须进一步评估。

32. 对于无法交流的患者，可使用哪些疼痛评估工具？

经验证实的评估工具包括疼痛行为量表（behavioral pain scale，BPS）和重症监护疼痛观察工具（critical care pain observation tool，CPOT）。这些工具在评估疼痛相关行为的同时，也对生理指标进行评估，具有较好的效度和信度。

33. 有哪些新型疼痛评估方法可用于无法交流的重症创伤患者？

一些新型的疼痛评估方法或可用于此类患者，如瞳孔疼痛指数，该指数是基于对光线或伤害性刺激引起的瞳孔大小和瞳孔反射反应的便携式红外测量，其中对光线的反应提示中脑功能完整性，对伤害性刺激的反应通过测量反射性瞳孔扩张的幅度实现。有些情况下，患者家属可参与疼痛评估过程。

34. 创伤患者院前急救中是否需要开展镇痛治疗？

为最大程度地减轻创伤患者的疼痛和心理伤害体验，镇痛治疗已被2004年《世界卫生组织创伤救治指南》明确列为创伤救治的三大主要目标之一。发达国家90%以上的创伤患者在院前急救到达急诊科时就能获得镇痛治疗，而国内多数急诊创伤患者即使在急诊科的诊疗中，镇痛治疗仍被忽视。

35. 急性创伤患者镇痛可否选择阿片类药物？

轻至中度疼痛的急性创伤患者，非阿片类镇痛药可能已足够，不需要补充阿片类药物。严重疼痛的患者阿片类药物仍然是其主要镇痛药物。但由于阿片类药物可能引起意识改变、呼吸抑制、谵妄、低血压、肠梗阻、恶心、呕吐、尿潴留、瘙痒、免疫抑制及药物耐受等不良反应，建议采用阿片类药物的最低有效剂量。

36. 严重疼痛的创伤患者应选择哪种阿片类药物？

芬太尼是创伤患者的一个较好选择，起效快、作用持续时间相对较短且不会引起组胺释放，较少引起低血压。也可选择氢吗啡酮，但其作用持续时间较长。也可选择吗啡，单次小剂量应用具有较好的镇痛和镇静作用，但大剂量使用时代谢产物可能蓄积并导致呼吸抑制和抽搐。哌替啶的代谢产物去甲哌替啶可产生神经毒性作用（如谵妄和癫痫发作），且去甲哌替啶经肾脏排泄，所以该药极少用于肾功能不全患者。

37. 急性创伤患者镇痛是否推荐多模式镇痛？

目前通常推荐多模式镇痛用于急性创伤患者的镇痛治疗，包含阿片类镇痛药，非阿片类镇痛药物如对乙酰氨基酚、氯胺酮、抗惊厥药物、抗抑郁药物、非甾体类抗炎药，以及区域麻醉和其他辅助治疗（如按摩、音乐和放松技术）。根据患者疼痛的来源和严重程度，个体化制定具体镇痛方案。

38. 创伤患者院前镇痛治疗的药物如何选择？

意识清醒且伤情不影响重要生命体征的患者可根据疼痛程度口服非甾体类抗炎药（塞来昔布、美洛昔康等）、中枢性镇痛药（曲马多、吗啡）或两者的复方制剂（氨酚曲马多、氨酚羟考酮）。疼痛剧烈的患者可肌注或静脉注射强效阿片类镇痛药（芬太尼、吗啡、氢吗啡酮）。伤情可能急性进展或已经影响呼吸循环等重要生命体征时可使用麻醉药（氯胺酮、S-氯胺酮），用药后应密切监测患者呼吸，必要时对过量的阿片类镇痛药可使用纳洛酮拮抗。

39. 创伤患者转运过程中如何镇痛？

转运前应充分包扎固定，避免搬运造成再次损伤和疼痛加重。具备条件时可在前期镇痛基础上使用阿片类药物（芬太尼、舒芬太尼、吗啡、氢吗啡酮）静脉镇痛或自控镇痛。对于四肢伤，可在神经刺激定位或超声引导下使用长效局部麻醉药（罗哌卡因、丁哌卡因等）进行神经阻滞镇痛。静脉通路建立困难者，可经骨髓腔内给药。转运过程中应密切监测患者生命体征和伤情变化，记录相应镇痛药物的用法、用量及不良反应，为后续治疗提供帮助。

40. 在创伤患者镇痛治疗中，有哪些镇痛药物给药方式可替代静脉给药？

在创伤患者镇痛治疗中，还可选择肌内注射、经口腔舌下黏膜或经鼻腔黏膜喷雾等简单安全的给药方式。芬太尼经皮给药,需 12~24 小时镇痛效果才能达峰,所以不用于控制急性疼痛,但可用于需要长期镇痛且血流动力学稳定的患者。吸入笑气或甲氧氟烷等麻醉药用于创伤患者镇痛也有报道。

41. 氯胺酮可否用于创伤患者的镇痛?

氯胺酮是 N-甲基-D-天冬氨酸(N-methyl-D-aspartate,NMDA)受体的非竞争性可逆性抑制剂,还可作用于 μ 型阿片受体、单胺类递质受体、γ 氨基丁酸受体等。亚麻醉剂量的氯胺酮(<0.5 mg/kg)具有安全镇痛和抗抑郁作用的效果,其安全性和有效性在创伤患者的镇痛中逐渐得到认可。

42. 颅脑创伤患者镇痛治疗应注意哪些问题?

颅脑创伤患者常合并其他外伤,须仔细了解患者全身的伤情。患者易于发生再出血、血管痉挛、脑水肿等不良事件。颅脑创伤常合并颅内压升高,颅内压升高会引起剧烈头痛、呕吐、眩晕、意识模糊等,甚至会诱发脑疝,若不及时采取有效的治疗则会引起全身炎性应激综合征及脑出血,影响患者预后。

43. 颅脑创伤患者镇痛治疗对患者预后有何益处?

在颅脑损伤患者中,有效的镇痛、镇静治疗,可有效缓解患者疼痛,舒缓患者情绪,减轻应激反应对患者治疗的影响;可稳定血流动力学,降低全身代谢及脑耗氧量,减少颅脑创伤手术治疗期间或术后出血的发生,减少自主神经紊乱;可提高患者对气管内插管和机械通气的耐受性,避免人机对抗、躁动、谵妄等,预防颅脑创伤加重。

(刘艳红)

第三节 急诊科急性疼痛治疗

44. 急诊室患者常见的疼痛原因?

急诊室患者的疼痛按病因可分为内科性疼痛及外科性疼痛。内科性疼痛如偏头痛、心绞痛、肾绞痛、胆绞痛、急性胰腺炎、带状疱疹等;外科性疼痛如创伤、烧伤、骨折脱位、急性脊髓损伤相关疼痛等。

45. 急诊室内常用的疼痛强度评估方法?

临床常用的疼痛强度评估工具(NRS、VAS 等)同样适用于急诊室,值得关注的是针对急诊室内的儿童患者,英国皇家急诊医学院推出了复合疼痛评估量表,将疼痛等级分为不痛、轻度、中度和重度疼痛。其中,观察者结合改良 Wong-Baker FACES 疼痛评估量表(WBFPRS,包含 4 个卡通面部表情)用于评估年龄<8 岁的患儿;当应用于≥8 岁患儿时须结合 NRS-11 自评量表进行疼痛评估。

46. 急诊室内疼痛的治疗原则是什么?

急诊室内疼痛治疗的原则为:能简单不复杂、能局部不全身,并且针对相应的具体病因治疗。一旦启动疼痛治疗应当定期进行疼痛评估及记录,监测疼痛管理的有效性和患者随时变化的镇痛需求。

对于预计需要等待治疗的患者,可以在分诊时开始镇痛治疗,采用局部麻醉技术或口服镇痛药物,重度疼痛患者可采用静脉滴定阿片类药物以提供有效的镇痛;在法律法规及医院政策允许下,可由护士按协定的方案进行静脉滴定阿片类药物。

47. 急诊室内治疗疼痛常用的药物有哪些?

对乙酰氨基酚和 NSAIDs 是急诊科最常使用的镇痛药,可用于治疗轻、中度疼痛,如肾绞痛、牙痛及偏头痛等,而阿片类药物常用于治疗重度疼痛,如癌痛。在中至重度创伤性疼痛患者,N_2O 吸入可提供有效的镇痛和抗焦虑作用。低剂量氯胺酮作为单一治疗方法或联合阿片类药物,在严密生命体征监测下可以安全有效地用于急诊患者。

48. 在急诊室内可使用的非药物治疗疼痛的方法有哪些?

急诊室内发生的疼痛,非药物镇痛策略不应被忽视。医护人员的共情心有益于患者的疼痛缓解;冷敷和热疗可短暂减轻疼痛;骨骼牵引、支具固定是骨折患者疼痛控制的常用方法;夹板或吊带可能对软组织损伤患者有帮助;针灸、穴位按压、经皮神经电刺激(TENS)可显著降低镇痛需求;间接的干预方法包括分散注意力、音乐疗法、芳香疗法、催眠、控制呼吸、婴儿母乳喂养和玩耍也同样有效。

49. 药物成瘾患者的急性疼痛治疗方法有哪些?

应首先明确成瘾的药物类型,以免不合理用药诱发戒断症状。急性疼痛管理首选区域阻滞和非阿片类药物。阿片类药物也可以安全有效地用于此类患者，必要时提高药物的剂量以获得理想的镇痛效果。另外，包含阿片类药物的多模式镇痛方案可以达到良好的镇痛效果，如小剂量的氯胺酮可增强吗啡的镇痛作用。

50. 急诊室头痛的处理流程是什么？

在治疗头痛前，必须通过病史、体检、影像学或（和）腰穿排除继发性头痛，需警惕蛛网膜下腔出血和中枢神经系统疾病。偏头痛是急诊头痛常见原因，教育患者通过头痛日记评估治疗效果。阶梯治疗是最有效、最经济的方法：先评估头痛的严重程度，并给予患者一线镇痛药物如对乙酰氨基酚及 NSAIDs，2 小时内没有缓解或疼痛加重者使用曲坦类药物治疗，条件允许时行星状神经节阻滞或针灸。阿片类药物一般不推荐使用。

51. 急诊牙痛的处理办法有哪些？

NSAIDs 作为牙痛治疗的一线药物，必要时可联合对乙酰氨基酚、曲马多或阿片类药物使用。有研究表明羟考酮/布洛芬（5/400 mg）联合治疗对急性牙痛效果更佳。冷敷及针灸作为辅助治疗手段对牙痛有一定的帮助。同时，建议急诊牙痛请牙科医生会诊。

52. 烧、烫伤患者的急诊疼痛如何处理？

烧、烫伤患者的急性疼痛需要积极的多模式和多学科治疗，制订流程化的镇痛管理策略。简单的措施如冷疗、固定烧伤区域有助于缓解疼痛。如果没有禁忌证可使用对乙酰氨基酚，NSAIDs 不推荐常规使用。疼痛剧烈的患者常需静脉滴定注射曲马多甚至阿片类药物，紧急情况下亦可使用布托啡诺或氯胺酮鼻内给药。多模式镇痛方案中可复合右美托咪定、氯胺酮、N_2O、加巴喷丁等药物。

53. 如何处理患者胸痛？

急诊室内常见的胸痛类型是急性冠脉综合征引起的缺血性心源性疼痛，主要镇痛策略是改善冠状动脉灌注，增加心肌氧供及减少心肌的氧耗。疑似缺血性心源性胸痛的初始治疗可使用阿司匹林及硝酸甘油舌下含服。如果患者疼痛缓解不明显，存在血压偏低，伴有药物相互作用（如西地那非）或者其他使用硝酸甘油的禁忌证，推荐使用静脉注射吗啡，并滴定至合适剂量。

54. 遇到急性心肌梗死引起的疼痛，我们除了吗啡还有更好的方法吗？

静脉注射吗啡和阿芬太尼对缓解急性胸痛同样有效，但是阿芬太尼起效更快。硝酸甘油或地尔硫䓬可以有效缓解急性心肌梗死的胸痛。β受体阻滞剂如艾司洛尔和美托洛尔能够降低疼痛的强度和频率。有研究表明，吸入 N_2O 可有效缓解急性缺血性胸痛。有条件时，应尽早行急诊介入手术，无条件时，可先进行急性溶栓治疗，恢复冠脉灌注才是最有效的缓解疼痛方法。

55. 急腹症患者可以使用镇痛药吗？

传统观念认为急腹症患者早期镇痛可能掩盖腹部症状和体征，干扰病情评估及延误诊断，因而不愿为患者提供有效的镇痛措施。有研究表明适当的阿片类药物并不会影响腹膜炎的临床症状，越来越多的证据支持早期为腹痛患者提供有效的镇痛，特别是重度疼痛患者，未导致不良结局。甚至，一些研究认为早期镇痛实际上提高了手术诊断的准确性。在儿科患者中也有相同的发现。关键是给了镇痛药后要密切随访，辨别疼痛减轻是药物作用还是病情改善。

56. 如何进行创伤患者的急性疼痛管理？

严格评估患者的伤情与疼痛程度，在确保镇痛治疗不会掩盖病情进展的前提下，尽早进行简单、有效的镇痛。轻、中度疼痛可选择口服 NSAIDs（慎用于上消化道出血及肾功能损害患者），中、重度疼痛可选用曲马多、氯胺酮甚至阿片类药物，其中，氯胺酮可作为低血压患者的优先选择。条件允许，可酌情行冰敷、夹板固定、穴位按压或针灸、经皮神经电刺激、区域神经阻滞等非药物治疗。

57. 慢性疼痛患者爆发痛的处理方案有哪些？

一般来说，对于慢性疼痛患者进行规范治疗期间出现爆发痛，需在基础用药之上进行补救治疗。口服吗啡即释剂是目前应用最为广泛的阿片类药物，另外，经黏膜吸收的芬太尼制剂（芬太尼舌下含片、芬太尼鼻喷雾剂、芬太尼黏膜贴剂*）具有起效快、作用时间短、非肠道吸收等特点，临床使用也较为广泛。并非所有的爆发痛都对阿片类药物有反应，应考虑治疗疼痛的潜在原因，避免诱发因素，更改镇痛药物背景剂量等。

---

* 国内尚无同类剂型。

58. 痛经的处理方法有哪些？

痛经的主要治疗目标是充分缓解疼痛，减少对女性生活及工作的影响。处理方法包括非药物治疗与药物治疗。非药物治疗包括积极运动、局部热敷、手法推拿、经皮神经电刺激、穴位按压、针灸等。当非药物治疗不理想时，可根据患者是否有避孕需求选择药物，首选 NSAIDs 及激素类避孕药。布洛芬治疗痛经有效且不良反应最小。辅助药物如鱼油、维生素 B_1、维生素 E、锌可改善痛经的强度和持续时间。

59. 区域阻滞可否用于急诊室内患者的急性疼痛治疗？

区域阻滞不仅适用于急诊室内操作性疼痛的预防，也可用于创伤导致的急性疼痛管理。急诊室内行区域阻滞在改善活动性疼痛、减少阿片类药物需求、降低阿片类药物的不良反应和延长镇痛时间方面优于单独使用阿片类药物镇痛。区域阻滞可采用单次注射或留置导管持续镇痛，建议使用神经刺激仪或者超声引导提高区域阻滞的成功率，降低神经阻滞并发症的发生率。

60. 肝功能异常患者的急诊室内疼痛处理有哪些方法？

轻度肝功能异常，例如慢性活动性肝炎或无肝硬化的肝癌，对药物消除率影响较小。中重度肝功能异常患者应尽可能选择非药物治疗疼痛。必须使用镇痛药物时应谨慎选择药物及其剂量。小剂量（<2 g/d）、短时间使用对乙酰氨基酚治疗轻度疼痛。阿片类药物的最佳使用方法是短效和剂量滴定，并避免与其他镇静剂或抗焦虑药合用，以降低诱发肝性脑病的风险。

61. 肾衰竭患者急诊室内疼痛处理有哪些方法？

可以单独使用非药物治疗，或与药物治疗联合使用来管理疼痛。非药物治疗包括基于社会心理或行为的干预（如认知行为疗法、放松、音乐疗法）和以身体为导向的干预（如物理疗法、针灸、电刺激）。药物治疗应尽量减少阿片类用药，阿片类药物与该人群的不良事件增加有关。非阿片类镇痛药包括对乙酰氨基酚、局部麻醉药、加巴喷丁类药物和抗抑郁药等，可根据疼痛病因和类型选择，并基于肾脏疾病调整剂量和给药间隔。

（房丽丽　张国磬）

第四节　ICU 患者的急性疼痛治疗

62. ICU 患者急性疼痛产生的原因有哪些？

原发疾病、创伤或手术相关性疼痛是 ICU 患者急性疼痛的最主要原因；其次，诊疗操作诱发的疼痛，例如气管插/拔管、清创换药、伤口缝合、留置或移除深静脉导管、外科引流管和颅压监测管等；日常的护理工作也会诱发不适感甚至疼痛，例如气管内吸引、擦洗身体、翻身等；制动、体位摆放不当或压疮可能导致关节肌肉疼痛，枕骨、跟骨和骶骨是最容易产生压疮的部位。

63. 在 ICU 如何进行疼痛评估？

危重患者常采用多维评分法进行疼痛评估，这些量表的共同点是，通过观察几项行为和（或）自主生理功能，计算总分。例如，疼痛行为量表（behavioral pain scale，BPS）和重症监护疼痛观察工具（critical-care pain observation tool，CPOT）。一些"镇静评分"也有助于评价镇痛效果，例如里士满躁动镇静评估量表（Richmond Agitation-Sedation Assessment Scale，RASS）。对于能描述疼痛的患者，推荐使用数字评分法（numerical rating scale，NRS）。

64. ICU 患者急性疼痛治疗的原则是什么？

静脉使用阿片类药物是 ICU 患者非神经性疼痛的首选，可联合使用非阿片类镇痛药物；对于神经性疼痛，可经肠道给予普瑞巴林、加巴喷丁或卡马西平等；小剂量的氯胺酮或艾司氯胺酮在难治性疼痛如肿瘤痛及阿片耐受患者中使用亦是值得推荐的；在实施有创性或可能致痛的操作前，预先使用药物和（或）非药物镇痛措施。ICU 患者常常同时进行镇静和镇痛治疗，两种治疗难以完全分开，每日应暂停镇静，评估疼痛程度和意识水平以滴定药物至最佳剂量。

65. 非药物性治疗适用于 ICU 患者吗？

由于危重患者急性疼痛的发生可能会产生很大的心理社会影响，非药物性治疗可成为强有力的镇痛辅助治疗。可通过摆放舒适体位，受压部位护理，妥善固定侵入性设备，即时清理分泌物和排泄物，将警报音和非必要设备产生的噪声降至最低，可以极大地减轻患者的不适感；维持昼夜节律（白天的照明和活动)有助于提高睡眠质量,降低疼痛感知;按摩有助于减轻ICU患者的疼痛和焦虑。

66. 物理疗法有助于治疗ICU患者的哪一类疼痛?

物理疗法有主动疗法和被动疗法。前者包括运动、预适应和康复;后者包括按摩、加热和冰敷、经皮神经电刺激(transcutaneous electrical nerve stimulation, TENS)、针灸和光生物调节(低强度激光疗法)等,对各种肌肉骨骼疼痛、创伤和术后疼痛均有较好的疗效。

67. 如何通过心理干预缓解ICU患者的急性疼痛?

心理干预通常是作为传统药理学和物理疗法的辅助治疗。心理干预可分为四大类:提供信息(操作信息、预期感官体验描述或操作流程说明);减轻压力或焦虑(正念冥想、放松和催眠);注意力技巧(音乐疗法、虚拟现实、气味);认知行为技术(如疼痛应对策略、复杂的心理社会干预)。这些干预措施很少独立使用,例如正念冥想与一种称为接受和承诺疗法的认知行为技术结合使用,注意力技巧与放松方法结合使用。

68. 非甾体类抗炎药用于ICU患者时需要注意哪些问题?

非甾体类抗炎药在ICU中使用受限于药物的不良反应,如增加急性肾损伤、胃肠道出血、血小板抑制、急性心肌梗死等风险。环氧化酶(cyclooxygenase, COX)在治疗急性肺损伤中起重要作用,因此,抑制COX的NSAIDs在理论上是加重肺损伤的。但研究认为危重患者使用NSAIDs的风险可能被高估,绝大多数患者在短期服用该类药物时出现的不良反应较轻微,能耐受,而且停药后不良反应即可消失,在严格监测NSAIDs不良反应的情况下,亦可在ICU患者中使用。

69. ICU患者如何合理选择阿片类药物?

阿片类药物是患者首选的强效镇痛药物,包括吗啡、芬太尼、阿芬太尼、瑞芬太尼和舒芬太尼等。吗啡是无肾功能损害患者镇痛治疗的一线药物,能口服的患者可推荐服用吗啡缓释片(美施康定)或羟考酮缓释片(奥施康定);不能口服的患者,尤其是肿瘤痛的患者,除了静脉注射阿片类药物外,外用芬太尼透皮贴以及肛塞奥施康定亦是可以选择的。值得注意的是长期大剂量使用阿片类药物可能导致痛觉过敏和阿片耐受。

70. 在 ICU 最佳的阿片类药物给药方式是什么？

间歇性给予阿片类药物负荷剂量有可能缩短机械通气时间，减少阿片类药物相关的不良反应，如胃肠动力下降、恶心呕吐和阿片类药物耐受。有研究表明间歇输注芬太尼的患者比持续输注芬太尼的患者发生谵妄的风险更低。

71. ICU 患者长期使用阿片类药物会导致阿片成瘾和戒断综合征吗？

为了唤醒 ICU 患者和拔除气管导管，需要停用镇静和镇痛药物。对于未使用过这些药物的患者，持续输注阿片类药物不超过 5 天，通常不会导致阿片成瘾，在停用药物时也不会产生不良反应。但是以往长期服用镇静剂和镇痛剂的患者，或者阿片类药物长期输注后，突然停药可能会导致戒断综合征，表现为高度警觉、心动过速、高血压、呼吸急促、瞳孔扩张、出汗、肠蠕动增加伴痉挛痛和失眠、激动或谵妄等症状，必须缓慢停用阿片类药物。

72. ICU 患者可以使用临床上常用的辅助镇痛药物吗？

一些表现出镇静为主、镇痛为辅的药物，特别是右美托咪定，在 ICU 中作为镇痛辅助药物的应用越来越多。小剂量的氯胺酮和艾司氯胺酮具有良好的镇痛作用，并可提高阿片类药物的镇痛效果，减少其消耗量，降低患者恶心呕吐发生率，还可预防阿片类药物耐受和成瘾，避免痛觉过敏和戒断症状。但是，目前氯胺酮应用于 ICU 患者仅有一些小型研究，证据尚不充分。其他的辅助性镇痛药，如抗惊厥药、抗抑郁药和抗心律失常药则很少用于 ICU 镇痛。

73. α_2 受体激动剂在 ICU 患者急性疼痛治疗中发挥什么作用？

α_2 受体激动剂包括可乐定和右美托咪定，具有镇痛、镇静和抗焦虑作用，两者都可用于缓解戒断症状，促进药物依赖患者成功戒断阿片类药物，并改善阿片耐受患者的阿片类药物的镇痛效果。右美托咪定可以改善心肺手术后患者呼吸机不协调，增强镇痛和镇静的同时不会增加呼吸抑制风险。

74. 区域阻滞可否用于 ICU 患者的急性疼痛治疗？

区域阻滞技术能够为 ICU 患者提供有效的镇痛，对患者的呼吸及循环功能影响较小，且不影响患者的认知功能。应综合考量患者出凝血时间和血小板功能、严重的伴发症状（如难以纠正的低血压、脓毒症）等，选取适合的区域阻滞方式。区域阻滞降低外周血管阻力导致血压显著降低时，可选用血管活性药物维持血压。

75. 连续外周神经阻滞镇痛治疗的感染控制要注意什么？

预防感染的最强推荐是有效的手卫生和使用含乙醇的氯己定溶液进行皮肤准备。参照放置中心静脉导管时采取的完全屏障预防措施（帽子、口罩、无菌手术衣、手套以及大铺巾）。连续外周神经阻滞（continuous peripheral nerve blockade, CPNB）导管局部炎症的风险因素包括 ICU 停留时间、导管使用时间超过 48 小时、未预防性使用抗生素、腋窝或腹股沟位置置管以及频繁换药。脓毒症在 ICU 极为常见，培养阳性的脓毒症患者倾向于拔除阻滞导管，而培养阴性或仅是全身炎症反应综合征（systemic inflammatory response syndrome, SIRS）患者仍可保留阻滞导管。

76. 如何管理 ICU 患者的操作性疼痛？

ICU 常见的致痛性操作包括气管插管、留置血管通路和导管、经气管导管吸痰等，应预先提供充分的局部麻醉和（或）胃肠外麻醉。例如拔管前气管导管内给予 2% 利多卡因 1~2 mL 表麻或静脉推注 2~3 mL；进行有创穿刺前可在穿刺部位皮肤涂抹奥布卡因乳膏或者贴利多卡因贴膏；必要时，在严密的生命体征监护下，静脉推注小剂量的丙泊酚（0.5~1 mg/kg）、瑞芬太尼（0.5~1 μg/kg）、舒芬太尼（0.05~0.1 μg/kg）、艾司氯胺酮（0.05~0.1 mg/kg）和/或静脉泵注右美托咪定（0.01~0.05 μg/kg）等。

77. 肾功能不全患者需要调整镇痛方案吗？

肾功能不全患者需要调整镇痛方案，如何调整在很大程度上取决于肾功能损害的程度，临床决策基于估算的肾小球滤过率（eGFR）变化。对乙酰氨基酚是这一类患者首选的镇痛药物，通常不需要调整剂量，但有学者建议在 eGFR＜10 mL/min 时，将给药间隔从 6 小时延长到 8 小时。由于大多数阿片类药物或其代谢物经肾排泄，通常需要调整剂量，当 10 mL/min＜eGFR＜50 mL/min，减少 25%~50% 的剂量，在 eGFR＜10 mL/min 以及透析患者中，减少 50%~75% 的剂量，应参照药品的说明书，并且每 24~48 小时再次评估。

78. 肝功能不全患者的镇痛治疗方案如何调整？

目前，尚无与肝功能和药物清除能力相关的生物标志物。但是，有一些评估肝功能损害的工具有助于预测药物的调整，例如 Child-Pugh 分级标准和终末期肝病（MELD）系统模型，可将肝功能受损程度分为轻度、中度和重度。轻度肝功能受损患者通常不需要调整镇静和镇痛药物剂量,但是在中度或重度肝功能损害时,很多阿片类药物的清除率降低,如吗啡、羟考酮、曲马多和阿芬太尼,应参照药品说明,使用较低剂量和(或)延长给药间隔,以避免蓄积风险。

79. ICU 里临终关怀患者疼痛管理有哪些问题?

针对临终关怀患者的疼痛管理有不少共识和指南可供参考。但是,ICU 患者的疾病进展通常比临终关怀病房患者快得多。由医生发起多学科讨论、积极的决策和开放的沟通至关重要,与姑息治疗团队的接触也会让患者和家属在心理和精神上受益。如果患者捐赠器官,特别是循环死亡后捐赠(donation after cardiac death,DCD),必须在充分清除镇痛和镇静药物后,才能对脑死亡进行临床判定,这对临终时镇痛和镇静药物的使用提出伦理挑战。

80. ICU 患者的用药品种繁多,会对镇痛治疗产生哪些影响?

重症监护病房的危重患者会接触大量药物,药物—药物相互作用(drug-drug interactions,DDI)以及静脉药物不相容性都可能会影响药物疗效并引发不良反应。抗抑郁药(CYP2D6)、抗真菌和抗菌药物(CYP3A4)、辅助镇痛药物(CYP2D6 和 CYP3A4)等 CYP450 酶诱导剂或抑制剂可能会增加阿片类药物的疗效和毒性,甚至导致危及生命的事件,在使用前必须考虑 DDI。绝大部分医院通过使用计算机化处方管理和临床决策支持系统(CDSS)来避免包括 DDI 在内的各种用药错误预警。

(房丽丽)

第五节 老年患者的急性疼痛治疗

81. 与年轻患者相比,老年患者对疼痛的感知有何不同?

老年患者的伤害感受性 Aδ 和 C 纤维功能降低,中枢敏化延迟,疼痛阈值增加,对低强度的伤害性刺激敏感性下降,对药物的耐受性和需求量均降低,尤其是对中枢性抑制药如全麻药物、镇静催眠药物以及阿片类镇痛药物均很敏感。另一方面,老年患者下行调节系统功能衰退,对疼痛的耐受性下降,对较高强度的伤害性刺激的反应增强。

82. 老年患者的术后疼痛有何特点？

从现有的调查研究来看，老年患者术后疼痛的严重程度略低于年轻患者，但发生术后中重度疼痛的比例仍相当高。老年患者术后疼痛程度和对阿片类药物的需求量存在显著的个体差异，且老年患者可能不愿意主诉疼痛或服用阿片类药物，因此，关注老年患者术后疼痛并给予个体化镇痛治疗极为必要。

83. 术后急性疼痛对老年患者预后有哪些影响？

与年轻患者相比，老年患者一般生理储备能力下降，合并疾病多，术后重度疼痛未得到良好控制的情况下，并发症的发生风险增加，包括肺部并发症、心脑血管事件、术后谵妄、死亡率增加和住院时间延长等。

84. 镇痛治疗对老年患者术后恢复有哪些益处？

由于老年患者对疼痛的耐受性下降，严重的疼痛可能引起过度的应激反应，从而导致重要脏器功能损害，影响术后恢复甚至危及生命。良好的术后镇痛有助于降低老年患者围手术期肺部并发症、心血管事件、谵妄以及术后认知功能障碍等不良事件的发病率，促进患者的康复。

85. 对于老年患者，应如何进行疼痛评估？

老年患者的疼痛评估应从全面细致的病史回顾和体格检查开始，重点关注患者本人主诉的疼痛评分，同时，应关注家庭成员或陪护人员提供的有价值的信息。多种疼痛量化评估的方法均可用于老年患者，面部表情疼痛评分法是其中较好的一种方法。

86. 认知功能受损的患者应如何评估疼痛程度？

轻中度认知功能障碍的患者可使用数字评分法、语言等级评定法及面部表情评分法评估疼痛程度。认知功能严重受损的患者可采用沟通能力受限的老年患者疼痛评估清单（Pain Assessment Checklist for Seniors with Limited Ability to Communicate）、晚期痴呆患者疼痛评估法（Pain Assessment in Advanced Dementia）或 Doloplus-2 疼痛评估量表。认知功能受损程度越重的患者，家属及陪护人员提供的信息就越为重要。严重认知功能损害如精神错乱的患者，可用精神行为评分法评估。

87. 多模式镇痛能否给老年患者带来更多益处？

对于多数的大手术而言，阿片类药物可能仍然是镇痛治疗的首选，同时可辅以非阿片类镇痛药物，发挥其协同镇痛效应，降低阿片类药物用量，减少副作用。近年来，非阿片类药物在术后镇痛中的作用越来越多地得到认可，且老年患者对非阿片类药物的镇痛作用较为敏感，所以老年患者更有可能在多模式镇痛中获益。但是，随着所给药物种类的增加，老年患者发生药物不良反应的风险也相应增加，在多模式镇痛中应保持警惕。

88. 老年患者选择阿片类镇痛药物应注意哪些问题？

老年患者阿片类药物的代谢及药效个体差异较大，需个体化用药。吗啡用于老年患者时，由于其代谢产物具有一定活性，对于肾功能受损的患者可能由于代谢产物的蓄积增加呼吸抑制、谵妄及肌肉阵挛的风险。因此，对于老年患者应尽量选用没有或较少活性代谢产物的阿片类药物，如芬太尼、舒芬太尼等，尤其是存在肾功能障碍或者一般情况较差的患者。

89. 非甾体类抗炎药用于老年患者应注意哪些问题？

非甾体类抗炎药单独使用仅对轻至中度疼痛有效，与小剂量阿片类药物合用，可减少阿片类药物用量及不良反应，并加强镇痛效果。和年轻人相比，老年人服用NSAIDs药物不良反应的发生风险较高，短期使用也可导致心肌缺血、难以控制的高血压、肾功能损害及出血等并发症，因此需权衡治疗作用与不良反应，可酌情减低剂量。

90. 硬膜外阻滞是否适用于老年手术患者术后镇痛？

由于静脉中枢性镇痛药具有不同程度的镇静、嗜睡和呼吸抑制的不良反应，因此，与静脉镇痛相比，硬膜外镇痛优势明显，尤其对于开放的腹部手术、盆腔手术以及胸部手术具有较好的适应证。但硬膜外镇痛需警惕低血压的发生。

91. 阿片类药物能否用于老年患者椎管内镇痛？

椎管内应用阿片类药物在老年患者多模式镇痛中可发挥重要的作用。高龄是发生呼吸抑制的危险因素，但椎管内给予小剂量亲水性阿片药物，如吗啡，仅极少量药物全身吸收，作用于中枢抑制呼吸的药物剂量很低。与静脉使用阿片类药物类似，椎管内应用时剂量可适当减少25%～50%。氢吗啡酮亲水性更强，因此全身吸收影响中枢的风险更低。

92. 老年髋骨折的患者可选择哪些镇痛方法?

髂筋膜间隙阻滞和股神经阻滞是老年髋骨折术后镇痛的成熟方法。在急诊科早期应用可改善患者的舒适度和预后。髋关节囊周围神经群阻滞,作为一种新型的局部镇痛技术,可阻断支配髋关节囊周围感觉的股神经、闭孔神经、副闭孔神经的分支,对运动功能不产生影响,将来可能会更多地用于此类患者的术后镇痛。

93. 老年患者是否更容易发生局麻药毒性反应?

尽管目前常用的局部麻醉药心脏毒性较低,且超声引导技术越来越普及,但局部麻醉药的毒性反应仍时有发生。通过文献回顾发现老年患者由于存在相关的并发症和肌肉量减少,发生局部麻醉药毒性反应的风险明显增加。因此局部麻醉药用于老年患者时,应关注患者是否存在全身疾病或肌肉量减少。麻醉及镇痛实施者应知晓局部麻醉药毒性反应的发生风险,进而提高区域麻醉和多模式镇痛的安全性。

(刘艳红)

第六节 小儿急性疼痛治疗

94. 婴幼儿和儿童能感受到疼痛吗?小儿存在疼痛需要治疗吗?

疼痛是婴幼儿和儿童均具备的一种主观感受和情感体验。孕 25 周,胎儿的疼痛感受器已经发育,新生儿不仅能感受疼痛,且会因为疼痛治疗不充分,带来日后疼痛反应增强。长期以来,由于儿童不能主诉疼痛造成疼痛评估困难,以及部分镇痛药物在小儿使用受到限制或者对药物不良反应的过度担心,导致小儿术后急性疼痛被忽视和处理不当,并可能形成慢性疼痛,由此给外科手术患儿带来痛苦并影响其康复过程。因此小儿存在疼痛时需要及时治疗。

95. 小儿术后急性疼痛一般持续的时间会多久?

虽然急性疼痛和慢性疼痛无法从时间上严格区分,其持续时间反映了潜在疼痛的损伤机制和严重性。一般认为急性疼痛最长持续 7 天,如果急性疼痛治疗不及时通常会延长 7～30 天。

96. 如何科学评估小儿疼痛程度？

常用的疼痛评估方法有：① 自我描述：患儿根据提供的量表自己评估和描述疼痛的程度。要求小儿有一定的认知和语言发展水平，因此适合于 18 个月以上且无先天或生理缺陷的小儿。② 行为学/观察评估：测量疼痛相关的行为学表现或者对由患儿父母或监护人提供的疼痛的叙述进行评估。③ 生理学评估：根据疼痛引起的生理学变化进行评估，是通过测定小儿的生理参数（心率、呼吸频率、血压及其变化）来评估疼痛。

97. 视觉模拟评分法（visual analogue scale，VAS 法）、语言描述评分法（verbal rating scale，VRS 法）和数字评分法（numerical rating scale，NRS 法）分别适用于哪些患儿的疼痛评估？

一般 3 岁以上的孩子就能较好描述疼痛，但对疼痛强度的判断不一定很准确。当患儿有能力自述疼痛程度时，其口头的描述应作为药物治疗的首要参考依据。使用小儿 VAS 法的患儿必须具备一定的抽象思维能力，这就限制了年龄较小儿童的使用，一般适用于学龄期儿童。VRS 需要患儿具有一定的概念化语言理解能力，一般适用于 10 岁以上患儿。NRS 需要患儿具备一定的语言理解能力和抽象数字概念，一般适用于 10 岁以上患儿。

98. 小儿疼痛镇痛药物常用的途径有哪些？

肌内注射本身可引起疼痛，对小儿应避免，可改用喷鼻、皮肤贴剂、肛门塞药或静脉给药，也可以通过硬膜外置管持续给药和骶管途径给药。近年来，采用超声引导下神经阻滞亦是一种非常好的辅助镇痛方法。右美托咪定鼻喷剂、酒石酸布托啡诺鼻喷剂及艾司氯胺酮鼻喷剂等通过鼻腔给药相对于肌肉注射或静脉给药创伤小，患儿接受度高。

99. 小儿急性疼痛常用的药物疗法有哪些？

主要包括：① 对乙酰氨基酚是小儿常用的抗炎镇痛药，不良反应较少，不抑制呼吸，无中枢作用，无成瘾性，主要用于术后轻度疼痛；2 岁以下的小孩，只推荐对乙酰氨基酚。② 阿片类麻醉性镇痛药镇痛作用强，不良反应较多，呼吸抑制的不良反应限制了它在儿科的使用。在使用时要严密观察，且不能合用其他镇静镇痛药。③ 通过硬膜外腔和骶管途径给予局部麻醉药相对安全,但是应用吗啡等阿片类药物仍需要严密观察,及时处理各种并发症。

100. 小儿如何使用泰诺林?

泰诺林安全性高,是儿童退热药物的首选,有一定的镇痛作用。

(1) 小于 3 个月的患儿应遵医嘱用药。

(2) 每次用量是 10～15 mg/kg,单次最大剂量为 1 g,最大剂量是 24 小时 4 g,最短间隔 4 小时可以重复使用,但 24 小时内使用不要超过 5 次。

101. 小儿如何使用布洛芬混悬液?

(1) 小于 6 个月的孩子应遵医嘱用药。

(2) 每次用量是 5～10 mg/kg,在家里使用时,单次最大剂量为 400 mg,24 小时最大量为 1.2 g;住院情况下单次最大剂量为 600 mg;24 小时最大量为 2.4 g。

(3) 最短间隔 6 小时重复使用,24 小时使用不要超过 4 次。

102. 小儿如何使用酮洛酸?

酮咯酸(ketorolac;酮咯酸氨丁三醇):用量为每次 0.5～1 mg/kg,儿童静脉注射一次不要超过 30 mg,一天不要超过 4 次。

(1) 大于 1 个月,小于 2 岁,0.5 mg/kg,6～8 小时/次,不超过 3 天。

(2) 2～16 岁,体重小于 50 kg 的(不要超过成人量):

单次使用:

① 肌内注射:1 mg/kg,最大量 30 mg;② 静脉注射:0.5 mg/kg,最大量 15 mg;③ 口服:1 mg/kg。

多次使用:IM,IV:0.5 mg/kg 每 6 小时可用 1 次,一天不要超过 5 次。

103. 非甾体类抗炎药的禁忌证有哪些?

此类药物均禁用于活动性消化性溃疡、近期胃肠道出血或穿孔、有消化性溃疡或胃肠道出血史者。禁用于疑似或确诊的脑血管出血,有出血倾向、止血不完全和高出血风险的患者。

104. 小儿手术后疼痛治疗,阿片类药物如吗啡可以用吗?

吗啡是使用和研究最广泛的阿片类药物,通过 μ 受体发挥作用。可以采取皮下、口服、硬膜外、鞘内、肌内、静脉内、经直肠等给药方式。正确的用药范围内对所有年龄的儿童均安全有效。

105. 小儿使用吗啡时要注意什么？

儿童的药代动力学与成人相似。但新生儿和 2 岁以内的婴儿，其蛋白结合率和代谢率降低，半衰期延长。吗啡因肝脏和胃肠道的首过代谢效应，口服生物利用度较低。使用阿片类药物的患儿，应定时监测呼吸频率，配备 SpO_2 监护。

106. 小儿术后需要镇痛泵吗？一般患儿怎么使用？

术后镇痛泵可由患儿自己控制和护士或家长控制两种模式。

患者自控镇痛(patient controlled analgesia，PCA)：适合于 5 岁以上的患儿。其镇痛效果优于肌内注射或单纯持续静脉输注，能提供更好的术后镇痛效果，提高患者满意度，降低肺部并发症。但也会导致恶心呕吐、镇静过度、低血氧饱和度、静脉炎等不良反应。

107. 年龄小于 5 岁的患儿如何使用 PCA？

年龄小的患儿使用 PCA 由护士或家长控制镇痛(nurse controlled analgesia，NCA)：对年龄小于 5 岁及不能合作的患儿，可采取护士或家长控制镇痛的方法。此时可能需要设置较高的背景输注剂量[如吗啡 20 μg/(kg·h)]和较长的锁定时间（如 30min）。NCA 时须更严密观察患儿，防止出现过度镇静和呼吸抑制的发生。

108. 患者自控镇痛如何撤镇痛泵？

无论是 PCA 还是 NCA，撤泵的过程应遵循个体化的原则，患儿使用 PCA 的次数已明显减少，疼痛评分低于 3 分时考虑撤泵。撤泵后可以使用非甾体类抗炎药维持镇痛。

109. 小儿行外周神经阻滞效果如何？

现在外周神经阻滞有了超声的辅助，麻醉医师能够在可视的条件下进行，定位精准，减少操作耗时，提高成功率，减少麻醉药物用量，增加麻醉安全性。有利于患者的安全，减少阿片类药物用量，提供更精准的麻醉和镇痛效果。

110. 小儿行硬膜外镇痛可行吗？

可行。可通过经骶裂孔或棘间留置的硬膜外腔导管持续给药，适用于胸、腹部及下肢手术后镇痛的控制。不影响神志和病情观察，镇痛完善，也不影响运动和其他感觉功能。局部麻醉药联合阿片类药物协同镇痛作用，还可降低这两类药物的不良反应。

111. 小儿术后采用疼痛治疗有哪些事项需要特别注意？

术前沟通告知家长在手术结束后患儿需要进一步的镇痛治疗。术后镇痛应该在麻醉复苏室（postanesthesia care unit，PACU）开始，证实镇痛方案安全有效后才能让患儿离开PACU。在术后早期可按时间规律给药，而在后期可以根据疼痛评估结果按需给药。给药应尽可能联合给药，同时注意个体化原则，必须通过疼痛评估观察药物治疗的效果。

112. 在临床医疗实践中，小儿如何使用吗啡？

吗啡不仅是镇痛药，还是镇静催眠药、止泻药、中枢性镇咳药。和曲马多一样，口服、肌注、静脉、皮下都有效果。吗啡多用于治疗重度疼痛。

用量如下：

（1）新生儿，静脉注射或肌肉注射，一次 0.05～0.1 mg/kg，每 4～6 小时 1 次，没最大量；持续泵入剂量为每分钟 0.1～0.5 μg/kg。

（2）婴儿和儿童，静脉注射，肌肉注射，一次 0.05～0.2 mg/kg（一般选择 0.1 mg/mg），最大单次剂量为 10 mg，2～4 小时可再次使用。持续泵入时，剂量为每分钟 0.1～0.6 μg/kg。

（3）小于 3 个月的孩子使用该药物时，用量更小，静脉注射量为 0.025～0.03 mg/kg，2～4 小时可再次使用。

113. 小儿的非药物镇痛疗法有哪些？

小儿术后镇痛除了前述药物治疗外，还可以采用情感支持、精神抚慰、心理干预等方法，这些方法通过调节思想、行为和感受来达到减轻疼痛和疼痛相关应激的目的。治疗儿童疼痛的心理手段主要有：① 行为干预；② 认知干预，用积极的态度替换焦虑等与疼痛相关的思考模式；③ 分散注意力，如数数、听音乐、玩游戏、讨论与疼痛或医疗操作无关的话题等；④ 催眠；⑤ 心理准备和心理适应。

114. 多模式镇痛是否适合小儿镇痛？

多模式镇痛是将作用于疼痛传导通路不同部位的药物或方法联合应用，多途径镇痛，达到最佳疼痛治疗效果，并能显著降低相关不良反应，同样非常适合小儿镇痛。

（1）不同作用机制的药物合用：如 NSAIDs 和其他药物如阿片类药物联用；外周与中枢联合用药。

（2）不同作用途径合用：局部麻醉药神经阻滞、区域阻滞、切口注射复合阿片类药物或其他类镇痛药。

（3）不同镇痛方式的联合应用：如口服药物联合硬膜外镇痛。

（张艳兵）

第七节　阿片类药物依赖患者的急性疼痛治疗

115. 阿片类药物依赖的定义是什么？

指长期和反复滥用阿片类药物后，机体对药物产生的适应现象。当体内有该药物存在的情况下，可保持正常生理和心理功能平衡，中断或骤减用药后，机体出现戒断症状。药物依赖包括生理依赖（躯体依赖）和心理依赖（精神依赖）两部分。生理依赖是由反复用药造成的一种生理适应状态，主要表现为耐受性和戒断症状。心理依赖是吸毒人员对药品产生的强烈渴求感，需不断滥用来重复体验心理快感，是导致复吸的重要原因。

116. 如何诊断阿片类药物依赖？

ICD-10 阿片类药物依赖诊断标准：

（1）对阿片类药物有强烈的渴求及强迫性觅药行为。

（2）对阿片类药物滥用行为的开始、结束及剂量难以控制。

（3）减少或停止滥用阿片类药物时出现生理戒断症状。

（4）耐受性增加，必须使用较高剂量药物才能获得原来较低剂量的感受。

（5）因滥用阿片类药物而逐渐丧失原有的兴趣爱好，并影响到家庭和社会关系。

（6）不顾身体损害及社会危害，固执地滥用阿片类药物。

以往 12 个月内发生或存在 3 项以上即可诊断为阿片类药物依赖。

117. 阿片类药物依赖的特征是什么？

阿片类药物的依赖性具有耐受性、精神依赖性和生理依赖性三方面的明显特征。其戒断后的痛苦体验是一种负性强化作用，是产生强迫用药行为的内在驱动力。产生依赖性后，一旦中断用药会出现严重的戒断症状。戒断症状一般在最后一次服药后几小时内（约 6 小时）出现。

118. 阿片类药物耐受是指什么？

阿片类药物"耐受"是阿片类药物的药理学特性，指在恒量给药时药物效能减低，镇痛药作用时间缩短，为维持一定镇痛水平所需的药物剂量不断增加。

119. 阿片类药物成瘾是指什么？

阿片类药物的耐受和生理依赖是阿片类药物的药理学特性，而阿片类药物成瘾是"心理依赖"，存在异常心理状态和行为。其特点是强迫性使用而导致使用者出现慢性功能紊乱，产生生理、心理或社会性危害，并且尽管存在这种危害却仍继续使用。

120. 术前如何评估和鉴别阿片类药物依赖患者？

应对高危人群进行全面的术前评估，包括病史、体格检查、并发症（包括心血管疾病、胃肠道疾病、传染病等），其他滥用药物（如抗焦虑药、安定类药物、乙醇等），以及可能同时存在的精神障碍（抑郁、焦虑、精神病和人格障碍等）。尽可能获得阿片类依赖患者使用药物的种类、剂量和给药途径，鉴别阿片滥用和阿片戒断的症状和体征。

121. 阿片类药物依赖患者急性疼痛的治疗原则是什么？

阿片类药物依赖患者急性疼痛的治疗目标是在提供足够镇痛的同时，避免戒断或成瘾症状的复发和恶化。其治疗原则包括：

（1）术前对患者进行详细的评估。

（2）避免偏见，建立良好的医患关系，减轻患者压力。

（3）多学科联合协作，制订详细的围术期镇痛计划。

（4）合理使用阿片类药物和非阿片类药物，密切监测不良反应，术后尽早改为口服药物。

（5）制定戒断方案，术后继续使用阿片类药物替代疗法或用适当的药物替代。

122. 阿片类药物依赖患者急性疼痛的治疗策略是什么？

阿片类药物依赖患者急性疼痛治疗较困难，需处理好阿片类药物引起痛觉过敏导致的疼痛敏感性增加、阿片类药物耐受导致的药物有效性降低和阿片类药物戒断导致的交感神经兴奋。可使用适当的区域麻醉技术，复合使用非阿片类药物，如对乙酰氨基酚和NSAIDs进行多模式镇痛。此外，氯胺酮、加巴喷丁、普瑞巴林、可乐定和右美托咪定用于阿片药物依赖患者可改善术后疼痛。

123. 不同阿片类药物或同一阿片类药物不同给药途径如何转换为等效镇痛剂量？

表1为阿片类药物等效镇痛剂量的换算表。因为患者对阿片类药物的反应存在个体差异，等效镇痛剂量为大致剂量，实际应用时应从小剂量开始逐渐增加。

表1　阿片类药物等效镇痛剂量换算表

药　物	等效镇痛剂量(mg)	
	口服	胃肠外
吗啡	30	10
丁丙诺菲	N/A	0.4
布托啡诺	N/A	2
可待因	200	125
芬太尼	—	0.1
氢可酮	30	N/A
氢吗啡酮	7.5	1.5
左菲诺	4	N/A
美沙酮	10	5

续 表

药　物	等效镇痛剂量（mg）	
	口　服	胃肠外
纳布啡	N/A	10
羟考酮	20	5～7.5
羟吗啡酮	10	1
喷他佐辛	150	60
他喷他多	100	N/A
曲马多	300	N/A

N/A：尚无相关数据。

124. 对阿片依赖应用美沙酮维持治疗患者急性疼痛管理的原则是什么？

对于服用美沙酮进行维持治疗的患者，急性疼痛的一般治疗原则是继续美沙酮维持剂量，通过给予额外的快速起效阿片类药物来控制。美沙酮的使用频率可以继续采用每日 1 次，或将等效剂量分 2～3 次给予。治疗过程中需警惕美沙酮引起的电解质异常、肝功能受损、QT 间期延长等不良反应。

125. 对阿片依赖应用丁丙诺啡维持治疗患者急性疼痛治疗期间是否应该停药？

丁丙诺啡是 μ 阿片受体的部分激动剂，临床上通过 16～32 mg 的高剂量竞争性结合 μ 阿片受体来阻断其他纯阿片受体激动剂的作用。因此，传统观点认为丁丙诺啡在急性疼痛治疗期间应停药。但是，目前的研究表明，住院期间将丁丙诺啡总剂量分成 2～3 次给药，然后出院时转换回每日剂量，可能使患者获益更多。

126. 患者自控镇痛用于阿片类药物依赖患者应注意什么？

阿片类药物依赖患者急性疼痛治疗的给药途径通常要求简便迅速。患者自控镇痛虽然有争议，但在阿片类药物依赖患者疼痛治疗中使用有效。对个体而言药物的需求量具有高度可变性，可能需要重复的滴定和调整，为确保充分镇痛可将患者阿片类药物基础需求量的 50%～100% 作为背景输注量持续给予，急性疼痛通过按压剂量来控制。

127. 阿片类药物依赖患者出院前应如何调整镇痛用药方案？

阿片类药物依赖患者术后开始口服用药后，应将静脉阿片类药物转换为更适合患者出院回家后使用的口服剂型。对疼痛控制效果较好的患者，可将阿片类药物等效剂量的50%～75%转换为阿片类药物缓释剂或芬太尼透皮贴，剩余剂量转换为按需使用的短效阿片类药物，然后根据个体差异进行调整。

（张咸伟　郑华）

第八节　伴有认知障碍患者的急性疼痛治疗

128. 认知障碍患者疼痛治疗的必要性如何？

术后急性疼痛是临床上常见的一种病理性疼痛，引发或者加重精神紊乱和认知障碍。手术应激创伤激活下丘脑-垂体-肾上腺皮质轴功能，引起循环中糖皮质激素浓度增高以及神经系统中炎性细胞因子（如 L-1、IL-2、IL-6 和 TNF）的释放，造成中枢 5-HT、ACH 和 NE 等递质系统的紊乱从而导致术后精神紊乱和认知功能障碍。因此积极控制围术期疼痛是防治认知障碍的重要环节。

129. 什么是围术期认知障碍？

围术期认知障碍（perioperative neurocognitive disorders，PND）指住院期间患者发生学习记忆以及思维判断的异常，从而引起严重学习、记忆障碍，同时伴有失语、失用、失认或失行等改变的病理过程。围术期认知障碍由多学科专家组对麻醉和手术相关的认知功能改变进行的规范命名，由原本的术后认知功能障碍（postoperative cognitive dysfunction，POCD）更名而来。

130. 围术期认知障碍可分为哪几类？

根据发病时间，围术期认知障碍可分为5个亚类：
(1) 术前已经存在的认知功能改变。
(2) 术后谵妄（postoperative delirium，POD），多指术后7天内患者出现的谵妄状态。

(3) 神经认知恢复延迟(delayed neurocognitive recovery, DNR),指的是患者在术后 0~30 天内排除 POD 的情况下出现的认知障碍。

(4) 术后 30 天到 12 个月患者出现的轻度和重度神经认知障碍,也即我们之前认为的术后认知功能障碍(postoperative cognitive dysfunction, POCD)。

(5) 术后 12 个月以后出现的认知障碍。

131. 术后谵妄有哪些临床表现?

(1) 意识水平变化:可表现为淡漠、嗜睡及浅昏迷等意识状态降低,亦可表现为警醒、易激惹、烦躁有攻击性等意识状态过度增强。

(2) 新出现的注意力障碍,记忆力下降,定向力障碍。

(3) 思维紊乱,语速过慢或过快。

(4) 情绪变化快。

(5) 新出现的偏执想法或妄想。

(6) 新出现的感知功能异常(如错觉、幻觉)。

(7) 动作变慢,烦躁或坐立不安。

(8) 睡眠周期紊乱,表现为睡眠倒错。

(9) 食欲下降,新出现的尿失禁或大便失禁。

132. 认知功能评估包括哪些内容?

通常包括认知功能(cognition)、社会及日常生活能力(daily activity)、精神行为症状(behavior)等。

(1) 认知功能评估。

(2) 记忆力评估。

(3) 语言功能评估。

(4) 神经心理量表。

133. 如何用蒙特利尔表对手术后患者进行认知评估?

手术后患者发生认知功能障碍的比例较高,最常用的评估方法是采用蒙特利尔认知评估北京版进行评估,该量表包括了注意与集中、执行功能、记忆、语言、视结构技能、抽象思维、计算和定向力等 8 个认知领域的 11 个检查项目。总分 30 分,≥26 分正常,其敏感性高,覆盖重要的认知领域,测试时间短,适合临床运用。但其也受教育程度、检查者的技巧和经验、检查环境及被试者情绪及精神状态等的影响,对于轻度认知功能障碍的筛查更具敏感性。

134. 什么是智能精神状态检查量表(Mini-mental State Examination,MMSE)?

考察患者定向力、记忆力、注意力和计算力等的一系列检查表,以评估患者智能精神状态。总分为 30 分,分数在 27~30 分为正常,分数<27 为认知功能障碍。分值与受教育程度有关。① 痴呆划分标准:文盲≤17 分,小学程度≤20 分,中学程度(包括中专)≤22 分,大学程度(包括大专)≤23 分;② 痴呆严重程度分级:轻度 MMSE≥21 分;中度,MMSE 10~20 分;重度,MMSE≤9 分。

135. 如何评估意识障碍患者的疼痛情况?

由于意识障碍患者无法提供主观症状和主诉,难以建立语言和行为的沟通,疼痛评估往往受限。对所有这类患者进行疼痛治疗时,应使用标准化程序(即行为量表)进行疼痛管理。目前主要通过中文版严重痴呆患者疼痛评估表(Chinese pain assessment in advanced dementia,C-PAINAD)来判定,重症患者采用重症患者疼痛观察工具(critical pain observation tool,CPOT)量表来评判。目前有研究借助功能性磁共振成像(fMRI)等观察伤害性刺激作用于人体皮肤时大脑相应区域神经元的反应来评估疼痛的程度。

136. 术后认知障碍患者出现疼痛时,需要继续服用术前常规服用的药物吗?

(1) 恢复和维持使用神经递质类药物如左旋多巴,促进多巴胺合成的酶基因,以促进纹状体内多巴胺的生成等。

(2) 优化疼痛管理,选用非阿片类镇痛药物控制疼痛以预防术后谵妄。

(3) 高血压、糖尿病、卒中等是轻度认知障碍的危险因素,控制这些血管危险因素的药物应该使用。

(4) 对预防患者卒中的他汀类药物、抗血小板类药物、针对房颤的抗凝药物或者抗血栓药物不能停用。

(5) 抗胆碱能药物可引起认知损伤风险,建议停用。

137. 认知功能障碍患者常用的镇痛药物有哪些选择?

除了传统的阿片类药物,联用非甾体类抗炎药塞来昔布能更好地抑制急性术后疼痛和术后系统性炎症,降低 PND 的发生率。加巴喷丁在痛觉相关的情感方面发挥作用,复合阿片类药物能够明显减少术后阿片类药物的使用。氯胺酮在减轻术后抑郁和痛觉情绪反应的同时也能减轻术后急性疼痛。右美托咪定也具有降低 PND 发生和减少疼痛的作用。

138. 认知功能障碍患者如何合理使用阿片类镇痛药物？

充分的术后镇痛与谵妄发生率的降低密切相关。术前存在谵妄高风险患者，术后疼痛严重的患者在接受大剂量阿片类药物后，谵妄发生率高达 72%，同时应该避免使用哌替啶镇痛。阿片类药物应滴定至最低有效剂量以尽量减少副作用。吗啡、芬太尼和羟考酮的使用与谵妄无特异相关性。

139. 认知功能障碍患者可采用的镇痛技术有哪些？

临床常用的镇痛技术包括神经阻滞、硬膜外自控镇痛、静脉自控镇痛等。超声引导下外周神经阻滞技术也可用于术后镇痛。采用连续股神经阻滞预防镇痛，可以减轻老年股骨颈骨折患者的围术期疼痛，降低 PND 的发生率。硬膜外自控镇痛能更好地减轻老年患者股骨骨折内固定术后的全身系统性炎症、降低 PND 的发生率。因此，在保证患者围术期安全的前提下，根据不同的手术方式搭配合适的镇痛技术可以提供更稳定、有效的镇痛。

140. 认知功能障碍患者是否适合多模式镇痛？

术后急性疼痛可诱发 PND，多模式镇痛是指联合使用作用机制不同的镇痛药物或镇痛方法，由于每种药物的剂量减小，不良反应相应降低，镇痛作用相加或协同，从而达到最大的效应/不良反应比值。因此，认知功能障碍患者更需要合理有效地复合使用镇痛药物，根据不同手术方式搭配合适的镇痛技术。

(张艳兵)

第九节 慢性创伤性关节病

141. 什么是慢性创伤性关节病？

慢性创伤性关节病是一种由创伤性关节炎、关节不稳定等引起关节疼痛的慢性疾病，以关节疼痛、肿胀及运动功能障碍为主要临床表现。

142. 引起创伤性关节病疼痛的常见机制包括哪些?

创伤性关节中存在大量的炎性细胞浸润,滑膜组织的更新伴随神经末梢的生长,均增加了疼痛的敏感性;关节韧带损伤导致关节稳定性差,关节活动受限并伴有疼痛;关节滑膜炎导致关节疼痛、肿胀等。

143. 慢性创伤性关节病发生了哪些病理改变?

无菌性炎症反应、滑膜、骨赘、关节软骨的血管形成等都是慢性创伤性关节病的病理特点。

144. 慢性创伤性关节病有哪些临床表现?

关节疼痛,尤其是在寒冷或潮湿的环境中疼痛感更为严重;关节僵硬,稍微活动后症状可以得到缓解;晚期临床表现为关节反复肿胀,疼痛持续并逐渐加重,可出现活动受限,关节积液、畸形和关节内游离体,关节活动时出现粗糙摩擦音。

145. 哪些检查可用于辅助诊断慢性创伤性关节病?

首选 X 线检查,必要时可行 CT、MRI 及超声等检查进一步明确诊断及鉴别诊断。X 线检查可见关节骨质增生、破坏及关节间隙的改变;MRI 可以观察到软骨厚度变薄、缺损、关节积液等。

146. 慢性创伤性关节病的诊断标准?

患者既往有关节外伤史,未经规范治疗;关节活动受限伴疼痛,活动时有摩擦音,局部压痛;查体可见受累关节活动受限、畸形。血沉正常,类风湿因子阴性;X 线检查提示关节骨质增生、破坏及关节间隙的改变。CT 等检查是否有补充表现。

147. 慢性创伤性关节病需要与哪些疾病相鉴别?

应与其他能引起关节疼痛和功能障碍的疾病相鉴别,包括自身免疫性疾病关节炎、感染性关节炎、痛风、假性痛风、肿瘤等。

148. 慢性创伤性关节病的药物治疗有哪些?

应遵循阶梯化与个体化原则,对于轻中度患者,治疗首选外用 NSAIDs 类药物,必要时使用口服 NSAIDs 类药物;同时可选用透明质酸钠关节腔内注射;疗效不佳者,谨慎给予口服曲马多、关节腔内注射激素等治疗方案。

149. 慢性创伤性关节病的外科手术治疗有哪些？

根据患者病变的严重程度、年龄、职业以及对生活质量的要求，结合全身情况来确定手术方法，包括关节镜、闭孔神经切除术、关节融合术、人工关节置换术等。

150. 慢性创伤性关节病的物理治疗有哪些？

物理治疗主要包括物理因子治疗、运动治疗与辅具的应用。物理因子治疗包括水疗、超短波、脉冲电磁场、低强度脉冲超声、经皮神经电刺激、低能量激光等；运动治疗包括周围肌肉力量训练、核心稳定性训练、手法治疗等。

151. 康复训练对慢性创伤性关节病有意义吗？

康复训练对关节的功能恢复至关重要。慢性创伤性关节病常累及全身负重力强、活动范围大的关节，故量化、标准化、系统化的康复训练可以缓解关节腔内的粘连，促进患者关节功能的快速恢复。

152. 慢性创伤性关节病应该接受心理治疗吗？

长期的慢性疼痛会使患者产生心理焦虑、怀疑、压抑、对抗等心理，心理治疗可以帮助慢性创伤性关节病患者得到家人更多的关心和帮助，心理状态好转可以缓解患者的疼痛，同时也有利于患者更好的配合医生的治疗。

（高秀梅　刘欢）

第十节　慢性术后疼痛

153. 慢性术后疼痛的定义是什么？

世界卫生组织国际疾病分类 ICD-11（the International Classification of Diseases, ICD）中首次将慢性术后疼痛（chronic postsurgical pain, CPSP）纳入。在 ICD-11 的定义中，CPSP 是指在组织损伤后发生或加剧的疼痛，并且在愈合后持续存在至少 3 个月。疼痛必须是位于手术区域，或相应神经的投射支配区，或者是位于受到创伤的深部躯体组织和内脏组织所对应或牵涉到的相应皮区。在所有 CPSP 病例中，均应排除引起疼痛的其他原因，例如，之前存在的疼痛疾病、感染或恶性肿瘤等。

154. 根据 ICD-11 分类,慢性术后疼痛包括哪些?

世界卫生组织国际疾病分类 ICD-11 有关慢性术后疼痛的亚级诊断包括截肢后慢性疼痛、脊柱手术后慢性疼痛、开胸手术后慢性疼痛、乳房手术后慢性疼痛、疝切开修补术后慢性疼痛、子宫切除术后慢性疼痛、关节成形术后慢性疼痛。

155. 慢性术后疼痛发生率较高的手术有哪些?神经病理性疼痛所占的比例是多少?

慢性术后疼痛发生率较高的手术主要有:① 截肢术:发生率 30%～85%,神经病理性疼痛(neuropathic pain,NPP)占 80%;② 腰椎手术:发生率 10%～40%,约 50%的疼痛具有 NPP 性质;③ 开胸手术:发生率 5%～65%,NPP 占 45%;④ 乳房手术:发生率 11%～57%,NPP 占 65%;⑤ 腹股沟疝切开修补术:发生率 5%～63%,NPP 占 80%;⑥ 子宫切除术:发生率 5%～32%,NPP 占 5%～50%;⑦ 髋关节成形术:发生率 27%,NPP 占 1%～2%;⑧ 膝关节成形术:发生率 13%～44%,NPP 占 6%;⑨ 剖宫产:发生率 6%～55%,NPP 占 50%。

156. 慢性术后疼痛的危险因素有哪些?

(1) 术前因素:① 术前慢性疼痛;② 心理因素(抑郁、焦虑等);③ 年龄和性别;④ 术前疼痛遗传易感性。

(2) 术中因素:① 手术种类和部位;② 外科手术操作;③ 大范围使用电刀;④ 手术时间长;⑤ 切口感染;⑤ 神经损伤或卡压。

(3) 术后因素:① 术后疼痛程度与持续时间;② 术后接受兼有神经毒性的化疗;③ 手术区域内放疗;④ 手术部位慢性炎症粘连、瘢痕与神经瘤。

157. 慢性术后疼痛的诊断要点有哪些?

诊断慢性术后疼痛需具备以下 5 个要点:

(1) 手术创伤后出现。

(2) 持续至少 3 个月及以上。

(3) 是术后急性疼痛的延续,或一段时间后出现。

(4) 位于但不限于手术区和(或)手术区受累神经的支配区。

(5) 除外其他病因:如慢性感染、恶性肿瘤复发等。神经电生理检查能够早期和较为准确地判断神经损伤的部位、程度以及对预后的预测;红外热成像检查有助于评估疼痛病情和治疗效果。

158. 如何预防慢性术后疼痛？

慢性术后疼痛的预防策略：
（1）改进手术技术，减少术中神经等组织损伤。
（2）优化急性疼痛的管理，术后急性疼痛的多模式治疗，降低急性疼痛的强度。
（3）减少不必要的手术或采用微创手术。
（4）对于易感人群积极处理其高危因素如心理干预等。

159. 如何治疗慢性术后疼痛？

慢性术后疼痛的治疗方法包括：① 药物治疗：包括非甾体类抗炎药、中枢性镇痛药、抗惊厥药、抗抑郁药等；② 物理治疗、康复治疗等；③ 神经调控：包括神经阻滞、神经射频、脊髓电刺激疗法和鞘内镇痛疗法等；④ 其他疼痛微创治疗：针刀疗法、三氧疗法、硬膜外腔镜等；⑤ 其他：如中医药治疗、心理治疗、多学科联合治疗。

160. 开颅手术后慢性头痛的定义是什么？其临床表现有哪些？

开颅手术后 7 天内开始出现的头痛，且手术区域疼痛最为剧烈，如不及时给予干预，疼痛持续时间超过 3 个月，即为开颅手术后慢性头痛。

临床表现：开颅手术后慢性头痛常位于手术同侧，切口区域最常见，但也有少数患者疼痛部位与切口位置不符。一般为中、重度疼痛，常表现出紧张性头痛的特点，往往与术前头痛性质不同。

161. 颈椎手术后慢性疼痛的病理机制及临床表现有哪些？

颈椎术后疼痛的病理机制包括：① 软组织损害：手术切开剥离软组织，可造成软组织炎症；② 骨关节损害：损伤关节突关节、椎间盘上下终板；③ 神经损害：手术损伤颈神经根以及脊神经后支；④ 其他：感染、内固定移位等。

临床表现：颈项部疼痛、头晕，可伴有上肢的疼痛、麻木、发凉等；伴有脊髓受压者可有步态不稳、下肢腱反射亢进的症状和体征；伴有神经根损伤者可有上肢疼痛、麻木，严重者可有上肢无力、感觉减退等表现。

162. 什么是开胸手术后慢性疼痛？

开胸手术后慢性疼痛：也叫慢性开胸术后疼痛综合征，是指在切开胸壁的手术后沿开胸切口复发或持续存在的慢性疼痛。疼痛位于胸壁，通常与手术区域和瘢痕密切相关。一般会因运动而加重，常具有神经病理性疼痛的性质。肋间神经损伤是重要的致病因素之一。

163. 开胸手术后慢性疼痛的诊断标准是什么？

（1）开胸手术（包括腔镜手术）史。

（2）手术后持续疼痛未缓解长达3个月以上，围绕切口周围或切口相对应肋间神经支配区域疼痛。

（3）伴或不伴感觉障碍。

（4）X线、CT、MRI、骨扫描等检查除外其他器质性病变。

164. 开胸手术后慢性疼痛需要与哪些疾病作鉴别？

鉴别诊断包括：

（1）带状疱疹后神经痛：急性疱疹病史，疼痛区域沿肋间神经走行，皮肤有不同程度改变（色素沉着、脱色等）。

（2）肋骨骨折或胸椎压缩骨折：有外力或受伤史，影像学明确新发骨折，并与疼痛病程相符。

（3）恶性肿瘤的胸椎、肋骨、胸膜转移：新发与疼痛分布相符的肿瘤转移证据。

（4）胸椎间盘突出症：与病程相符的胸椎间盘突出影像学证据。

（5）焦虑抑郁症的躯体痛性表现：多无触诱发痛，焦虑抑郁评分高。

165. 开胸手术后慢性疼痛的预防策略有哪些？

（1）识别可纠正的临床危险因素是最实用的预防方法，包括减少外科手术创伤、身心健康状态干预调整以及手术区域和其他区域的术前疼痛的早期干预。

（2）采用多模式镇痛实施有效的术后急性疼痛管理。

（3）尽早的神经调控和介入技术在预防急性疼痛慢性化和慢性疼痛治疗方面也显示了一些前景。

（4）未来的研究应集中在微创手术和加速康复方案对开胸手术后慢性疼痛发展的影响上。

166. 开胸手术后慢性疼痛的治疗策略有哪些？

（1）药物治疗：为基本治疗方法，常用药物包括对乙酰氨基酚、非甾体类抗炎药、曲马多、阿片类镇痛药（芬太尼、吗啡、羟考酮等），伴有神经病理性疼痛首选抗惊厥药和抗抑郁药，睡眠障碍伴有焦虑抑郁患者，可以短时间服用抗焦虑、抗抑郁药物。

（2）外周神经阻滞：包括椎旁神经阻滞、肋间神经阻滞或胸脊神经根阻滞等。

（3）神经射频或神经调控治疗：如神经阻滞后复发可行脉冲射频或脊髓电刺激治疗等。

167. 什么是乳房手术后慢性疼痛？

乳房手术后慢性疼痛发生在乳房手术后，常被称为乳房切除术后疼痛综合征，是指发生在乳房手术后出现的手术侧前胸、腋窝和（或）上臂的慢性疼痛。引起这种疼痛的乳房手术包括乳房切除术、乳房肿瘤切除术和乳房重建术，以及整形手术（如隆胸或乳房缩小手术）等。

168. 乳腺癌术后慢性疼痛的病因有哪些？

（1）神经病理性：幻乳痛、神经瘤形成、局部外周神经损伤（胸内外侧神经、肋间神经、肋间臂神经、胸长神经、臂丛）、放化疗引起的外周神经病。

（2）骨骼肌肉性：肩袖功能紊乱、粘连性肩关节囊炎、肌筋膜疼痛综合征、芳香化酶抑制剂相关的关节痛。

（3）其他：腋窝网络综合征、淋巴水肿。术前焦虑抑郁状态。术前合并疼痛等。

169. 乳房手术后慢性疼痛需要与哪些疾病作鉴别？

（1）乳腺炎症/感染：血常规、局部影像学有助于鉴别。

（2）乳腺癌复发：在局部可触及肿块，或通过影像学检查发现异常。

（3）乳腺癌骨转移：可引起上臂疼痛，影像学可明确诊断。

（4）肩关节疾病：疼痛性质和范围有别于本病。

（5）颈椎疾病（如椎间盘突出症）：根据病史和颈椎 CT 或 MRI 不难鉴别。

170. 乳房手术后慢性疼痛的治疗原则是什么？

充分评估后尽早综合治疗：

（1）药物治疗：该疼痛具有神经病理性疼痛特征，可选择钙通道调节剂、三环类抗抑郁药、5-羟色胺、去甲肾上腺素再摄取抑制药等作为一线用药；非甾体抗炎药、阿片类镇痛药也可作为联合用药。

（2）神经阻滞或射频治疗。

（3）外科手术：若在横断神经的末端发生了痛性神经瘤，则可先行局部麻醉药诊断性阻滞，有效则切除该神经瘤。

（4）心理专科干预。

（5）肌筋膜触发点治疗。

（6）中医治疗。

171. 疝切开修补术后慢性疼痛的病因及临床表现？

（1）神经病理性疼痛：牵拉、切割或卡压等原因导致腹股沟区神经损伤，症状包括触诱发痛、痛觉超敏、感觉异常等。

（2）非神经病理性疼痛：包括瘢痕组织增生性疼痛、补片引起的疼痛等，表现为腹股沟区的持续钝痛。

（3）躯体性疼痛：补片锚定太深或太靠近耻骨结节所致的耻骨炎，表现为耻骨结节处的持续性疼痛。

（4）内脏性疼痛：可能由于疝复发时疝囊内容物包含肠子、补片粘连、精索及尿道周围结构的损伤等。

172. 疝切开修补术后慢性疼痛需与哪些疾病鉴别？

需要与下列疾病进行鉴别：

（1）疝复发。

（2）精索静脉曲张。

（3）前列腺炎。

（4）盆腔炎。

（5）复杂区域疼痛综合征。

173. 什么是子宫切除术后慢性疼痛？

子宫切除术后慢性疼痛是指通过开腹、腹腔镜或阴式入路手术切除子宫和附件后发生的慢性疼痛。疼痛通常是盆腔内脏痛，也可能具有神经病理性疼痛的特征，亦可能位于下腹壁和股骨部位的腹部瘢痕区域。

174. 子宫切除术后慢性疼痛的危险因素有哪些？

危险因素包括术前即有盆腔疼痛、伴发其他部位疼痛、术后急性疼痛控制不佳、手术操作的影响（手术的类型和手术损伤的程度：开腹子宫切除 25%～26%、经阴道子宫切除 12%～18%、腹腔镜子宫切除 20%～31%）、心理因素（如焦虑、抑郁）等。

175. 什么是腰椎术后疼痛综合征？

背部手术失败综合征目前国内统称为腰椎术后疼痛综合征，泛指在行椎板切除术或腰椎间盘摘除等手术后，患者仍有腰部、臀部或下肢的顽固性疼痛或其他不适症状，或症状消失一段时间后复发。

176. 腰椎术后疼痛综合征的病因有哪些？

腰椎手术后疼痛综合征的常见病因有：
(1) 腰椎间盘手术切除后再次突出。
(2) 腰椎间盘术后椎管狭窄。
(3) 椎管内硬膜外瘢痕形成。
(4) 术中定位不准确。
(5) 术中硬脊膜、神经根的损伤。

177. 如何诊断腰椎术后疼痛综合征？

诊断标准：
(1) 腰背部疼痛，常伴有单侧或双侧下肢放射痛以及肌肉萎缩或皮肤麻木感。
(2) 脊柱手术史。
(3) 查体发现相应棘突、椎旁或腰骶部等处压痛明显伴单侧或双侧下肢肌力、感觉及反射方面的异常，直腿抬高试验可呈阳性。
(4) 由于手术后解剖变异导致影像学诊断困难，可有椎间隙狭窄、椎管狭窄、硬膜囊受压等阳性发现。
(5) 排除结核、肿瘤等其他因素造成的腰腿疼痛。

178. 腰椎术后疼痛综合征的治疗方法有哪些？

腰椎手术后疼痛综合征的治疗方法包括：
(1) 药物治疗：可选择非甾体抗炎药、肌肉松弛剂等。

(2) 神经阻滞治疗：如脊神经后支阻滞等。

(3) 其他非手术治疗：针灸、按摩、牵引、银质针治疗、中药内服外敷等。

(4) 再次手术治疗：包括再次减压、器械融合、解除粘连或全椎间盘置换术等。

(5) 脊髓电刺激和经皮神经电刺激治疗或者鞘内泵。

179. 膝关节置换术后慢性疼痛综合征的病因有哪些？

膝关节置换术后慢性疼痛综合征的病因可分为关节外及关节内因素：关节外因素主要分为心理因素、神经源性病变、周围软组织炎症、复杂性区域疼痛综合征、血管源性及假体周围骨折等；关节内因素主要为感染及假体植入相关因素。

180. 膝关节置换术后慢性疼痛综合征如何诊断？

诊断标准：

(1) 膝关节置换术后出现的疼痛。

(2) 疼痛持续 3 个月以上。

(3) 排除其他因素引起的疼痛(如感染、恶性肿瘤、术前的慢性疼痛等)。

181. 膝关节置换术后慢性疼痛综合征应与哪些疾病进行鉴别诊断？

鉴别诊断：

(1) 感染通过血沉、C 反应蛋白、细菌学检查、超声及放射性核素检查(ECT)检查鉴别。

(2) 假体相关因素引起的疼痛　关节置换后出现生物力学结构改变、假体松动以及周围微骨折等。通过 CT、X 线及膝关节功能检查等鉴别。

(3) 关节外因素引起的疼痛　椎管狭窄、神经根病变、同侧髋关节病变引起的牵涉痛、软组织炎症。通过针对性的体检及辅助检查进行鉴别。

182. 全膝关节置换术后慢性疼痛综合征的治疗原则？

治疗原则包括：

(1) 对因治疗：针对关节内、关节外病因针对性治疗。

(2) 消除或缓解疼痛症状：可采用药物、物理治疗等减轻疼痛症状，在治疗中需特别关注神经病理性疼痛治疗。

(3) 结合受累区域行神经阻滞或神经调控(如腓总神经、隐神经、膝神经)治疗。

(4) 功能锻炼与康复：对膝关节置换后疼痛可能有一定疗效。

(5) 疼痛原因不明前避免进行翻修手术。

(6) 如明确关节内原因，必要时可行翻修手术。

（张咸伟　郑华）

参考文献

[1] 米卫东，冯艺. 麻醉的秘密.（第 5 版）[M]. 北京：北京大学医学出版社，2017.

[2] 顾卫东，陆智杰，王爱忠. 急性和慢性手术后疼痛诊疗技术[M]. 天津：天津科学技术出版社，2019.

[3] 鲁开智，张利东. 战创伤疼痛管理专家共识[J]. 临床麻醉学杂志，2020，36(02)：181-186.

[4] 战创伤麻醉指南（2017）[J]. 临床麻醉学杂志，2017，33(11)：1119-1128.

[5] Hachimi-Idrissi S, Dobias V, Hautz WE, et al. Approaching acute pain in emergency settings: European Society for Emergency Medicine (EUSEM) guidelines-part 2: management and recommendations[J]. Internal and Emergency Medicine, 2020, 15(7): 1141-1155.

[6] Roy PJ, Weltman M, Dember LM, et al. Pain management in patients with chronic kidney disease and end-stage kidney disease[J]. Current Opinion in Nephrology and Hypertension, 2020, 29(6): 671-680.

[7] 中华医学会重症医学分会. 中国成人 ICU 镇痛和镇静治疗指南[J]. 中华危重病急救医学，2018，30(06)：497-514.

[8] Schug SA, Scott DA, Mott JF, et al. APM: SE Working Group of the Australian and New Zealand College of Anaesthetists and Faculty of Pain Medicine, Acute Pain Management: Scientific Evidence[M]. (Fifth edition). Melbourne: ANZCA & FPM, 2020, 603-610.

[9] Evered L, Silbert B, Knopman DS, et al. Nomenclature Consensus Working Group. Recommendations for the nomenclature of cognitive change associated with anaesthesia and surgery-2018[J]. Br J Anaesth. 2018, 121(5): 1005-1012.

[10] McKeown JL. Pain Management Issues for the Geriatric Surgical Patient[J]. Anesthesiol Clin. 2015; 33(3): 563-576.

[11] 《小儿术后镇痛专家共识，2019 版》.

[12] Wang S S, Zhang M Z, Sun Y, et al. The sedative effects and the attenuation of cardiovascular and arousal responses during anesthesia induction and intubation in pediatric patients: a randomized comparison between two different doses of preoperative intranasal dexmedetomidine[J]. Pediatric Anesthesia, 2014, 24(3): 275-281.

[13] 卫生部二○○九年十一月二十六日印发《阿片类药物依赖诊断治疗指导原则》.
[14] Michael A. Gropper. Miller's Anesthesia[M]. 9th Edition. Elsevier，2019：3086-3115.
[15] Aldecoa, César, Bettelli G, et al. European Society of Anaesthesiology evidence-based and consensus-based guideline on postoperative delirium[J]. European Journal of Anaesthesiology | EJA，2017, 34(4)：192.
[16] 中华医学会老年医学分会. 老年患者术后谵妄防治中国专家共识[J]. 中华老年医学杂志，2016,35(012)：1257-1262.
[17] 杨述华,梁袁昕. 创伤性关节炎研究现状与展望[J]. 中国矫形外科杂志,2007(22)：1721-1724.
[18] 中国骨性关节炎诊疗指南 2021 年版.
[19] 中华医学会疼痛学分会编. 中国疼痛病诊疗规范[M]. 北京：人民卫生出版社,2020：378.
[20] 金毅,李伟彦主编. 疼痛病学诊疗手册[M]. 手术与创伤后疼痛病分册. 北京：人民卫生出版社,2017：273.

第四章

头面部疼痛疾病

第一节　偏头痛

1. 什么是偏头痛？

偏头痛是最常见的致残性原发性头痛,多起病于儿童期、青春期和成年早期,表现为反复发作的中重度头痛,多发生于偏侧头部,20%～40%为双侧头部,15%～30%发作前有先兆,常为搏动性疼痛,可伴恶心、呕吐、畏光和畏声等自主神经功能紊乱症状,女性高于男性,可能存在家族史,还可能与抑郁共病。

2. 偏头痛的原因有哪些？

目前对偏头痛的发病机制仍未完全清楚,先后提出了血管源性学说、神经源性学说和三叉神经血管反射学说,遗传因素也起重要作用,但这些学说均需要进一步研究证实和完善。

3. 偏头痛有哪些典型症状？

大多为一侧性,偶尔两侧,局限于额、颞及枕部;中至重度疼痛;呈搏动性剧烈疼痛,可转为持续性钝痛;发作性疼痛,一般持续4～72小时;伴恶心、呕吐,光、声、活动可加重;痛前可有先兆症状:眩晕、出汗、恶心、呕吐等。

4. 偏头痛有哪 4 个时相？

偏头痛可以分为4个不同的时相:前驱症状、先兆期、头痛期、恢复期。但是,对于某个患者和某次发作,并非都有这4个时相的表现。

5. 偏头痛有哪些前驱症状？

前驱症状有疲劳、注意力难以集中、颈部僵硬、对光或声音敏感、恶心、视物模糊、打哈欠、疲倦、面色苍白、易怒、过度兴奋、抑郁、渴望某些特定的食物等。

6. 偏头痛发作时除了头痛，还有哪些表现？

偏头痛发作时常伴有食欲减退、恶心、呕吐，可能有感知觉增强如畏光、怕声、讨厌某些气味，喜欢待在安静的黑房间里、体位性低血压、头晕和精神改变、易激、言语表达困难、认知障碍、记忆力降低、精神难以集中等。

7. 哪些问诊有助于诊断偏头痛？

（1）发病年龄：多在青春期起病，发病年龄 25～34 岁。

（2）发作频率和持续时间：不确定，随着病程延长会加重。

（3）部位、性质及程度：一侧或双侧搏动性（多发生于偏侧头），剧烈。

（4）先兆：1/3 可出现神经系统先兆。

（5）伴随症状：恶心、呕吐、畏光、畏声、焦虑、抑郁、失眠。

（6）活动对头痛的影响：加重疼痛。

（7）诱发和缓解因素：劳累、情绪、月经周期等加重，休息、放松、药物等可能缓解。

8. 什么是简易偏头痛筛查量表？

（1）近 3 个月内是否有至少 1 天因头痛导致社会、职业、学习或日常生活受影响？

（2）头痛时有恶心或胃部不适吗？

（3）头痛时怕光吗？

9. 无先兆偏头痛的诊断标准是什么？

（1）至少 5 次发作符合下面（2）～（4）项标准。

（2）发作持续 4～72 小时（未治疗或治疗不成功）。

（3）至少具备其中 2 条：单侧、搏动性、疼痛程度为中到重度、日常体力活动可加重头痛或因头痛而避免日常活动如行走或上楼梯。

（4）头痛期间至少具备其中 1 条：恶心和（或）呕吐、畏光和畏声。

（5）不归因于其他疾患。

10. 有先兆偏头痛的诊断标准是什么?

（1）至少 2 次发作符合(2)~(4)。

（2）先兆至少包括其中 1 条：① 可完全恢复的视觉症状；② 可完全恢复的感觉症状；③ 可完全恢复的言语困难。

（3）至少符合其中 2 条：① 双侧视觉症状和(或)单侧感觉症状；② 至少 1 个先兆症状逐渐发展时间≥5 分钟和(或)不同的先兆症状接连出现≥5 分钟；③ 每个症状≥5 分钟并且≤60 分钟。

（4）在先兆期或先兆症状随后 60 分钟之内出现符合无先兆偏头痛(2)~(4)标准的头痛。

（5）不归因于其他疾患。

11. 偏头痛需要与哪些疾病作鉴别?

应注意与继发性头痛、紧张型头痛、丛集性头痛、颈动脉痛、颞动脉炎等进行鉴别诊断。

12. 有哪些药物可以治疗偏头痛?

（1）非特异性药物：对乙酰氨基酚，NSAIDs 包括萘普生、洛索洛芬钠、双氯芬酸钠、美洛昔康等；苯二氮䓬类、巴比妥类镇静药：阿普唑仑、艾司唑仑等；阿片类药物包括奥施康定(不做常规推荐)。止吐和促进胃动力药：甲氧氯普胺、多潘立酮。

（2）特异性药物：麦角碱类包括酒石酸麦角胺、双氢麦角碱、麦角碱咖啡因等；曲坦类包括那拉曲坦、利扎曲坦、依来曲坦等。

13. 治疗偏头痛时如何用药?

阶梯法：首选 NSAIDs，不佳改用特异性药物。分层法：轻中重度对 NSAIDs 反应好者选 NSAIDs；中重度对 NSAIDs 反应差者选特异性药物。急性期尽早使用，避免滥用。

14. 除了药物治疗，还有哪些方法可以治疗偏头痛?

（1）神经阻滞疗法：星状神经节阻滞、眶上神经、枕大/枕小神经联合阻滞、C2 脊神经后支、C2 背根神经节、C3 神经、第三枕神经、三叉神经半月神经节等。

（2）三氧大自血疗法。

（3）中医针灸，肌筋膜触发点治疗。

15. 偏头痛可以痊愈吗?

目前偏头痛不能根治,但大多数患者可通过行为、药物和有创联合治疗下缓解。建议偏头痛患者规律健康生活、避免诱发因素。可用心理学和生理学技术抵抗应激。针灸、放松运动、生物反馈和认知行为疗法也有助于治疗。

16. 如何预防偏头痛?

(1) 规律生活,避免头痛的诱发因素,消除或减少偏头痛的诱因,尤其是记录头痛日记后发现避免诱发因素。日常生活中避免强光线的直接刺激、避免直视汽车玻璃的反光、避免从较暗的室内向光线明亮的室外眺望、避免对视霓虹灯、避免情绪紧张等。生活中也要避免红酒,进食含奶酪的食物、咖啡、巧克力、熏鱼等。

(2) 备用应急药物,如果有前驱症状,尽早药物治疗,还可以采用做星状神经节阻滞或者三氧大自血治疗。

17. 辅助检查,如电生理、影像学有助于诊断偏头痛么?

(1) 辅助检查可帮助排除继发性头痛,以下情况应进行相应辅助检查:异常神经系统体征;疼痛频率或程度的急性加重;疼痛性质变化;突然发生的剧烈头痛;伴全身异常的头痛;妊娠期、分娩后新发头痛;多种治疗无效的头痛;伴头晕、麻木等症状的头痛。

(2) 辅助检查可帮助寻找偏头痛部分病因:基因检测;食管心超和(或)右心室造影排查卵圆孔未闭;颈椎 X 线片、颈椎磁共振等。

(叶菱)

第二节 丛集性头痛

18. 什么是丛集性头痛?

丛集性头痛是一种三叉神经自主性头痛,头痛反复发作,发作期呈丛集性为其显著特征,并由此得名。

19. 丛集性头痛的临床特征有哪些?

(1) 发作期:单侧发病,没有先兆,一般在每日固定时间发作,夜间入睡后1~

2 小时最多发，疼痛局限于一侧眶周、球后及额颞部；剧烈，每日一次至数次，每次持续 15～180 分钟，同时伴同侧眼球结膜充血、流泪、鼻塞和（或）Horner 征等自主神经症状。急性期发作可长达 2～12 周，一年一次或数年一次，通常在每年同一时间发生，春秋季多见；

（2）缓解期：无任何不适。

20. 哪些是丛集性头痛好发人群？

人群发生率为 0.5‰～1‰，主要影响 20 多岁或以上的男性（男女比例为 4∶1～6∶1），20～40 岁最多见，很少发生于儿童，患病者常是吸烟者。有一定的遗传性。

21. 如何诊断丛集性头痛？

有典型的发作期临床病史，缓解期一切如常，排除其他类型头痛和器质性病变，即可诊断丛集性头痛。

22. 对怀疑丛集性头痛患者一般需要做哪些检查？

可做必要的血液和脑脊液实验室检查，以及头颅和心脏的影像辅助检查，主要为了排除引起头痛的器质性病变。

23. 丛集性头痛一般需要与哪些疾病进行鉴别？

一般需要与偏头痛（尤其发作性偏头痛）、三叉神经痛、中间神经痛等原发性头痛以及可能的继发性头痛相鉴别。

24. 丛集性头痛有急慢性之分吗？

丛集性头痛根据疼痛发作持续时间和缓解期维持时间，可分为急性和慢性两种类型，两者可相互转换。

25. 什么是急性丛集性头痛？

丛集性头痛经过数周或数月的发作期后，可进入大于 3 个月甚至数年的缓解期，即为急性丛集性头痛，也叫发作性丛集性头痛。85％～90％的患者均属此类。

26. 什么是慢性丛集性头痛？

10%～15%的丛集性头痛患者疼痛发作在12个月内不能缓解，或缓解期不到1个月，即变作慢性丛集性头痛，通常从发作性形式发展而来。

27. 丛集性头痛是如何发生的？

目前对发生丛集性头痛的病理生理仍然知之甚少。主流观点认为，在头痛攻击过程中，下丘脑和其他中枢疼痛处理区域（如前扣带皮质、岛叶、前额叶皮质等）的功能或结构损坏，通过三叉神经—下丘脑通路激活了三叉神经和三叉神经自主反射系统，从而诱发了丛集性头痛。

28. 什么是丛集性头痛的治疗策略？

丛集性头痛的治疗策略主要包括两方面：有效终止头痛的急性发作；减少发作次数，使其及早进入缓解期的预防性治疗。

29. 丛集性头痛急性发作期如何治疗？

曲坦类药物（5-HT1B/1D受体激动剂）是中止急性丛集发作最有效的方法。舒马曲坦皮下注射通常10分钟内起效，佐米曲坦和舒马曲坦鼻喷剂使用后30分钟内起效。高流量（>6 L/min）纯氧吸入对2/3患者有效，一般15～20分钟内起效，需重复使用。利多卡因同侧滴鼻可使1/3患者在10分钟内发作中止。同时主张发作期停止饮酒。

30. 丛集性头痛缓解期需要预防性用药吗？

虽然当前还没有被普遍认可的预防丛集性头痛发作的最有效方法，但由于发作期患者比较痛苦，且对症治疗很难达到充分控制，因此预防性治疗仍是治疗丛集性头痛的重要策略之一，主张在新的丛集期开始后应尽早开始使用。

31. 如何预防丛集性头痛？

枕神经阻滞或口服皮质类固醇短期冲击可作为初始附加治疗，用于过渡或桥接，直到预防性药物治疗起效。维拉帕米是应用最广泛的预防性治疗一线用药，在耐受性允许的情况下尽快增加剂量，达到最大耐受剂量。锂剂、托吡酯和麦角胺也有一定效果，可单药使用或与维拉帕米联用，但须关注不良反应。近年发现华法林也可能对预防丛集性头痛有效。

32. 蝶腭神经在丛集性头痛发病中的作用?

近年蝶腭神经节电刺激治疗被证实可终止和预防丛集性头痛的发作,未来可能是慢性丛集性头痛患者的一种可行的治疗方法。蝶腭神经节射频消融、肉毒杆菌毒素注射也可有效减少丛集性头痛的发作,但尚缺乏高质量临床研究的证据。

33. 枕神经阻滞或调控治疗丛集性头痛有效吗?

近年越来越多的临床证据表明枕神经,尤其枕大神经的阻滞和神经调控手段,如电刺激治疗能有效减轻丛集性头痛的发作强度和频率,缩短丛集期,延长头痛间歇期,即预防头痛发作,尤其适用于难治性慢性丛集性头痛的治疗。该方法有效性高,简单,且安全性和耐受性好。

34. 如何看待微创介入治疗在丛集性头痛治疗中的作用?

蝶腭神经节、枕神经和迷走神经电刺激、深部脑电刺激、蝶腭神经节射频治疗等微创介入手段可能有效降低丛集性头痛的发作频率,但由于需要手术干预,存在一定风险和并发症,目前主要用于对部分难治性或慢性丛集性头痛者。

35. 丛集性头痛患者预后如何?

丛集性头痛随着年龄增长有自行缓解的趋向,一般不影响自然寿命。70岁以上患者很少见。

(金晓红)

第三节　紧张型头痛

36. 什么是紧张型头痛?

紧张型头痛是原发性头痛中最常见的类型,以往也叫紧张性头痛、肌收缩性头痛。

37. 什么样的人群易发紧张型头痛?

一般人群的患病率在30%~78%,男女均可罹患。女性发病多于男性,常在30岁前后发病,随年龄增长患病概率增加。

38. 哪些原因容易诱发紧张型头痛？

紧张型头痛发作的诱因与偏头痛相似，包括心理压力大、睡眠质量差、睡眠不足或过多、睡眠模式变化、饮食紊乱、咖啡因过量、劳累、眼疲劳、噪声、光噪、特殊气味等，均可诱发紧张型头痛发作。

39. 紧张型头痛的主要发病机制有哪些？

发病机制尚不明确，目前认为与外周和中枢机制均可能相关。颅周肌肉和筋膜紧缩、缺血导致细胞内外钾离子运转障碍、炎症介质增多，可使肌筋膜痛觉敏感性增加，引起头痛；中枢脊髓背角、脑干、丘脑、皮质等结构与功能异常，如单胺能、5-羟色胺能系统功能失调，也可造成中枢性痛觉过敏，引发紧张性头痛。另外，应激、焦虑、抑郁也易引起头颈部持续性肌肉收缩，加重和诱发紧张性头痛。

40. 紧张型头痛的临床表现包括哪些？

紧张型头痛常双侧发病，呈持续性非搏动性钝痛、胀痛，有压迫感和紧束感；以枕颈部、额颞部不适感最重，下午或傍晚较重；可持续数天，数周或数月；通常不伴恶心、呕吐，也无先兆。常伴有颅周肌肉筋膜的紧张和压痛。

41. 紧张型头痛会出现哪些典型的临床体征和检查结果？

特征性临床体征为触诊颅周肌筋膜时触痛增加。肌电图常提示该病患者在静息时颅周肌肉的松弛程度降低。

42. 如何诊断紧张型头痛？

诊断主要依靠临床表现，应同时排除各类器质性疾病以及抑郁、焦虑等精神和心理障碍。它可与其他原发性头痛同时存在，但需评估与其他疾病的相关性。当符合紧张型头痛特点的头痛首次发生，且与另一种已知引起头痛的疾病在时间上密切相关，或病因上符合此疾病诊断时，应诊断缘于相应病因的继发性头痛；当已有的紧张型头痛慢性化或显著加重，与另一种已知可引起头痛的疾病在时间上密切相关时，紧张型头痛和继发性头痛都应诊断。当慢性紧张型头痛伴随药物过量时，紧张型头痛和药物过量性头痛都应诊断。

43. 紧张型头痛的临床分类包括哪些？

国际头痛学会根据头痛发作的频次、部位、加重和缓解因素把紧张型头痛分为四类：偶发性紧张型头痛、频发性紧张型头痛、慢性紧张型头痛和可能性紧张型头痛。

44. 哪些是偶发性紧张型头痛的特点？

偶发的头痛发作（发作至少 10 次，但平均每月＜1 日，每年＜12 日），典型的双侧压迫性或紧张性头痛，轻至中度，每次持续 30 分钟至 7 日。疼痛不会因身体活动而加重，不伴有恶心，可有畏光或畏声。

45. 哪些是频发性紧张型头痛的特点？

头痛频繁发作（发作至少 10 次，且平均每月发作 1~14 日，每年发作＞3 个月，但总数＞12 日而＜180 日），其余特点同偶发性紧张型头痛。

46. 哪些是慢性紧张型头痛的特点？

由频繁发作的紧张型头痛演变而来，伴有每天或非常频繁的头痛发作（每月发作≥15 日，每年发作＞3 个月，且总天数≥180 日），双侧压迫性或紧张型头痛，轻至中度，持续数小时至数天，或持续不断。疼痛不会因身体活动而加重，但可能伴轻度恶心、畏光或畏声。

47. 哪些是可能性紧张型头痛的特点？

符合紧张型头痛的特性，但缺少一条标准来满足上述紧张型头痛亚型的诊断标准，并且也不满足另一种头痛的诊断标准。

48. 紧张型头痛的治疗策略包括哪些？

一般采取综合治疗的策略，包括 3 个方面：去除诱发因素、发作期对症处理为主、积极预防疼痛再发及演变为慢性紧张型头痛。

49. 如何处理紧张型头痛的急性发作？

偶发性紧张型头痛常不就医，不用药，发作时口服对乙酰氨基酚、阿司匹林和非甾体抗炎药（NSAIDs）有效。这类药也是治疗紧张型头痛急性发作的首选药，但药效随着发作的频繁而下降，尤其对慢性紧张型头痛常效果欠佳，且长期使用易产生严重不良反应和药物滥用。肌肉松弛药，如巴氯芬和乙哌立松，有助于减轻肌肉张力，也可帮助缓解头痛。此外，头部按摩，注意休息和保持良好的生活节律对防治紧张型头痛发作也有益。

50. 紧张型头痛需要预防性治疗吗？如何进行方案选择？

慢性紧张型头痛患者和非常频繁的发作性紧张型头痛应考虑预防性治疗。同时应考虑共病性疾病，如抑郁、焦虑等，需综合治疗。三环抗抑郁药如阿米替林为预防性治疗首选药，其次可选择米氮平、SNRI类抗抑郁药如文拉法辛等。肌电生物反馈、行为疗法等非药物治疗在紧张型头痛的全程治疗中也有较好疗效。

51. 紧张型头痛的非药物治疗方法有哪些？

在颅周肌肉（额肌、颞肌、咬肌、胸锁乳突肌、头半棘肌、斜方肌和头单侧肌）压痛患者中行肌筋膜触发点注射和肉毒素注射被广泛应用，但至今疗效证据有限。其他非药物治疗还包括物理疗法、针灸、银质针、肌电生物反馈、认知行为疗法和正念减压等。

（金晓红）

第四节　低颅压性头痛

52. 什么是低颅压性头痛？

低颅压性头痛是一类由于自发性或继发性低脑脊液压力引起的头痛，常伴有颈痛、耳鸣、听力改变、畏光和（或）恶心。当脑脊液压力恢复或脑脊液漏被修复/封堵后头痛缓解。

53. 引起低颅压性头痛的原因一般有哪些？

脑脊液丢失过多或生成不足均可能诱发低颅压性头痛，临床常见原因包括三类：① 腰穿或椎管内麻醉穿刺致脑脊液漏；② 外伤、手术造成硬膜撕裂或形成窦道、憩室致脑脊液渗漏或压力下降；③ 自发性脑脊液渗漏等形成低颅压综合征，原因至今不明，一般见于结缔组织病、马方综合征等疾病。

54. 低颅压性头痛的临床特征包括哪些？

体位性头痛为其典型症状。直立或坐起后头痛出现，平卧后缓解，多为双侧头痛,表现为额、枕部痛,或全头痛。可伴随头晕、颈痛、颈部僵硬、耳鸣、畏光、恶心呕吐、听力改变,甚至还可出现复视、步态不稳、抽搐、意识下降等。

55. 如何诊断低颅压性头痛?

满足以下条件可诊断低颅压性头痛:① 典型的直立型头痛及可能伴随症状;② 脑脊液压力检测显示低压(侧卧位正常呼吸时脑脊液压力低于 60 mmH_2O,测不出或为负压)和(或)影像检查发现存在脑脊液硬膜外漏;③ 排除其他类型头痛。

56. 低颅压性头痛分哪几类?

根据低颅压产生原因不同分自发性(特发性)和继发性低颅压性头痛。继发性低颅压性头痛又分为腰穿后低颅压性头痛和瘘管型低颅压性头痛。

57. 如何诊断自发性低颅压性头痛?

满足以下条件可诊断自发性低颅压性头痛:① 符合上述低颅压性头痛诊断;② 未发现任何与此类头痛相关联的外伤或医源性干预。

58. 如何诊断继发性低颅压性头痛?

满足以下条件可诊断继发性低颅压性头痛:① 符合上述低颅压性头痛诊断;② 有进行腰椎管穿刺、麻醉,或可能造成持续性脑脊液漏的外伤、手术史,且头痛发生与此相关联。

59. 低颅压性头痛通常有哪些影像学表现?

脑 MRI 通常显示脑下垂、脑膜增强和硬膜下积液,脊髓造影或脑池造影可显示脑脊液渗漏。

60. 为什么低颅压会引起头痛?

自发性或继发性脑脊液丢失大于生成,脑脊液容量减少,压力降低,直立时大脑下垂进入枕骨大孔,牵动疼痛敏感组织如脑膜、血管和颅神经,导致头痛,有些患者还会出现颅神经麻痹症状。另外,也有人认为低颅压后继发脑血管扩张也是引起头痛的原因。

61. 腰穿后低颅压性头痛的临床特点有哪些？

因硬脊膜穿刺后脑脊液渗漏引起低颅压及直立位头痛，多发生于腰麻手术后，或硬膜外麻醉及镇痛时不小心穿破硬膜后。一般穿刺后5天内出现头痛，通常伴有颈部僵硬和(或)听觉症状。一般2周内可自行缓解，采用腰骶部硬膜外自体血补片封堵渗漏效果好。使用无损伤针（铅笔尖样）可降低腰穿后低颅压性头痛的发生。

62. 自发性低颅压性头痛的临床特点有哪些？

人群发生率低[(2~5)/10万]，多发生于30~50岁人群，女性好发。自发性渗漏单发多，也可多发，多发生在颈段或上胸椎，增强脊髓MRI检查常用于寻找和定位脑脊液漏。一般卧床休息、过度补水和单次硬膜外血液补片可使大多数患者在2周内缓解症状，但此类患者渗漏可能复发，或在不同部位出现新的渗漏。

63. 发生了低颅压性头痛，如何正确处理？

首先应对症支持，包括卧床休息、增加补水、止痛（对乙酰氨基酚、非甾体类抗炎药、弱阿片类药物）和止吐治疗，咖啡因和茶碱也可选择使用。对症状严重或顽固者，在对症支持基础上，可选择治疗性措施，包括硬膜外血液补片、枕大神经阻滞、蝶腭神经阻滞、手术硬脊膜修补等。经对症治疗和硬膜外补片通常可使大部分患者在2周内缓解症状。

64. 硬膜外血液补片治疗使用于何种低颅压性头痛？如何操作？

硬膜外血液补片是治疗脑脊液渗漏引起的低颅压性头痛的最有效方法。48小时对症治疗后症状仍然明显，可考虑采用。在原节段或低位节段穿刺到达硬膜外腔，然后抽取新鲜的自体外周血20 mL(10~50 mL)，将其缓慢注射到硬膜外腔。如预行第二、第三次补片治疗，则需要评估排除其他原因引起的头痛，且与上一次补片时间间隔7天以上。操作中应注意可能再次穿破硬脊膜的风险。

65. 硬膜外血液补片为何能治疗低颅压性头痛？

自体血围绕穿刺节段硬膜囊向头尾、前后扩散形成血凝块。初始治疗作用由血凝块形成的容积效应压迫硬膜囊和神经根使脑脊液向颅内回流，回升压力，缓解头痛。后期则通过封堵硬膜漏口，使脑脊液再生后绝对容量和压力恢复，缓解头痛。

66. 如何鉴别低颅压和高颅压性头痛？

两者头痛表现不同，高颅压性头痛平卧不能缓解，体检可发现有视盘水肿和(或)展神经麻痹，脑脊液压力测试高于 250 mmH$_2$O，头颅影像特征为高颅压表现。

（金晓红）

第五节　颈源性头痛

67. 什么是颈源性头痛？

颈源性头痛是一种由颈椎包括组成颈椎的骨、椎间盘和(或)软组织疾患导致的头痛，通常但不总是伴有颈痛，是临床最常见的继发性头痛之一。

68. 如何诊断颈源性头痛？

满足以下诊断标准：

（1）源于颈部疾患的一处或多处头面部疼痛。

（2）有临床、实验室和(或)影像学证据发现能导致头痛的颈椎或颈部软组织疾患或损伤。

（3）下列 4 项中至少符合 2 项：① 头痛的出现与颈部疾患或病变的发生在时间上密切相关；② 头痛随着颈部疾患或病变的缓解或消失而明显缓解或消失；③ 颈部活动受限，激惹性动作可致头痛明显加重；④ 对可疑的颈部结构或神经行诊断性阻滞后头痛消失。

（4）基于 ICHD-3 没有更适合的头痛类型诊断。

69. 颈源性头痛的典型临床症状包括哪些？

慢性、单侧头痛为主(也可双侧)；常起始于枕、颈部，逐渐向同侧颞、顶、额及眶周扩散，可伴有颈后和同侧肩部及上肢疼痛；头痛为钝痛、胀痛或牵紧样痛，程度中等，多伴恶心、头晕、耳鸣；可持续数小时至数日，间歇性发作，平时可存在颈部僵硬和活动受限，发作时加重。

70. 哪些是颈源性头痛的常见伴随症状？

局部常伴随颈痛和颈部不适、僵硬；一侧或双侧的肩背痛、上肢根性痛；伴随的全身症状包括头晕、畏光、流泪、恶心、耳鸣、焦虑等。

71. 哪些是颈源性头痛患者的常见阳性体征？

颈部活动受限；压颈、颈部旋转或屈曲可诱发或加重疼痛；同侧上位颈椎（C2、C3）小关节、椎旁压痛，甚至放射至顶部；枕下肌群、头夹肌、斜方肌、胸锁乳突肌、颅周肌肉的压痛和（或）僵硬。

72. 引起颈源性头痛的诱因包括哪些？

长时间低头或不良姿势是引起颈源性头痛的主要诱因，其他原因包括过度疲劳、颈肩部受凉、外伤、心理压力等。

73. 哪些辅助检查可帮助诊断颈源性头痛？

颈椎 X 线和 CT 常提示颈椎退行性变，表现为颈椎曲度变直、反弓、失稳，寰枢关节侧移，椎小关节增生，钩椎关节增生和不对称等，尤其以上位颈椎常见；MRI 则见颈椎间盘突出或膨出。另外，脑血流超声、肌电图等也可帮助明确继发性疼痛的病因。

74. 如何应用诊断性阻滞帮助颈源性头痛诊断？

寰枢关节、C2～3 关节突关节，以及上颈段肌肉筋膜的病变继发 C1～3 脊神经外周支的激惹是颈源性头痛的常见病因。结合病史和影像检查，选择性寰枢关节、C2～3 关节突关节、神经根、枕神经（枕大、枕小、第三枕神经）阻滞可帮助颈源性头痛的诊断。

75. 只有上颈段的病变才会引发颈源性头痛吗？

虽然颈源性头痛的病变主要集中于颈枕部，但引起这些病变的原因不限于上颈段，中颈段甚至下颈段病变均可引发颈枕部组织结构和功能的变化，进而诱发颈源性头痛的发生。

76. 什么是颈源性头痛治疗策略？

推荐综合治疗和阶梯治疗策略：

在纠正不良姿势和习惯的基础上进行物理康复治疗。

药物治疗是常用的方法。

保守治疗效果不佳时可考虑注射和神经阻滞以及微创介入和手术治疗。

77. 治疗颈源性头痛的常用药物包括哪些？

颈源性头痛发作期最常用 NSAIDs 药，包括非选择性 COX 抑制剂及选择性 COX-2 抑制剂；中枢性肌松药如替扎尼定、巴氯芬、乙哌立松等对肌筋膜张力高者可提供一定的镇痛效果，发作期和预防期均可用；合并神经痛者可选择抗惊厥药和小剂量抗抑郁药，如普瑞巴林、加巴喷丁、阿米替林、度洛西汀等。

78. 注射治疗可用于缓解颈源性头痛吗？如何选择？

局部注射既可辅助诊断，也可治疗颈源性头痛。根据患者症状、体征和影像学证据，可选择性行责任寰枢关节、$C_2 \sim C_3$ 关节突关节、颈神经根、枕神经（枕大、枕小、第三枕神经）阻滞[局麻药和（或）糖皮质激素]。操作中应高度注意局部麻醉药注入椎动脉、高位硬膜外麻醉、全脊髓麻醉或脊髓/神经根损伤的风险，糖皮质激素推荐使用无颗粒型水溶性药物。

79. 哪些微创介入手术可用于颈源性头痛治疗？

对于保守治疗无效的颈源性头痛可选择微创介入手术治疗。根据诊断性阻滞结果，可选择 $C_2 \sim C_3$ 脊神经根及分支的射频（脉冲、标准射频）治疗。伴颈肩痛并存在责任病变颈椎间盘者，可行经皮穿刺责任椎间盘的射频、激光、等离子消融和三氧减压等微创手术治疗。

80. 如何看待物理康复治疗在颈源性头痛中的作用？

物理康复治疗理念应贯穿于颈源性头痛预防、治疗和疗效维持的全程。可选择性进行颈肩部的推拿、静态或动态牵张训练、颈背肌力量和稳定性锻炼、适当有氧运动等。但不主张高速或高强度的推拿或按摩，以免出现损伤，甚至瘫痪。

81. 如何预防颈源性头痛？

保持正确的头颈部姿势和工作学习习惯；保暖；选择合适的枕头；特定枕、颈、肩背肌群拉伸和力量训练；必要时颈枕部肌肉松解（体外发散式冲击波、筋膜枪、磁疗）等。

（金晓红）

第六节　三叉神经痛

82. 什么是三叉神经痛？

三叉神经痛又称痛性痉挛，指一种局限在三叉神经支配区内的以反复发作的短暂性阵发性剧痛为特征的颅神经疾病，可累及三叉神经一支或数支分布区。受影响神经分布区域也可能伴随中等强度持续性疼痛。按病因可分为原发性、继发性两种。

83. 三叉神经痛的发病率有多高？

三叉神经痛的人群患病率为 182 人/10 万，年发病率为 3~5 人/10 万，中老年人好发，70%~80% 发生在 40 岁以上人群，高峰年龄段在 48~59 岁，男女患病比例约为 3∶2。WHO 最新调查数据显示三叉神经痛正趋向年轻化。

84. 原发性三叉神经痛的临床特点包括哪些？

（1）三叉神经分布区域反复发作性电击样、刀割样或撕裂样短暂剧痛，历时数秒至数十秒，突发突止。

（2）疼痛间歇期完全正常。

（3）疼痛可由触碰面部"扳机点"（如上唇、鼻翼、牙龈等）触发，也常由说话、咀嚼、刷牙和洗脸等活动诱发。

（4）最常累及第二支（上颌神经），其次是第三支（下颌神经），多一侧发病（即使双侧也罕见两侧同时发病），右侧发病多于左侧。

（5）除扳机点外一般无其他阳性体征。

85. 继发性三叉神经痛多见于哪些疾病？

又称症状性三叉神经痛，多由颅内三叉神经周围组织的病变如占位、感染、多发性硬化等侵袭或压迫三叉神经而致疼痛。常见于小脑桥瘤、听神经瘤、脑膜瘤、血管瘤等，另外，颅底部恶性肿瘤转移激惹也可继发三叉神经痛。

86. 继发性三叉神经痛有哪些常见的临床特点？

（1）常见于 40 岁以下患者，一侧或双侧同时发病。

（2）多无"扳机点"。
　　（3）疼痛发作时间通常较长，或为持续性疼痛、发作性加重。
　　（4）体检可发现三叉神经支配区的感觉减退或消失、痛觉过敏，部分患者出现角膜反射异常、咀嚼肌无力和萎缩、听力下降。
　　（5）CT、MRI 检查可明确诊断。
　　（6）对卡马西平疗效反应不佳。

87. 诊断和评估三叉神经痛过程中如何进行必要的专科检查？

　　常规行颜面部感觉（痛、温觉）、肌力检查、角膜反射和光反射、扳机点检测，排除牙齿本身问题。原发性三叉神经痛患者除扳机点外，一般无其他阳性发现，偶有患侧感觉稍减退。有条件或不能行 MRI 者，建议查三叉神经诱发电位，异常常提示继发性病因。

88. 影像学检查在三叉神经痛的诊疗中是必需的吗？

　　头颅影像学检查（CT、MRI）通常是必需的，其目的是帮助寻找压迫三叉神经的责任血管，并排除继发性病因。但不同文献报道通过 MRI 确定责任血管的灵敏度和特异度差异性较大，因此目前术前 MRI 检查并不能确诊或排除是否存在责任血管压迫。MRI 序列中，3D T2 加权、3D TOF-MRA 和 3D T1-Gad 三种高分辨率序列，似乎更有助于检测是否存在责任血管。

89. 三叉神经痛能自愈吗？

　　原发性三叉神经痛自愈的可能性几乎为零。虽然部分患者，尤其初发者经药物等治疗后可能进入缓解期，但随着病程延长，疼痛往往会交替出现，并逐渐难以再次缓解。

90. 三叉神经痛的药物治疗包括哪些？如何正确选择和使用？

　　卡马西平和奥卡西平目前作为治疗原发性三叉神经痛的一线药物，有效率最高，并可能长期有效（维持 5~10 年有效率约占 50%）。对卡马西平和奥卡西平耐受者可选择单用或伍用拉莫三嗪、加巴喷丁或普瑞巴林。对难治性三叉神经痛也可尝试使用巴氯芬、苯妥英和抗抑郁药。

91. 三叉神经痛药物治疗常见不良反应有哪些？如何正确处理？

卡马西平的常见不良反应包括乏力、嗜睡、眩晕，少数可发生肝损伤、共济失调、重型药疹（最为严重）。奥卡西平不良反应发生较卡马西平低3倍。使用此类药物时应注意：建议使用前行 HLA-B1502 基因检测；应从小剂量开始，滴定最低有效剂量；与三环类抗抑郁药有交叉过敏反应；一旦出现皮疹，须立即停药，及时就医；需定期复查血常规、尿常规、肝功能，出现肝功能损害、骨髓抑制等，要及时停药。使用拉莫三嗪须逐渐增加剂量，以避免发生皮疹。

92. 如何发挥神经阻滞在三叉神经痛诊断和治疗中的作用？

根据疼痛发作区域，可选择行三叉神经颅外分支（眶上、眶下、上颌、下颌神经等）阻滞或经卵圆孔三叉神经半月神经节阻滞。具有确定责任分支的辅助诊断作用，以及急性发作期治疗和长期治疗作用。部分患者经神经阻滞后可使疼痛获得较长时间缓解。

93. 当前针对原发性三叉神经痛可选择的手术治疗方式有哪些？

包括开颅微血管减压术、三叉神经感觉根部分切断术、三叉神经射频热凝术、经皮三叉神经半月节微球囊压迫术、三叉神经甘油注射术、伽马刀放射治疗等。

94. 三叉神经痛患者微血管减压术的镇痛原理是什么？其最佳适应证有哪些？

是一种经后颅窝的神经外科手术，通过探寻责任血管，并使其从三叉神经根分离移位而实现对受压的三叉神经减压，从而消除对三叉神经的压迫刺激产生镇痛作用。原发性三叉神经痛、循证发现存在责任血管对三叉神经造成压迫，并经药物等保守治疗无效或不能耐受药物不良反应者为其最佳适应证。

95. 颅外三叉神经分支射频治疗三叉神经痛的优缺点分别有哪些？

颅外分支射频治疗通常包括经圆孔上颌神经、经卵圆孔外口下颌神经、眶上神经、眶下神经、颏神经射频等。优点：创伤小，不进颅，局部麻醉下操作，技术相对简单又安全；高选择性，造成麻木范围小，患者容易耐受。缺点：神经再生快，镇痛维持时间短，复发率高；作用范围有限，对多支疼痛或累及眼部者疗效欠佳。

96. 经卵圆孔入路半月神经节射频治疗三叉神经痛的优缺点有哪些？

优点：创伤小，选择性强，原则上三支均可选择治疗；局部麻醉下操作，患者清醒测试下手术,有效性和安全性高;比外周支射频持续时间相对较长。缺点:第一支操作难度和风险较高,有选择失败或眼部并发症风险;颅内操作,一旦出现感染、出血、其他颅神经损伤等后果较为严重;局部麻醉下操作和测试,患者术中体验较差。

97. 经皮三叉神经半月节微球囊压迫术治疗三叉神经痛的优缺点有哪些?

优点:创伤小,有效性和安全性高;对多支疼痛均有效,尤其适用于含第一支的疼痛者;对本身或其他手术方式后复发的患者均可选择。缺点:目前做不到高选择性,可产生三支范围内的感觉减退,术后初期镇痛效果明显;部分患者出现术后患侧短期咀嚼肌无力。

98. 何时选择经皮三叉神经半月节微球囊压迫术治疗三叉神经痛?

药物等保守治疗效果不佳或不能耐受药物不良反应者;并且是累及两支或两支以上疼痛,或累及眼部的第一支疼痛者;或不愿意接受外科手术或不能耐受开颅手术(如高龄、一般情况较差)者;或射频、微血管手术、伽马刀等治疗后复发者。

99. 伽马刀治疗三叉神经痛的优缺点包括哪些?

优点:通常对三支均有效;创伤小,对不能耐受手术者或凝血功能不佳者可以选择;其他手术后复发者可选择;部分继发性三叉神经痛患者可选择。缺点:总体有效性不如微血管减压、射频、微球囊压迫高;治疗后一段时间后(15~81 天)才起效,期间仍需要药物治疗;无选择性,治疗后 12 个月内可逐渐出现面部感觉减退,并可能长时间不恢复。

100. 如何处理手术后复发的三叉神经痛?

当前针对三叉神经痛的任何手术或治疗方式均存在一定复发率。对复发的三叉神经痛选择原有的手术方式均可行,但考虑再次手术的复杂性、有效性和风险,射频治疗对除外累及眼部的单支疼痛更为简便有效,多支或含第一支的疼痛更推荐微球囊压迫术,也可考虑伽马刀放射治疗。

(金晓红)

第七节 舌咽神经痛

101. 什么是舌咽神经痛?

舌咽神经痛是一种出现于舌咽神经分布区,或迷走神经的耳和咽分支的阵发性剧烈疼痛。

102. 舌咽神经痛的临床表现特点包括哪些?

疼痛的性质与三叉神经痛相似,多位于咽壁、扁桃体窝、软腭、舌后 1/3、下颌区,可放射到耳部;通常由吞咽、说话、咳嗽触发;舌根、咽壁、扁桃体窝可有扳机点;可以三叉神经痛类似的方式缓解疼痛或复发。

103. 如何诊断舌咽神经痛?

符合以下标准即可以诊断:

(1) 反复发作的在舌咽神经分布区内的单侧疼痛。

(2) 同时满足以下条件:① 疼痛时间持续几秒到两分钟;② 剧烈的疼痛;③ 疼痛性质为电击样、枪击样、刺痛、锐痛等;④ 疼痛因吞咽、说话、咳嗽、打哈欠等诱发。

(3) 基于 ICHD-3 没有更适合的头痛类型诊断。

104. 舌咽神经痛分哪几类?

舌咽神经痛一般分 3 类:① 特发性舌咽神经痛(找不到任何引起舌咽神经痛的病因);② 典型性舌咽神经痛(MRI 或手术证实有微血管压迫舌咽神经根);③ 继发性舌咽神经痛(继发于其他疾病,如颈部、咽喉部肿瘤、多发性硬化、小脑脑桥角肿瘤、Arnold-Chiari 畸形等)。①+②合称原发性舌咽神经痛。

105. 原发性舌咽神经痛一般出现哪些体征?

神经系统检查一般无阳性发现,但舌根、咽壁、扁桃体窝等通常可存在扳机点。

106. 继发性舌咽神经痛临床表现与原发性舌咽神经痛有何区别?

继发性舌咽神经痛又称症状性舌咽神经痛,多为一侧舌咽神经支配区的持续性疼痛,或持续性痛伴短暂疼痛发作;多见火烧样、挤压样、针刺样痛;体检常可发现同侧舌后部和扁桃体窝有感觉障碍以及咽反射减弱或缺失。以上与原发性舌咽神经痛形成差别。

107. 舌咽神经痛一般需要与哪些疾病做鉴别诊断?

通常需要与三叉神经痛、鼻咽部和咽喉部肿瘤局部侵犯、扁桃体炎、颅底病变、Eagle 综合征、中间神经痛等相鉴别。

108. 哪些药物可用来治疗舌咽神经痛?如何选择?

对一般镇痛药通常无效。药物治疗与三叉神经痛相似,首选抗惊厥药如卡马西平和奥卡西平,其次可选择苯妥英钠、加巴喷丁、普瑞巴林治疗。抗抑郁药阿米替林单独使用或与卡马西平等联合使用也有效。

109. 舌咽神经痛的非药物治疗手段包括哪些?

舌咽神经痛的非药物治疗手段包括舌咽神经阻滞、舌咽神经射频、开颅微血管减压、伽马刀、舌咽神经切断术等。

110. 舌咽神经痛射频治疗的技术要点有哪些?

射频治疗包括脉冲射频和标准射频(热凝)两种,穿刺和定位方式相似。穿刺路径一般选择在影像(CT 或 X 线)引导下经乳突和下颌角之间进针(裸端 2～5 mm 射频针),到达茎突尖端及内侧 0.5 cm 范围内,回抽无血无脑脊液,感觉测试(50 Hz)0.5 V 内引出原有区域(舌根、扁桃体、咽部)疼痛,且无其他不适,运动测试(2 Hz)1 V 内未引出肌收缩,即可行脉冲或标准射频治疗。经颈静脉孔射频治疗方式因易引起邻近血管神经损伤故不推荐应用。

111. 舌咽神经痛射频治疗风险有哪些?

舌咽神经于颈静脉孔出颅,和颈静脉、迷走神经、副神经伴行,出颅后同时与舌下神经、颈动脉邻近。舌咽神经射频治疗中可能损伤伴行或周围的血管和(或)神经,导致出血、血肿、吞咽困难、声带麻痹等并发症。

112. 哪一类舌咽神经痛适合选择微血管减压手术?

经药物等保守无效,或不能耐受药物不良反应,并且 MRI 提示同侧舌咽神经被血管压迫,或手术探查中发现血管压迫,且能耐受开颅手术者,是行微血管减压术的最佳适应证。

(金晓红)

第八节 面肌痉挛与面神经炎

113. 什么是面肌痉挛?

是一种以一侧或双侧面神经支配的肌肉(眼轮匝肌、表情肌、口轮匝肌)反复发作的阵发性、不自主抽搐为临床特征的脑神经疾病,情绪激动或紧张时加重,严重者可出现睁眼困难、口角歪斜和耳内抽动样杂音等。好发于中老年,女性多于男性,单侧多见。

114. 什么是面肌痉挛发生的可能机制?

"微血管压迫"理论是当前主流观点,认为扩张或异常的血管压迫面神经根出脑干区,导致神经脱髓鞘,相邻神经传导出现"短路"现象,是面肌痉挛最常见的原因。常见责任血管包括小脑前下动脉、小脑后下动脉、椎动脉和基底动脉,约 1/4 患者存在多支血管压迫。小脑脑桥角的非血管占位性病变(如肿瘤、肉芽肿和囊肿等)则是引起继发性面肌痉挛的主要原因。

115. 如何诊断面肌痉挛?

特征性临床表现是诊断面肌痉挛的主要依据。神经电生理检查(肌电图、异常肌反应)、影像学检查(CT、MRI)和卡马西平治疗试验可以帮助诊断面肌痉挛,排查继发性因素,尤其当症状不典型时。

116. 面肌痉挛有哪些特征性临床表现?

包括两类表现:① 典型面肌痉挛,临床常见,通常痉挛症状从眼睑不自在眨动开始,并逐渐向下发展累及面颊部表情肌等下部面肌和嘴角发作性抽搐,少数患者还会累及颈阔肌;② 非典型性面肌痉挛,临床少见,痉挛从下部面肌(口轮匝肌、颈阔肌)开始,逐渐向上发展至颊肌、眼轮匝肌。

117. 按病因面肌痉挛可分哪几类?

可分原发性和继发性面肌痉挛。原发性面肌痉挛指由异常或扩张的微血管压迫位于颅后窝的面神经根出口区导致发病者;继发性面肌痉挛则指由颅内占位性病变(小脑脑桥角肿瘤、囊肿、感染、梗死等)或后颅窝结构异常等导致面神经受压迫或侵犯产生症状者。Bell 麻痹也可继发面肌痉挛。

118. 影像检查在面肌痉挛的诊疗中重要吗?

影像检查在面肌痉挛诊断和治疗中必不可少。一则用于排查继发性因素,二则有助于判定微血管压迫情况,帮助确定和优化治疗方案。高分辨 MRI 不同序列在受累神经和责任血管显示中优劣各异。近年采用"黑血法"(血管为低信号,脑脊液为高信号,序列选择 3D-SPACE、3D-FIESTA 和 3D-CISS 等)联合"白血法"(血管为高信号,脑脊液为低信号,序列选择 3DTOF 和 3D-VIBE 等)的方法提高了微血管压迫的预判准确性。

119. 原发性面肌痉挛有典型电生理表现吗?

肌电图(EMG)和异常肌反应(abnormal muscle response,AMR),或称侧方扩散反应(later spread response,LSR)检测可帮助诊断面肌痉挛,也可帮助判断术中减压是否充分。EMG 可记录到一种高频率的自发电位(最高每秒可达 150 次)。AMR 则是面肌痉挛的特异性表现,表现为当刺激患侧面神经颞支或下颌缘支时可记录到颏肌和额肌的阵发性高频自发电位。

120. 面肌痉挛需要与哪些疾病鉴别?

通常需与以下疾病鉴别:双侧眼睑痉挛、口-下颌肌张力障碍、梅杰综合征、面瘫后面肌联带运动、局灶性皮质癫痫累及面肌。

121. 如何鉴别面肌痉挛与面瘫后面肌联带运动?

后者为特发性面神经炎或面神经损伤后神经异常再生的后遗症状。有特发性面神经炎或面神经损伤的病史,表现为面部某一肌随意收缩(如闭口、自主张口)的同时其他面部肌肉出现不自主收缩,休息时不出现异常收缩,以此与面肌痉挛鉴别。

122. 如何鉴别面肌痉挛与梅杰综合征？

双侧面肌痉挛少见，需与梅杰综合征鉴别。后者为一种椎体外系周围神经病变，首发症状多为双侧眼睑痉挛，随病程进展逐渐累及口、面、下颌等部位，患者在打哈欠、吃东西、咳嗽等时症状可戏剧性减轻，随着病情加重，肌肉痉挛范围会逐渐向下扩大，甚至累及四肢和躯干。双侧面肌痉挛者往往一侧先起病，抽搐停止后另一侧再发作，或一侧轻，一侧重，不会累及颈部以下。

123. 面肌痉挛的治疗方法有哪些？

目前治疗面肌痉挛的主要方法包括药物、肉毒素注射和微血管减压手术（microvascular decompression，MVD）。

124. 药物在面肌痉挛治疗中的疗效好吗？

药物治疗通常仅可减轻部分患者症状，常用于疾病初期、不能耐受或拒绝手术，或手术后仍有症状者。首选抗惊厥药如卡马西平、奥卡西平，也可选择地西泮、苯妥英钠、氯硝西泮、巴氯芬、托吡酯、加巴喷丁及氟哌啶醇等。用药中需注意镇静、疲乏、头晕、共济失调等不良反应及肝肾功能损坏、粒细胞减少、卡马西平引起的剥脱性皮炎等风险。

125. 肉毒素注射治疗面肌痉挛效果如何？有哪些注意点？

肉毒素注射是有效治疗方法，90%以上患者对初次注射A型肉毒素有效，疗效大多能维持3~4个月，重复注射后疗效逐渐减退，故不能作为长期治疗面肌痉挛的措施。治疗8周内可能出现眼干、轻度面瘫、复视、上睑下垂等不良反应。治疗中每次间隔时间不应短于3个月，注射1周后有残存痉挛时可追加注射；开始时建议使用较低剂量（10~30 U），1次注射总剂量不应高于55 U，1个月内总剂量不高于200 U；过敏者禁用且应避免与氨基糖苷类抗生素同期使用。

126. 面肌痉挛有根治的办法吗？

MVD术是当前唯一可能根治面肌痉挛的方法，其原理是通过解除责任血管对神经的压迫缓解症状。责任血管判定是MVD手术成败的关键，术中脑干听觉诱发电位（brainstem auditory evoked potentials，BAEP）和LSR的监测有助于保护颅神经和判断减压效果。主要并发症包括面瘫、听力障碍和后组脑神经功能障碍。

127. 如何看待经皮颅外面神经射频在面肌痉挛治疗中的作用？

是近年开展的一项治疗面肌痉挛的新技术。在影像（CT）定位下经皮穿刺经患侧茎乳孔抵达颅外受累面神经，低频运动测试后采用逐级升温的形式对面神经形成干预和损伤，缓解痉挛症状。手术损伤小、安全性高。但存在术后多产生一定程度面瘫、复发率较高、目前临床循证数据不足的缺点。

128. 什么是特发性面神经炎？

也称 Bell 麻痹，特发性周围性面瘫，是一种以一侧面部表情肌突然瘫痪，同侧额皱消失、眼裂扩大、鼻唇沟变浅、口角向对侧歪斜、闭目、鼓腮、示齿无力为临床特征的常见颅神经单神经病变，是面瘫最常见的原因，可伴有同侧耳后或乳突压痛。

129. 如何诊断特发性面神经炎？

根据急性起病，3 天内达高峰的周围性面神经麻痹的病史和体格检查，排除继发性因素，即可诊断特发性面神经炎。实验室检查和影像检查并非必需。对重度面瘫者，面神经电图和 EMG 检查有助于评估神经损伤的程度，预测预后。

130. 特发性面神经炎的预后怎样？

多数预后良好，大部分患者在发病后 2~3 周开始恢复，3~4 个月完全恢复，70% 的患者的面部功能在 6 个月内可完全恢复。部分患者可遗留无力、面肌联带运动、面肌痉挛或鳄鱼泪现象。早期糖皮质激素和抗病毒治疗可加速神经恢复，改善预后。

131. 特发性面神经炎的常用治疗方法有哪些？

包括预防性眼部护理（主要对眼裂不能闭合、干眼、暴露性角膜炎者）、药物治疗、神经康复治疗、针灸等。糖皮质激素和抗病毒药物是最常用的药物疗法。对面神经行外科减压手术仍存在争议。此外，星状神经节阻滞和三氧大自血回输疗法也发现有效。

132. 如何有效实施特发性面神经炎的药物治疗？

对无禁忌证的 16 岁以上成人，发病 72 小时内口服糖皮质激素可改善面神经麻痹。推荐泼尼松每日 30~60 mg，持续 5 天，随后 5 天逐步减量至停用。抗病毒可选择阿昔洛韦或伐昔洛韦，7~10 天 1 个疗程。抗病毒联合糖皮质激素治疗可能更能获益。另外,可加用甲钴胺等神经营养药。

(金晓红)

参考文献

[1] 中华医学会疼痛学分会头面痛学组中国医师协会神经内科医师分会疼痛和感觉障碍专委会.中国偏头痛防治指南[J].中国疼痛医学杂志,2016,721-727.

[2] Hoffmann J, May A. Diagnosis, pathophysiology, and management of cluster headache [J]. Lancet Neurol, 2018, 17: 75-83.

[3] Wei DY, Goadsby PJ. Cluster headache pathophysiology - insights from current and emerging treatments[J]. Nat Rev Neurol. 2021, 17(5): 308-324.

[4] EFNS guideline on the treatment of tension-type headache Report of an EFNS task force [J]. Eur J Neurol, 2010, 17: 1318-1325.

[5] Azmin K, Zhu SH. Migraine and Tension-Type Headache[J]. Semin Neurol, 2018, 38: 608-618.

[6] Yu SY, Han X. Update of Chronic Tension-Type Headache[J]. Curr Pain Headache Rep, 2015, 19: 469.

[7] Enrico F, Michele T, Fabio R. Spontaneous intracranial hypotension: review and expert opinion[J]. Acta Neurol Belg. 2020, 120: 9-18.

[8] Bigna SB, Oliver B, Thierry G. Post-dural puncture headache[J]. Minerva Anestesiol, 2019, 85: 543-553.

[9] Deborah IF. Headaches Due to Low and High Intracranial Pressure[J]. Continuum (Minneap Minn), 2018, 24: 1066-1091.

[10] Xiao H, Peng B, Ma K, et al. The Chinese Association for the Study of Pain (CASP): Expert Consensus on the Cervicogenic Headache[J]. Pain Res Manag, 2019: 9617280.

[11] 寇任重,刘岚青,文亚,等.颈源性头痛临床特征及问题分析[J].中国疼痛医学杂志,2017(7):524-529.

[12] Headache Classification Committee of the International Headache Society. The International Classification of Headache Disorders, 3rd edition[J]. Cephalalgia. 2018, 38: 1-211.

[13] 中华医学会神经外科学分会,中国医师协会神经外科医师分会,上海交通大学颅神经疾病诊治中心.三叉神经痛诊疗中国专家共识[J].中华外科杂志,2015,53: 657-664.

[14] Giorgio C, Giulia DS, Andrea T, et al. Trigeminal Neuralgia[J]. N Engl J Med, 2020, 383: 754-762.

[15] Andrew Blumenfeld, Galina Nikolskaya. Glossopharyngeal neuralgia[J]. Curr Pain Headache Rep, 2013, 17: 343.

[16] Mohammad K, Shamima EN, Siti NH, et al. Trigeminal Neuralgia, Glossopharyngeal Neuralgia, and Myofascial Pain Dysfunction Syndrome: An Update[J]. Pain Res Manag, 2017: 7438326.

[17] 中华医学会神经外科学分会, 上海交通大学颅神经疾病诊治中心. 面肌痉挛诊疗中国专家共识[J]. 中国微侵袭神经外科杂志, 2014, 19: 528-532.

[18] Andrea LB, Paul OP. Facial spasms[J]. Dis Mon. 2020, 66: 101041.

[19] 中国特发性面神经麻痹诊治指南[J]. 中华神经科杂志, 2016, 84-86.

第五章

颈肩部及上肢疼痛疾病

第一节　颈椎病

1. 什么是颈椎病？

颈椎病是一种以椎间盘退行性病理改变为基础，由于骨质增生或椎间盘突出、韧带肥厚压迫或刺激了邻近的神经根、脊髓、血管及软组织，出现颈、肩和上肢疼痛以及功能障碍的临床综合征。

2. 颈椎病的分型及各分型的典型临床表现有哪些？

颈椎病主要分为6型：① 颈型，主要是颈部不适，出现酸麻胀痛等异常感觉，通常无上肢症状；② 神经根型，表现为放射性的根性神经痛、麻木和肌力减退，肌肉萎缩；③ 脊髓型，颈部发硬，下肢肌肉发紧，双足有"踩棉花"样感觉；④ 椎动脉型，可出现因椎动脉供血不足导致头痛、头晕，甚至晕倒；⑤ 交感型，全身多系统出现症状，如头痛、眩晕、视物不清、耳鸣等；⑥ 混合型，以上症状可组合出现。

3. 颈椎病的诊断原则是什么？

① 具有颈椎病的临床表现，包括症状和体征；② 影像学检查显示颈椎椎间盘或椎间关节有退行性改变；③ 影像学所见能够解释临床表现。

4. 颈椎病需要和哪些疾病鉴别？

颈型颈椎病与慢性颈部软组织损伤鉴别；神经根型颈椎病需与颈肋和前斜角肌综合征、神经纤维瘤、肺尖附近的肿瘤、心绞痛等鉴别；脊髓型颈椎病应与肌萎缩性侧索硬化、多发性硬化、椎管内肿瘤、脊髓空洞症等相鉴别;椎动脉型颈椎病需与其他原因引起的椎基底动脉供血不足鉴别,如椎动脉粥样硬化等;交感神经型颈椎病应与神经官能症、更年期综合征、其他原因所致的眩晕相鉴别。

5. 颈椎病 X 线检查的典型影像学表现有哪些?

X 线显示颈椎生理曲度变直或前弧消失,椎体前后缘骨赘形成,椎间隙变窄。钩椎关节、关节突关节增生及椎间孔狭窄等退行性改变。受累节段可有椎体不稳,相应平面的项韧带可有骨化。

6. 颈椎病 MRI 检查的典型影像学表现有哪些?

MRI 可清楚显示脊髓受压情况,并能同时显示脊髓是否变性,是否有空洞形成,还能区别致压物来源;可以发现椎间盘退变,含水量下降;椎间盘的膨出、突出、脱出以及游离;可以观察到黄韧带肥厚以及脊髓受压变性情况;还可以观察到颈椎椎体边缘和钩椎关节的骨质增生,以及颈椎的生理曲度变直和颈椎反弓等。

7. 怀疑颈椎病时常做哪些体格检查?

怀疑颈椎病时常做叩顶试验、椎间孔挤压试验、臂丛牵拉试验、压头试验、引颈试验,上述阳性提示神经根受到压迫;旋颈试验阳性提示为椎动脉型颈椎病;霍夫曼征(Hoffmann)阳性可见于脊髓型颈椎病。

8. 常用于颈椎病患者的深层肌腱反射检查有哪些?临床意义是什么?

(1) 肱二头肌腱反射:指叩打肱二头肌腱,产生屈肘的反射。传入神经为肌皮神经内的感觉纤维,反射中枢为 C5~6 脊髓灰质,传出神经为肌皮神经的躯体运动纤维,效应器为肱二头肌。肱二头肌反射异常,提示上述反射弧中结构有损伤。

(2) 桡骨骨膜反射:被检者前臂置于半屈半旋前位,检查者以左手拖住其腕部,并使腕关节自然下垂,随即以叩诊锤叩桡骨茎突,可引起肱桡肌收缩,发生屈肘和前臂旋前动作。反射中枢在颈髓 5~6 节。可检查是否存在颈髓损伤或者出现 C5、C6 神经受压的情况,以及反射弧中的结构损伤。

(3) 肱三头肌反射:叩击肱三头肌稍上方(鹰嘴上方 1.5~2 cm 处),可引起肘关节伸直。异常结果:肱三头肌反射的反射弧的反射中心在 C6~7 节,由桡神经传导。肱三头肌反射异常,提示上述反射弧有损害。需要检查的人群手臂肌肉无力或者肌萎缩的患者。

9. 如何预防颈椎病？

颈椎病的发生与不良生活习惯、姿势异常有关，预防重于治疗。预防措施包括姿势正确、适度锻炼、避免颈椎长时间屈曲等。健康教育及低强度的颈部训练，如颈部保健操等，可明显减少颈椎病的患病率及复发率，瑜伽也被证实可有效改善颈部疼痛。

10. 如何检查颈椎病患者是否出现 Hoffmann 征？

Hoffmann 征是一种病理性神经反射，检查者以右手的示、中两指夹持患者的中指中节，使其腕关节背屈，其他指各处于自然放松半屈状态，然后检查者以拇指迅速弹刮患者中指指甲，若出现其他各指的掌屈运动，即为 Hoffmann 征阳性。用于鉴别是否存在颈椎脊髓病变。

11. 牵引治疗颈椎病的主要原理是什么？

① 限制颈椎活动，缓解肌肉痉挛，重新调节附属韧带、肌肉功能；② 牵拉分离颈椎和椎间关节，减轻椎间盘压力负荷，缓解脊髓神经根的压迫，利于神经根的水肿吸收；③ 延长椎管纵径，改善神经根和脊髓实质的血流量以及脑脊液循环；④ 改善脊柱曲度，恢复颈椎正常序列和小关节功能。

12. 颈椎牵引有哪些禁忌证？

① 脊髓严重受压、脊髓明显水肿及变性；② 颈椎严重退行性改变，骨桥形成；③ 颈椎不稳、骨折脱位；④ 严重骨质疏松症及其他骨质破坏性疾病；⑤ 有颞下颌关节炎；⑥ 如有外伤史，应在影像学检查排除可能导致症状加重的情况（如枕颈不稳等）后进行；⑦ 严重呼吸系统疾病、睡眠呼吸暂停综合征等呼吸功能障碍，严重心脑血管疾病、血管畸形、颈动脉斑块等。

13. 颈椎病的非手术治疗的基本方法及原则是什么？

① 牵引：强调小重量、长时间、缓慢、持续的原则；② 物理治疗：热疗、电疗、光疗、磁疗等方法，可以多方法联合使用；③ 颈部制动：使颈部肌肉休息，缓解肌肉痉挛，包括颈托、围领和支架等；④ 药物疗法：非甾体类抗炎药物、肌松类药物及神经营养药物等；⑤ 传统医学：包括针灸、推拿、按摩疗法；⑥ 神经阻滞疗法：把抗炎镇痛药物注射到硬膜外腔或神经根周围，进行抗炎消肿、镇痛和改善血运的方法。

14. 神经根阻滞治疗颈椎病的原理是什么?

神经阻滞是直接把低浓度局部麻醉药和糖皮质激素注射到椎管内或病变神经周围的方法,其原理为:① 抗炎镇痛,减轻炎性刺激和炎症介质的释放,减轻神经根水肿和炎症反应;② 松解患者受累神经根周围粘连和机械压迫;③ 改善局部血液循环,能恢复正常血管神经功能;④ 阻断疼痛反射弧的恶性循环,从而使颈椎病的临床症状得以改善。

15. 哪些微创介入手段可以治疗颈椎病?

针对颈椎间盘突出,可采用经皮穿刺介入治疗,具体包括化学髓核溶解术、三氧消融术、射频热凝术、等离子消融术、激光汽化减压术、内镜下颈椎间盘切除术等;针对顽固性神经痛,可以采用颈神经后支神经调控或毁损;针对慢性肌肉疼痛,可以采用各种微创针具或刀具进行治疗。

16. 脊柱内镜微创手术是否可以治疗颈椎间盘突出症?

脊柱内镜技术是目前治疗颈椎间盘突出症的常规微创手术,主要术式包括前路经椎间隙入路和后路经椎板间入路内镜下颈椎间盘切除术,以及后路椎板开窗椎管扩大成形术等。最近,内镜下前路椎间盘摘除及椎间融合技术也逐渐成熟。

17. 颈椎间盘突出症微创手术的适应证有哪些?

① CT 或 MRI 上显示为无硬化(钙化)椎间盘突出症;② 颈部疼痛伴或不伴与放射学一致的神经根性颈椎病;③ 软性椎间盘引起的脊髓型颈椎病;④ 骨性椎管狭窄者,可以谨慎选择;⑤ 保守治疗至少 6 周以上无效者。

18. 颈椎间盘突出症开放手术的主要术式有哪些?

(1) 颈前路开放手术:包括颈椎前路椎间隙减压+融合术、颈椎前路椎体次全切+融合术、颈椎前路髓核摘除术等。

(2) 颈后路开放手术:包括半椎板切除减压术、颈椎全椎板扩大成形减压,后路椎板扩大成形术和后路髓核摘除术等。

19. 颈椎间盘突出症手术的禁忌证有哪些?

① 有严重系统性疾病者;② 年老体弱不能耐受手术者;③ 有精神疾患或更年期神经官能症者;④ 有严重四肢广泛的肌肉萎缩及脊髓功能障碍者。

20. 哪些情况下颈椎病需要开放手术治疗?

① 脊髓型颈椎病,多节段骨性椎管狭窄者;② 严重神经根型颈椎病,出现肌肉进行性萎缩或严重神经根刺激症状;③ 颈髓腹侧/背侧受压,如黄韧带肥厚、骨化、椎板增厚、广泛后纵韧带骨化等。

(蔡振华 周华成)

第二节 肩关节周围炎

21. 什么是肩关节周围炎?

肩关节周围炎由肩关节周围肌肉、肌腱、滑囊和关节囊等软组织的慢性炎症、粘连引起的以肩关节周围疼痛、活动障碍为主要症状的症候群,又称粘连性关节囊炎、肩周炎、冻结肩等,因多发于 50 岁左右的中年人,又称为五十肩。

22. 肩关节的解剖特点是什么?

肩关节是由肩胛骨的关节盂和肱骨头组成,是一个典型的球窝关节,也是人体运动范围最大而稳定性相对较差的关节。由 3 块骨骼(锁骨、肩胛骨和肱骨近端)和 4 个关节面(胸锁、肩锁、盂肱和肩胸关节面)组成。

23. 肩袖的组成和功能是什么?

肩袖由 4 块肌肉组成(冈上肌、冈下肌、肩胛下肌和小圆肌),它们附着于肱骨头并在其周围形成一个套袖样结构。主要功能是将肱骨头固定在关节盂(窝)内,并能充分活动。

24. 肩关节如何维持稳定性?

肩关节是全身活动范围最大的关节,其稳定性依靠静态稳定结构和动态稳定结构来维持。其中,静态稳定结构主要包括关节及其压力、关节囊与韧带、喙肱韧带等;而动态稳定结构为肩袖、肱二头肌和三角肌。

25. 肩关节周围炎的病因包括哪些?

(1) 肩关节及其周围软组织发生退行性变。

（2）长期过度活动，姿势不良等产生慢性劳损导致肩关节周围软组织无菌性炎症。风、寒、湿等可加重此无菌性炎症。

（3）继发于肩部损伤，包括上肢、肩关节等外伤骨折后制动，或软组织挫伤后引发；也可继发于其他外科手术，如心脏手术等。

（4）其他：与糖尿病、血脂异常、长期制动、脑卒中和自身免疫性疾病等有关。甲状腺疾病可能会使冻结肩的风险增加 2.7 倍，尤其是甲状腺功能减退症和甲状腺结节。

26. 肩关节周围炎发病机制是什么？

其发病机制尚无定论，目前多认为肩关节周围炎是关节囊及其周围软组织广泛、慢性无菌性炎症，进而导致肩关节周围广泛的组织粘连的一类疾病，组织学检查证实肩关节周围炎的主要病理改变是盂肱关节囊的增厚、挛缩以及和肱骨头的粘连。任何引起上述炎症、粘连病变的因素都可诱发肩关节周围炎。

27. 肩关节周围炎有哪些典型的临床症状？

肩部疼痛，伴有压痛，夜间加重，影响睡眠，疼痛向肩部附近放射；肩关节活动明显受限，而且主动活动、被动活动均受限，尤其外展、外旋最明显。

28. 哪些影像学检查可帮助诊断肩关节周围炎？

（1）X 线：部分患者可见骨质增生、韧带或肌腱钙化、关节间隙变窄等。

（2）超声：无创、性价比高且无辐射，可准确评估肩部浅表肌腱和肌肉病变、关节腔积液及滑囊炎等，且能动态观察、双侧对比。常表现为不同程度的肩关节囊下壁增厚、喙肱韧带及肩袖间隙软组织结构增厚，囊内回声增强等；动态检查示活动时受累肌腱滑动受限。

（3）MRI：可发现肩关节囊和喙肱韧带增厚、关节腔积液、肩袖间隙水肿等，常伴随肩部肌腱不同程度的炎症损伤等。

29. 肩关节疼痛的可能原因包括哪些？

（1）肩关节局部病变引起肩关节疼痛：如肩关节周围炎、肩袖损伤、肌腱炎、脱位、肩峰撞击综合征、外伤或者术后、感染等。

（2）全身性疾病继发性肩关节痛，如风湿性疾病、代谢性疾病等。

（3）邻近组织或脏器病变引起肩关节疼痛，如颈椎病、肺尖部肿瘤、缺血性心脏病、胆囊炎等。

(4) 神经性(带状疱疹、糖尿病等)。

(5) 肿瘤等其他疾病。

因此，务必详细了解患者病史，仔细体格检查，完善辅助检查和疼痛评估量表等工具以帮助进一步明确诊断。

30. 如何鉴别诊断肩关节周围炎和肩袖损伤、肩峰撞击综合征？

均表现为肩部疼痛伴活动障碍。肩关节周围炎主动与被动活动均受限；肩袖损伤主动活动受限为主，被动活动不受限；肩峰撞击综合征为肩峰撞击试验阳性，影像学更有特征性喙肩弓骨结构的改变，如肩峰倾斜或低平、钩状，导致肩峰下间隙狭窄。超声可准确评估肩部肌腱和肌肉病变等，且能动态观察，双侧对比。MRI是目前诊断肩袖疾病中最常用的检查；肩关节镜检查是鉴别诊断的金标准，但是创伤性操作不作为首选诊断方法。

31. 肩关节周围炎的诊断标准

(1) 病史及症状：慢性发病进行性加重。肩部疼痛，夜间加重，影响睡眠。

(2) 体征：肩关节活动明显受限，主动活动、被动活动均受限。肩周多部位压痛。病程较长的患者可见三角肌、冈上肌和冈下肌明显萎缩。

(3) 影像学检查：X线检查多为阴性；MRI检查可发现肩关节囊和喙肱韧带增厚并排除肿瘤等；超声可动态观察肩关节肌肉韧带、关节囊，外展、外旋、内旋位等不同体位超声检查同时可行双侧对比。

32. 肩关节周围炎有哪些治疗方法

(1) 功能锻炼、物理治疗和冲击波治疗等。

(2) 中医中药治疗。

(3) 药物治疗，包括非甾体抗炎药、肌肉松弛药等。

(4) 关节腔注射，包括玻璃酸钠、糖皮质激素等。

(5) 微创治疗：肩胛上神经阻滞及脉冲射频、针刀治疗、麻醉下手法松解术；富血小板血浆(platelet riched plasma，PRP)注射等。

(6) 手术治疗：关节镜下肩关节松解术、开放性肩关节手术。

33. 手术治疗指征是什么？

肩关节周围炎患者在经过 3～6 个月正规的保守治疗（鉴于肩周炎的自限性，也有的建议 12 个月），症状没有明显改善或虽然有所改善但患者仍然无法耐受，可以考虑进行手术。

（冯智英）

第三节 肱骨外上髁炎

34. 什么是肱骨外上髁炎？

肱骨外上髁炎在 1873 年第一次被朗格（Runge）所提出，又称"肱桡关节滑囊炎""网球肘"［1882 年由莫里斯（Morris）提出］，是肱骨外上髁长期过度劳累，造成牵引刺激，导致附着处的前臂腕伸肌总腱的退化、慢性无菌性、损伤性炎症。

35. 哪些原因会导致肱骨外上髁炎？

前臂腕伸肌总腱的起点，在进行反复伸腕及旋转时，出现肌腱附着连接处的部分纤维过度拉伸，引起肱骨外上髁骨膜下出血、骨膜炎、钙化及瘢痕形成等病理改变，致使其内穿行的微血管神经受到卡压和激惹。

36. 肱骨外上髁炎有哪些典型症状？

起病缓慢，初起时在劳累后偶感肘外侧疼痛，逐渐加重，疼痛甚至可向上臂及前臂放射，影响肢体活动，但肘部功能活动多不受限。做拧毛巾、扫地、端壶倒水等动作时疼痛加剧，前臂无力，甚至持物落地。

37. 怀疑肱骨外上髁炎时必须做哪几项体格检查？

（1）通过患者主动举臂、持物、伸肘、握拳、伸腕或旋转前臂检查是否可诱发或加重疼痛。

（2）检查肱骨外上髁及肱桡关节间隙处是否有压痛点。

（3）检查腕伸肌腱牵拉试验或伸肌紧张试验（Mills 征），腕伸肌抗阻试验是否为阳性。

38. 什么人群易发生肱骨外上髁炎？

本病好发于肘关节屈伸或旋转活动过多或劳动强度大的职业，如网球运动员、羽毛球运动员、电脑程序员、纺织工人、厨师、搅拌操作工、木工、钳工、家庭主妇等。

39. 肱骨外上髁炎有哪些特殊体征？

肱骨外上髁及肱桡关节间隙处有压痛点，腕伸肌腱牵拉试验或伸肌紧张试验（Mills 征）阳性，腕伸肌抗阻试验阳性。

40. 肱骨外上髁炎会出现肌力下降吗？

肱骨外上髁炎可影响肢体活动，但功能活动多不受限，做举臂、持物、伸肘、握拳、伸腕或旋转前臂等动作时疼痛加剧，出现肌力下降，前臂无力。

41. 哪些影像学检查有助确诊肱骨外上髁炎？

X 线检查可能示肱骨外上髁处骨质密度增高的钙化阴影或骨膜肥厚影像。超声检查可见伸肌总腱附着处结构变化（增厚、变薄、变性和肌腱断裂等）、骨骼钙化甚至新生血管形成。MRI 不作为常规，该检查所体现的情况与疾病的临床症状严重程度无良好相关性。

42. 肱骨外上髁炎的诊断标准是什么？

常有职业性劳损或潜在的损伤病史，肘关节外侧疼痛，举臂、持物、伸肘或旋转前臂时可诱发或加重疼痛。肱骨外上髁局部有明显的压痛点，Mills 征阳性，结合 X 线片等（排除肿瘤、骨折）、超声等可确诊。

43. 肱骨外上髁炎需要与哪些疾病作鉴别？

神经根型颈椎病：常以颈部为主，上肢放射痛，可表现为多发压痛点，手及前臂可有感觉障碍区。

骨化性肌炎：疼痛部位广泛，伴有肘关节活动及功能障碍。

44. 肱骨外上髁炎有哪些治疗方法？

通常被描述为自限性疾病，部分患者迁延不愈。治疗目标包括疼痛治疗，运动维持、握力及耐力提高、正常功能恢复以及防止进一步恶化。主要治疗方法包括药物治疗、物理治疗、注射治疗、针刀治疗、康复治疗、手术治疗。

45. 用于治疗肱骨外上髁炎的常用药物有哪些？

（1）口服：非甾体抗炎药包括萘普生、洛索洛芬钠、双氯芬酸钠、美洛昔康、塞来昔布、依托考昔等。

（2）局部涂抹：双氯芬酸二乙胺乳胶剂、酮洛芬凝胶等。

（3）外敷非甾体抗炎药：洛索洛芬钠凝胶贴膏、吲哚美辛巴布膏、氟比洛芬酯凝胶贴膏等。

（4）中医中药。

46. 哪些物理疗法可用于治疗肱骨外上髁炎？

可采用红外线、超激光、体外冲击波等物理治疗（具体可参考物理治疗章节），促进炎症吸收。离心运动和给予肌腱部分负荷有助于肌腱愈合，肩关节的稳定是恢复肘关节功能的必要因素，下斜肌、前锯肌和肩袖的练习很有必要。

47. 体外冲击波如何治疗肱骨外上髁炎？

体外冲击波是治疗肱骨外上髁炎的重要方法，通过特定频率声波直接对肌腱及其周围肌肉进行松解及梳理，拉应力诱发组织间松解，促进微循环；压应力促使组织弹性变形，增加细胞摄氧。改变组织的微环境，使组织产生并释出抑制疼痛的化学物质，可破坏疼痛受体的细胞膜，抑制疼痛信号的产生及传递。冲击波导致内啡肽的产生，降低患处对疼痛的敏感，同时促进组织的康复，松解患处钙质沉着，减轻水肿，增加组织的机械负荷。

48. 激素注射治疗如何治疗肱骨外上髁炎？

类固醇激素注射广泛用于治疗肌腱损伤，成本低、方法简单，具有里程碑式治疗意义。局部注射可抑制成纤维细胞和毛细血管的增殖，抑制肉芽组织的形成。注射激素可暂时缓解疼痛，但可能加重局部肌腱组织损害甚至导致脂肪和肌肉萎缩。激素注射可作为其中的有效治疗手段，但中、远期治疗还需要综合手段。

49. 富血小板血浆如何治疗肱骨外上髁炎？

富血小板血浆（platelet-rich plasma，PRP）已被广泛用于骨科疾病。PRP 是从全血中提取出来的血小板浓缩液，包含多种用于组织修复的转化生子因子，能够激活不同的细胞组织修复，促进骨和肌腱等软组织的再生。考虑到 PRP 的长期有效性，可作为肱骨外上髁炎的首选治疗方式之一。

50. 肱骨外上髁炎手术治疗的指征是什么？

不做常规推荐，保守治疗无效且顽固性疼痛，严重影响日常生活者，可进行手术治疗。保守治疗包括：上述药物、物理治疗与康复、手法治疗、中医中药、超声引导下局部注射治疗、小针刀等。

51. 肱骨外上髁炎的手术治疗包括哪几种方式？

经过长期保守治疗的患者人体持续疼痛以及功能受限可尝试采用外科治疗方法，包括开放手术、经皮手术以及关节镜下手术，基本原则是对桡侧腕短伸肌的血管纤维组织的清创以及修复，剥离松解伸肌附着处软组织或切断肌膜上穿出的微血管神经束等。关节镜下手术越来越流行，创伤小、恢复快，包括关节镜下清理术以及韧带切断术。

52. 肱骨外上髁炎可以预防么？

可以。在劳动或运动时，避免运动过度，以防止急性损伤，如发生急性损伤则应得到及时、彻底的治疗。同时注意劳逸结合，在休息时可适当进行自我按摩以及其他一些保健锻炼，增加前臂屈肌群的耐受性，以减少本病的发生。

53. 肱骨外上髁炎患者日常生活中应注意些什么？

治疗期间适当休息结合康复锻炼。急性期应限制握拳与伸腕动作，佩戴护肘、护腕等；冻结期可进行适量的伸展训练，帮助恢复关节活动的正常幅度，放松过度紧张的腕伸肌群；恢复期应进行一些伸展和抗阻力训练。

（叶菱）

第四节　臂丛神经损伤

54. 臂丛神经由哪些神经组成？

臂丛是由 C5、C6、C7、C8、T1 脊神经根前支组成。C5、C6 组成上干，C7 形成中干，C8、T1 组成下干。分支包括肌皮神经、正中神经、尺神经、桡神经、腋神经、胸长神经和胸背神经。

55. 导致臂丛神经损伤的常见病因有哪些？

臂丛损伤的常见病因有颈肋或异常肌肉（如胸廓出口综合征）的压迫、肿瘤侵犯（如 Pancoast 瘤）、直接外伤（如牵张性损伤和撕脱伤）、炎症（如 Parsonage-Turner 综合征）或放射损伤。

56. 臂丛神经损伤有什么症状？

臂丛神经损伤的患者主要临床表现为上肢瘫痪（感觉、运动障碍）、关节挛缩、神经传导障碍、神经粘连、麻木、肌肉萎缩、感知觉减退等。

57. 臂丛神经损伤后查体会有什么发现？

腋神经损伤可使三角肌萎缩，肩不能外展；肌皮神经损伤可使肱二头肌萎缩，肘关节不能屈曲；桡神经损伤可使肱三头肌、肱桡肌、伸腕、伸指肌萎缩，不能伸腕、伸拇；正中神经损伤使屈指肌群及大鱼际肌群萎缩，手指不能屈曲及拇指不能对掌；尺神经损伤使手内肌萎缩，手指不能内收、外展与对掌、对指。

58. 哪些影像学检查有助于诊断臂丛神经损伤？

超声及 MRI，尤其 MRI 在臂丛神经方面的运用取得了较好的效果，能够安全、清晰地显示臂丛神经损伤，为臂丛神经损伤的诊断、分型及治疗提供有力依据；普通螺旋 CT 应用较为广泛；CT 脊髓造影检查，对臂丛神经根性损伤有重要的诊断价值；MRI 检查提示神经根信号消失是臂丛神经节前损伤的最直接征象。

59. 肌电图检查对臂丛神经损伤有价值吗？

术前术后肌电图检查不仅能确定臂丛神经损伤的部位，动态观察神经肌肉的功能变化，还能在术中监测，尤其在选择性神经束支移位及产瘫的手术治疗中尤为重要。

60. 臂丛神经损伤应与哪些疾病鉴别？

臂丛神经损伤需要与臂丛神经炎、神经根性颈椎病、颈椎间盘突出、胸廓出口综合征等原因引起的臂丛神经痛相鉴别，同时在查体时也需要与肩周炎等疾病相鉴别。

61. 臂丛神经损伤的药物治疗有哪些？

药物治疗适用于轻度的臂丛神经损伤，主要包括加巴喷丁、卡马西平、巴氯芬和甲钴胺、维生素 B_1、维生素 B_{12} 等营养神经的药物，同时还可使用甲强龙、甘露醇和七叶皂苷等抗炎、消肿、止痛药。

62. 臂丛神经损伤可以手术治疗吗？

对于切割、手术、枪弹及药物等因素引起的臂丛神经损伤，建议应早手术探查修复；诊断节前性损伤者应尽早手术；节后损伤者保守治疗无明显功能恢复应及时手术探查；如有明显的撕脱、撕裂，可在 3 个月内手术探查修复。

63. 臂丛神经损伤后慢性疼痛的神经介入治疗有哪些？

臂丛神经损伤后慢性疼痛的神经介入治疗方法包括臂丛神经阻滞、臂丛神经射频消融和脊髓背根入髓区的毁损技术。

64. 哪些物理治疗有助于臂丛神经损伤的康复？

促进神经生长的物理治疗方法有多种，其中电刺激可以促进神经细胞功能的恢复；电体操可延缓肌蛋白的变性，也可促进神经的再生；亦可采用微波疗法。根据神经的恢复程度选择合适的刺激强度、刺激时限和刺激部位，来促进不同阶段神经功能的恢复。

65. 臂丛神经损伤术中处理原则及术后处理？

根据手术中发现处理原则如下：神经松解术；神经移植术；神经移位术。臂丛松解减压术后上肢固定 3 天，神经移植固定 3 周，神经修补固定 6 周，应用神经营养药物。拆除石膏后，患肢应进行功能锻炼，防治关节囊挛缩，神经缝合处进行理疗，防治神经缝合处瘢痕粘连压迫，并应用神经电刺激疗法刺激神经再生。每 3 个月进行肌电图检查，以了解神经再生情况。

66. 臂丛神经损伤后有哪些并发症？

手或手臂瘫痪可使关节僵硬；麻木不适可增加烧烫伤风险；愈合恢复时间长手臂活动较少可导致肌肉退化萎缩；部分患者可出现永久性的肌肉无力或瘫痪。

67. 臂丛神经损伤的预后好吗?

臂丛神经损伤轻者,神经连续性较好且断裂较少时,预后较好;重者臂丛神经根撕脱伤,神经断裂,常可出现上肢不同程度的瘫痪,预后差。大多数新生儿臂丛神经损伤可自行恢复,恢复不完全的会出现终身功能障碍。

(高秀梅 刘欢)

第五节 肩袖损伤

68. 肩袖(rotator cuff)由哪些成分组成?

肩胛下肌、冈上肌、冈下肌和小圆肌越过盂肱关节,止于肱骨上端的前、上及后部,与关节囊紧密相连,并包绕覆盖关节,如关节之袖,称为肩袖。

69. 什么是肩袖损伤?

肩袖的主要功能是在肱骨外展过程中保持关节稳定,由于急性损伤、慢性过度使用或逐渐退变,组成肩袖的肩胛下肌、冈上肌、冈下肌和小圆肌肌腱均有可能发生部分或全部损伤,均属于肩袖损伤。

70. 肩袖的哪个部分最容易发生损伤?

肩袖的4个部分均可发生损伤,其中冈上肌腱损伤最常见,约占肩袖损伤的50%,冈上肌腱损伤多发生于肌腱的前1/3。冈下肌腱撕裂多与冈上肌腱撕裂相关,但肩胛下肌肌腱撕裂可单独出现。

71. 什么原因容易导致肩袖损伤?

肩部慢性撞击性损伤、肌腱退变、外伤、血供不足等都是肩袖损伤的原因,其中肩部慢性撞击性损伤是主要原因。中老年人、经常做上肢上举过头的运动和职业、吸烟、肥胖、急性外伤等都是肩袖损伤的危险因素。

72. 肩袖损伤有哪些典型症状?

多见于45岁以上男性,主要临床表现为肩痛和活动受限,尤其以肩外展受限为典型症状。疼痛多位于肩前外侧和上臂持续性钝痛,有时可放射至颈部、前臂、桡侧手指，多在活动或增加负荷后加重。夜间疼痛加重。

73. 哪些特殊功能检查有助于判断肩袖损伤？
（1）肩峰撞击试验，包括 Neer 试验、Hawkin's 试验。
（2）冈上肌抗阻试验，包括 Jobe 试验（空杯试验）、落臂试验。
（3）肩胛下肌试验，包括 Lift off 试验、拿破仑试验。
（4）冈下肌和小圆肌试验，包括外旋抗阻试验、外旋滞后试验、坠落征。

74. 哪些辅助检查有助于诊断肩袖损伤？
超声对于肩袖损伤有很好的敏感性和特异性，还可以变换各种体位进行检查，这是 MRI 检查不具备的。X 线平片检查不能直接观察到肩袖，但可显示肩峰的形态、肩峰下间隙是否狭窄等，并可以排除其他疾患。肩部 MRI 不但可以显示肩袖损伤的程度、范围、肌腱回缩、脂肪浸润和肌肉萎缩等情况，还可以显示肱二头肌长头腱、肩峰形态、肩峰下间隙、肩锁关节等更多的信息。

75. 肩袖损伤的诊断标准是什么？
肩痛及活动受限，尤其肩外展受限。查体肱骨大结节、肩峰下间隙压痛，主动活动受限以外展、外旋及上举受限较明显；被动活动受限不明显。肩峰撞击试验、冈上肌抗阻试验、肩胛下肌试验、冈下肌和小圆肌试验等阳性。超声或 MRI 见肩袖损伤征象。肩袖损伤的诊断应综合考虑患者主诉、体格检查和影像学检查等。

76. 肩袖损伤需要与哪些疾病鉴别？
冻结肩，主要表现为主动活动和被动活动均受限明显。肱二头肌长头腱炎，主要表现为结节间沟压痛明显。钙化性肩袖肌腱炎，通常表现疼痛剧烈，通过 X 线可诊断。四边孔综合征，以肩外侧麻木和肩外展无力或受限为表现，通过电生理检查可发现三角肌去神经支配电位，神经传导速度减慢。颈椎间盘突出症，有神经根性痛、麻木、肌力下降等表现。此外，查体与超声、MRI 检查可提供更多鉴别诊断信息。

77. 有哪些药物可以用于治疗肩袖损伤？
非甾体抗炎药，如布洛芬、塞来昔布等，可起到抗炎、镇痛的作用，可以口服也可以经皮给药。如伴有肩周肌肉紧张、痉挛，可给予骨骼肌松弛剂，例如乙哌立松、替扎尼定等。

78. 药物注射治疗可以用于治疗肩袖损伤吗？

有多项随机对照研究显示肩峰下滑囊内注射糖皮质激素可有效缓解肩袖损伤的疼痛和功能评分。但一项 Meta 分析显示对于肩袖损伤，肩峰下滑囊内注射糖皮质激素比安慰剂有效，但并不比口服 NSAIDs 药物更好。轻度肩袖损伤可做肩峰下滑囊内注射缓解疼痛和功能评分。

79. 物理治疗肩袖损伤效果怎么样？

物理治疗，包括离子导入、中频治疗、高能激光、神经电刺激等。治疗同时配合肩关节功能锻炼，对于较轻的肩袖损伤可以取得很好的疗效。

80. 肩袖损伤何时应该手术治疗？

慢性损伤病例经 3~6 个月系统保守治疗无效；全层肩袖损伤的患者；50 岁以下急性损伤病例伴肩关节外旋、外展、主动上举受限，影像学证实肩袖撕裂者，宜尽早手术修补。

81. 肩袖损伤的患者应避免做哪些动作？

在生活和工作中，要注意肩关节的保护，不要过度重复上肢上举过头的动作，比如擦玻璃、游泳、单双杠等。患侧避免提重物、撞击、过度拉伸等动作，以免二次损伤肩袖。

（李君）

第六节　肩撞击综合征

82. 什么是肩撞击综合征？

肩撞击综合征（shoulder impingement syndrome, SIS）是指肩关节上举、外展或内收及内旋时，因肩关节周围结构受压引起的一系列肩部症状、体格检查表现及影像学表现。压迫可来自外部（肩峰下撞击）或内部（肩袖下方和后上方盂唇），有可能导致持续疼痛和功能障碍。

83. 哪些原因会导致肩撞击综合征？

肩撞击综合征是肩部疼痛最常见的原因，在肩部疾病中占 30%～35%。工作或运动中的肩部或肩部以上的重复性活动（尤其是过顶活动）是发生 SIS 的主要危险因素。此外，肩胛骨的不稳和动力障碍、肩胛骨和肱骨的姿势和方位不正确，肩锁关节病理性改变、盂肱关节不稳定均可导致 SIS。此外，年龄增加也是发生 SIS 的易感因素。

84. 什么人群易发生肩撞击综合征？

肩撞击综合征在参加过顶运动（overhead sports）的运动员或经常从事肩及肩部以上的重复性活动的患者中较为常见。这些运动包括游泳、投掷运动、网球、举重、高尔夫球、排球和体操。可增加 SIS 发生风险的过顶工作还包括刷油漆、装货上架及机械修理等。

85. 肩撞击综合征有哪些典型症状？

肩撞击综合征的症状与肩袖肌腱病的症状相似，经典的肩撞击形式是：肩关节抬高时，肩袖上表面和肩峰下滑囊被肩峰下表面或锁骨压迫。患者主诉进行过顶活动时出现肩部疼痛，疼痛可能位于三角肌区或上臂外侧，常发生在夜间或以患侧肩膀支撑侧卧时。

86. 肩撞击综合征造成肩周组织损伤的机制是什么？

损伤机制为肩袖、肩峰下滑囊及其他软组织（如肱二头肌长腱）被挤压在肱骨头与肩峰底面、肩锁关节或喙肩弓之间。该机制涉及一些解剖学和机械因素，包括肱骨头的移动增加、易发生撞击的肩峰形态、肩峰底面和肱骨头之间的距离缩小、肩锁关节发生骨赘性病变。

87. 哪些特殊功能检查有助于判断肩撞击综合征？

肩撞击综合征可能累及多个结构，整体检查方法与检查肩袖肌腱病的方法十分相似，除了肩部运动和力量的一般检查以外，有一点值得注意，没有任何单一检查手法能够诊断 SIS，采用联合检查能够提高准确率，但仍不能可靠区分疼痛和功能障碍的具体原因。"被动疼痛弧试验"（Neer 试验）和屈曲-内旋试验（Hawkins-Kennedy 试验）对检测 SIS 较敏感。

88. "被动疼痛弧试验"和屈曲-内旋试验怎么检查？

"被动疼痛弧试验"（Neer 试验）：在防止耸肩的同时被动屈曲盂肱关节用于评估撞击的程度；在进行操作时患者的自主保护常表现为耸肩；撞击及肩袖肌腱病的严重程度由疼痛弧的角度所决定：90°时疼痛为轻度撞击；60°～70°时疼痛为中度撞击；45°或以下时疼痛为重度撞击。屈曲-内旋试验（Hawkins‐Kennedy 试验）：进行这一试验时，医生采用一只手稳定患肩，并且在患者肘部屈曲 90°时采用另一只手内旋其肩，如内旋引出肩痛，即试验阳性。

89. 哪些辅助检查有助于诊断肩撞击综合征？

肌肉骨骼超声首选，能准确评估肩部浅表肌腱和肌肉损伤、滑囊炎，并可动态检查显示撞击部位和受累肌腱。一般初步评估不需要 X 线检查，除非：保守治疗后无改善；评估肩峰形态、肩锁关节、肩峰与肱骨头之间的距离（正常肩肱间距为 1～1.5 cm）及肌腱钙化等。磁共振成像检查通常用于：保守治疗后无改善；初步评估后诊断仍不明确；根据临床表现怀疑有肩袖或盂唇撕裂。此外，磁共振关节造影可发现盂唇病变、肩袖底面不规则或肩袖部分性撕裂。

90. 肩撞击综合征需要与哪些疾病作鉴别？

肩痛在普通人群中很常见，其鉴别诊断范围很广。肩撞击综合征患者可以同时发生神经根型颈椎病，因此对肩部不适患者应进行详细的神经系统检查。此外，因处理方法不同，所以需要区分肩撞击综合征与肩袖撕裂和粘连性关节囊炎：肩袖撕裂除了出现疼痛外还常伴有无力，最常发生于年龄较大的患者，并伴有落臂征阳性和外旋无力；粘连性关节囊炎患者一般都有肩部损伤病史，且盂肱关节的主动和被动运动受限。X 线，MRI 等检查有助于鉴别诊断。

91. 什么情况下肩撞击综合征可以保守治疗，方法有哪些？

肩撞击综合征初始治疗与肩袖肌腱病类似。一般急性期或患者症状轻微，首选保守治疗（以口服 NSAIDs 等药物、治疗性超声、激光、冲击波、肌内效贴为主），数周后开始循序渐进地康复计划，初始重点是恢复活动度，后续是稳定性和力量训练。

92. 什么情况下肩撞击综合征需要微创治疗，方法有哪些？

合并肩袖肌腱病或肩峰下滑囊炎等患者，单纯保守治疗无效者需联合辅助有创或微创治疗,如注射糖皮质激素,以及包括内热针、银质针、肌筋膜激痛点技术在内的各种软组织松解。如经过3~6个月的保守治疗无效,则转诊至骨科。

93. 肩撞击综合征不及时处理会有什么后果?

肩撞击综合征不及时处理,组织长期受压会引起肩袖肌腱病、撕裂、肩峰骨刺形成和肩锁关节肥大等,若症状长期存在,可造成严重的肩顶部和背部周围肌肉萎缩。其发展病程包括一系列临床表现,而不是某一特定结构(如肩袖)的损伤。慢性肩撞击综合征病程包括以下几个阶段:第1阶段:水肿和出血;第2阶段:纤维化和肌腱炎/肌腱病;第3阶段:肩袖撕裂,肱二头肌肌腱断裂,骨性改变。

94. 肩撞击综合征患者日常生活中应注意些什么?

姿势对肌肉和运动的影响很大,在肩关节更是如此。圆肩、肌肉发育不良以及需要进行肩部水平或以上的重复性工作的患者发生肩撞击综合征的风险最大。许多人白天大部分时间久坐,从事的活动又大多需要长时间处于容易发生肩撞击的姿势:头前倾、胸椎屈曲、圆肩且肩内旋,以及肩胛骨前伸。因此日常生活中尤其需要减少单一姿势过久和改变这种不良姿势,并注意纠正盂肱关节周围的肌力和活动度失衡。

95. 肩撞击综合征什么情况下需要接受外科手术治疗?

如果经过3~6个月的保守治疗后患者的症状和功能仍无明显改善,或者怀疑有肩袖撕裂、盂唇撕裂或粘连性关节囊炎时可能需要骨科处理。手术干预可能包括肩袖或盂唇清创、肩峰成形术联合清创,或肩袖修复术。如果投掷运动员存在关节囊松弛,关节囊修复可能会改善预后。

(王丽娜)

第七节　胸廓出口综合征

96. 什么是胸廓出口综合征?

胸廓出口综合征(thoracic outlet syndrome,TOS)是指由各种组织结构压迫神经血管束(如臂丛神经、锁骨下动脉/静脉)而引起的一系列症状和体征,这种压迫通常发生在紧邻第 1 肋骨上方和锁骨后方的局限性胸廓出口间隙内。

97. 胸廓出口综合征如何分型及其有哪些典型症状？

包括：① 臂丛受压引起的神经型 TOS(nTOS)：引起上肢麻木、感觉障碍和肌无力；② 锁骨下静脉受压引起的静脉型 TOS(vTOS)，可引起深静脉血栓形成和肢体肿胀；③ 锁骨下动脉受压引起的动脉型 TOS(aTOS)，可导致远端血栓栓塞、用力时手臂缺血性疼痛或急性动脉血栓形成。如果不止一种结构受累则症状可有所重叠。其中 nTOS 占 TOS 病例的 95% 以上，而 vTOS 和 aTOS 分别占 3% 和 1%。

98. 什么原因容易导致胸廓出口综合征？

发育异常、损伤和某些体力活动可使患者容易出现神经血管在胸廓出口受压，大多数病因是基于解剖因素上合并颈部损伤，损伤可以是单次的急性创伤，也可以是反复的慢性损伤。横穿胸廓出口的神经血管结构损伤可发生在 3 个不同的间隙内：斜角肌三角、肋锁间隙和胸小肌间隙。颈肋和第 1 肋异常可能压迫斜角肌三角。其中神经血管结构在胸小肌间隙内受压的概率可能与在斜角肌三角内受压的概率相同。

99. 神经型胸廓出口综合征的诊断标准是什么？

在神经型胸廓出口综合征(nTOS)患者中，诊断性电生理学评估具有高度特异性，但敏感性却不高。美国血管外科学会建议一般须满足以下 4 项标准中至少 3 项，才能诊断为 nTOS：

(1) 有胸廓出口处病变的体征和症状。
(2) 有神经受压的体征和症状。
(3) 没有其他病变可能解释这些症状。
(4) 进行斜角肌测试性注射(前斜角肌内注射局部麻醉剂)后出现阳性反应。

100. 哪些功能体格检查有助于判断胸廓出口综合征？

功能体格检查主要是激发试验，通过影响胸廓出口神经血管束来实现，是最主要的早期诊断方法，主要包括 Morley 测试、Adson 试验、Wright 试验、Roos 试验、肋锁试验(costoclavicylar test)。激发试验依赖于患者的主观症状，因此具有较高的假阳性率。多种试验联合能增加特异性，降低假阳性率。

101. 哪些辅助检查有助于诊断胸廓出口综合征？

诊断性电生理学评估对神经型胸廓出口综合征（nTOS）具有高度特异性，但敏感性不高。上肢血管检查对疑似动脉型 TOS（aTOS）患者可能有帮助。胸部 X 线检查对识别骨异常十分重要。超声诊断可作为评估 aTOS 或 vTOS 的初始影像学检查。CT 可显示血管结构与其周围的骨骼和肌肉之间的关系。磁共振神经成像也可用于检测臂丛受压。在考虑启动溶栓治疗前可行动脉/静脉造影术（针对 A/VTOS）。

102. Adson 试验怎么检查？

患者将头转向一侧，颈部伸直，肩关节外展 45°，肘关节自然伸直，让患者吸一口气然后屏气，尽量维持最大吸气状态。然后检查者触诊双侧桡动脉。当施行此操作手法时，脉搏消失或主诉拇指出现麻木或刺痛则为阳性，可明确斜角肌三角间隙的狭窄情况。有报道指出该试验假阳性率达 13.5%，因此单独应用的临床价值很小，不应依赖它来单独诊断任何类型的 TOS。

103. Roos 试验怎么检查？

患者双臂外展呈 90°，双肘关节屈曲呈 90°。然后双手做快速张开和握紧动作 30～180 秒，观察患者双手。引发患者症状，并应伴随出现患侧手部苍白，停止检查可使症状减轻或使手部颜色恢复正常则为阳性。该检查侧重缩小肋锁间隙，反映上肢功能。

104. Wright 试验怎么检查？

患者上半身直立，肘关节屈曲 90°，一边触诊患者桡动脉，一边缓慢将患者上臂外展和屈曲到 130°以上，并检查患者桡动脉，也可使用听诊器来听桡动脉脉搏。如果动脉消失或出现相应神经血管受压症状，表明胸小肌紧张并压迫相应神经血管丛。该检查能拉伸喙突下神经血管束，敏感性 70%～90%，特异性 29%～53%。

105. 肋锁试验怎么检查？

患者直立或坐姿，检查者站于患者身后，令患者肩关节后伸 10°～20°，同时触诊双侧桡动脉搏动，接着令患者突然挺胸。阳性结果：桡动脉搏动在挺胸时突然消失或合并上肢麻木。提示在肋骨和锁骨之间压迫到臂丛神经或大血管。

106. 胸廓出口综合征有哪些治疗方法？

TOS 的治疗应根据病因来决定。保守治疗可采用热敷、按摩、运动康复训练、心理疏导等。还可应用非甾体抗炎镇痛药、肌肉松弛药、经皮神经电刺激、激痛点疗法、局部药物注射等。对于因 vTOS 引起深静脉血栓形成的患者，应行溶栓和早期胸廓出口减压术。aTOS 有上肢血栓栓塞症状和体征的患者，应行胸廓出口减压术联合取栓术、溶栓治疗或抗凝治疗。大部分神经型 TOS 首选保守治疗，手术减压的适应证仍存争议。

107. 如何预防胸廓出口综合征？

胸廓出口综合征多由肋骨畸形、肌肉畸形/损伤、骨折引起。尤其是创伤引起的慢性炎症性改变是导致 TOS 中获得性解剖异常最常见的病因。因此如有颈肋的患者应避免颈部过度伸/屈（挥鞭样）损伤，许多 nTOS 患者有颈部重复运动、创伤或反复职业性应激的既往史，vTOS 也多与重复性动作高度相关，特别是上肢反复举过头顶的动作，重复投掷等，预防需尽量减少以上创伤和动作。

（王丽娜）

参考文献

[1] 中华外科杂志编辑部. 颈椎病的分型、诊断及非手术治疗专家共识[J]. 中华外科杂志, 2018,56(6)：401-402.
[2] 神经根型颈椎病诊疗规范化的专家共识[J]. 中华外科杂志,2015,53(11)：812-814.
[3] 王艳华. 凝肩 ISAKOS 上肢委员会专家共识（下）[J]. 中华肩肘外科电子杂志,2017,5(1)：61-65.
[4] 刘延青,崔健君. 实用疼痛学[M]. 北京：人民卫生出版社,2013.
[5] 裴福星,陈安民. 骨科学[M]. 北京：人民卫生出版社,2016.
[6] 郭政,王国年等. 疼痛诊疗学[M]. 北京：人民卫生出版社,2019：142.
[7] 刘延青等. 实用疼痛学[M]. 北京：人民卫生出版社,2013：632.
[8] 逸菁. 肱骨外上髁炎[N]. 上海中医药报,2020-07-03(008).
[9] 张励才. 麻醉解剖学. 第四版[M]. 北京：人民卫生出版社,2021：57-58.
[10] 张兰,陆廷仁. 臂丛神经损伤的康复治疗[J]. 中华物理医学与康复杂志,2001(03)：61-62.
[11] Shaahin Hajivandi, Atousa Dachek, Amirhossein Salimi, et al. Comparison of the Separate and Combined Effects of Physiotherapy Treatment and Corticosteroid Injection

[12] R Buchbinder, S Green, J M Youd. Corticosteroid injections for shoulder pain[J]. Cochrane Database Syst Rev, 2003(1): CD004016.

[13] Turgut E, Duzgun I, Baltaci G. Effects of Scapular Stabilization Exercise Training on Scapular Kinematics, Disability, and Pain in Subacromial Impingement: A Randomized Controlled Trial[J]. Arch Phys Med Rehabil, 2017, 98: 1915.

[14] Pieters L, Lewis J, Kuppens K, et al. An Update of Systematic Reviews Examining the Effectiveness of Conservative Physical Therapy Interventions for Subacromial Shoulder Pain[J]. J Orthop Sports Phys Ther, 2020, 50: 131.

[15] 2021 UpToDate"胸廓出口综合征概述", Author: Kaoru Goshima, MD, Section Editors: Joseph L Mills, Sr, MD; John F Eidt, MD; Jeremy M Shefner, MD, PhD; Deputy Editor: Kathryn A Collins, MD, PhD, FACS。

[16] Alan Miller, Kimberly D. H., Brian A. D. 三分钟骨骼肌肉和周围神经检查. 第一版[M]. 北京: 化学工业出版社, 2017: 16-18.

Continued from previous: on the Range of Motion and Pain in Nontraumatic Rotator Cuff Tear: A Randomized Controlled Trial[J]. Adv Orthop, 2021: 6789453.

第六章

胸背部疼痛疾病

第一节 肋间神经痛

1. 肋间神经痛是如何分类的？

　　肋间神经痛包括原发性肋间神经痛及继发性肋间神经痛，临床所见多为继发性肋间神经痛，原发性肋间神经痛极少见。继发性肋间神经痛依据病变部位可分为根性神经痛和干性神经痛两类。根性神经痛病变累及胸部脊神经根，干性神经痛病变累及肋间神经。

2. 引起肋间神经痛的病因有哪些？

　　（1）胸椎病变：胸椎畸形、间盘突出、骨质增生、强直性脊柱炎、胸椎结核、胸肋关节错位。

　　（2）胸部软组织病变：纤维织炎、肿瘤、脓肿、软组织瘢痕。

　　（3）手术创伤：乳腺癌、肺癌切除术等。

　　（4）外伤：肋骨骨折。

　　（5）感染：呼吸道感染、感染性胸神经根炎、带状疱疹、胸脊膜炎等。

　　（6）肿瘤：椎管内外、肺、纵隔等部位良恶性肿瘤。

　　（7）损伤：乙醇中毒、电击伤、放射性损伤（X线、镭、钴照射）。

　　（8）其他：维生素缺乏等。

3. 肋间神经痛的发病机制是什么？

　　（1）肋间神经受损后神经胞膜的电生理特性发生改变，神经元兴奋性增高，异位自发性节律放电增加,出现自发性疼痛。

(2) 肋间神经受损后损伤远端神经纤维出现瓦勒变性,形成神经内膜空管,近端的轴突轴芽再生,长入远端神经内膜空管可达到修复作用,若轴芽生长受阻,则在鞘膜内卷曲成团形成神经瘤,可出现麻痛。

4. 肋间神经痛的临床症状有哪些?

单侧或双侧的一个或多个肋间神经支配区的背部、肋间部位的疼痛,表现为阵发性或持续性疼痛,可呈针刺样、电击样、刀割样、烧灼样,发作性加剧,疼痛自发自止,在咳嗽、打喷嚏或深吸气时疼痛加剧。严重的患者疼痛可放散到同侧的肩部、腰背部、腹部,部分患者可感到束带状疼痛。

5. 肋间神经痛的疼痛有哪些特点?

自受损伤神经分布区呈放射性疼痛,可伴有感觉减退或丧失,疼痛性质多为刺痛或灼痛,呈持续或阵发加重,可伴有病变范围内的肌痉挛。深呼吸、大笑、咳嗽、打喷嚏、躯体活动、衣物摩擦等常可使疼痛加剧。查体可见痛觉超敏或痛觉过敏。

6. 肋间神经痛查体可见到的阳性体征有哪些?

沿肋间神经支配区域的皮肤痛觉超敏或痛觉减退,相应肋骨边缘及肋间组织压痛,部分患者可出现相应节段的胸椎棘突、棘突旁、腋下、胸骨旁、腹壁压痛,叩击棘突可引起向胸腹部放射性疼痛。胸椎结核、肿瘤等疾病引起的肋间神经痛患者查体还可见椎体压痛或叩痛。继发性肋间神经痛可同时合并原发疾病的体征。

7. 可用于协助肋间神经痛诊断的影像学检查有哪些?

(1) 胸椎正、侧位片:显示胸椎和肋骨改变。

(2) 肋骨 CT 及三维重建:可充分显示肋骨改变。

(3) 胸椎 CT 和磁共振成像:可显示椎体及椎管内外病变,如胸椎间盘突出、韧带肥厚、胸椎结核、肿瘤等,尤其适用于 X 线平片无改变,但根性疼痛症状显著的患者。

(4) 肺部平片或 CT 及心电图:以排除心、肺、纵隔、食管疾病引起的胸痛。

(5) 必要时行骨骼发射型计算机断层扫描(emission computed tomography, ECT)或者正电子发射计算机断层显像(positron emission computed tomography, PET—CT)等检查。

8. 肋间神经痛需要与哪些疾病相鉴别？

（1）胸椎结核：早期结核患者可仅表现为肋间神经痛。

（2）脊髓肿瘤：早期症状为胸椎脊神经疼痛，如多次行神经阻滞疗法，疼痛仍顽固存在且病情逐渐加重者，应考虑该疾病的可能。

（3）肋骨骨纤维异常增殖症：正常骨质被增生的纤维组织代替，压迫肋间神经引起胸痛。

（4）肋骨尖端综合征：8、9、10肋骨前端缺乏软组织附着，受挤压时可刺激相应肋间神经而出现季肋部疼痛。

此外还应与胸背肌筋膜炎、胸膜炎、心肌炎、心绞痛、肝胆胰腺疾病相鉴别。

9. 肋间神经痛的治疗原则及方法有哪些？

（1）肋间神经痛治疗原则：在病因明确的情况下首先进行消除病因的治疗，同时对症治疗；如果病因不明确或治疗困难，予以对症治疗，并注意选择合理的镇痛方法。

（2）肋间神经痛治疗方法：① 药物治疗；② 物理治疗；③ 痛点阻滞、神经阻滞、椎旁阻滞、硬膜外阻滞；④ 射频治疗；⑤ 脊髓刺激器植入术；⑥ 外科手术等。

10. 肋间神经痛的物理治疗方法有哪些？

肋间神经痛的物理治疗包括经皮电神经刺激（TENS、SSP、HANS、TEHNS）、偏振光照射、半导体激光、氦氖激光照射、超激光照射、威伐光照射、超声波、超短波、微波、冲击波等，但对于慢性顽固性肋间神经痛患者效果欠佳。此外，因肿瘤、结核疾病引起的肋间神经痛及已植入心脏起搏器、脊髓刺激器、鞘内泵患者不建议进行物理治疗。

11. 肋间神经痛的药物治疗有哪些？

鉴于肋间神经痛多为神经病理性疼痛，选择抗惊厥药物（普瑞巴林、加巴喷丁）、抗抑郁药（阿米替林、度洛西汀）、外用贴剂（利多卡因凝胶贴）和营养神经药（维生素 B_1、甲钴胺）为常用药物。如应用上述常用药物疗效差，可依据疼痛强度选择联合非甾体抗炎药（芬必得、洛索洛芬钠片、塞来昔布等）和（或）阿片类药物（曲马多、奥施康定）。

12. 肋间神经痛阻滞治疗的方法有哪些？

（1）肋间神经阻滞：沿肋间神经走行任何部位都可进行阻滞。

（2）胸椎旁阻滞：于棘突旁 3～4 cm 处进针穿刺，到达椎间孔附近，充分回吸后注药。

（3）硬膜外腔阻滞：不仅能达到止痛的治疗目的，还能协助诊断。

13. 肋间神经阻滞如何定位？

一般按疼痛治疗的范围确定阻滞的部位，因肋间神经皮支有重叠分布，阻滞范围应超过镇痛区域 1～2 个节段。

（1）肋角处：后正中线旁开 7～8 cm，骶棘肌外侧肋角处。除胸脊神经后支未受阻滞外，全部肋间神经分布区均可被阻滞。

（2）腋后线处：可阻滞肋间神经外侧皮支和前皮支。

（3）腋前线处：可阻滞肋间神经的前皮支。

（4）肋神经远端：可消除胸前肋区局部疼痛。

14. 肋间神经阻滞的并发症有哪些？如何规避？

肋间神经阻滞常见的并发症有气胸、局麻药毒性反应。穿刺时应先将针触及肋骨下 1/4 部骨面标记深度，然后将针尖与软组织向肋骨下缘推，并保持针尖与肋骨接触，当针尖离开肋骨下缘后边回吸边缓慢向前进针 2～3 mm，避免过深，充分回吸，以此避免针尖进入胸腔或血管。

15. 肋间神经阻滞后疼痛不能缓解可能的原因有哪些？

（1）注药表浅：针尖触及肋骨后，滑过肋骨下缘 2～3 mm 注射药物，如果注射部位表浅，则不能接触肋间神经。

（2）操作错误：针尖滑过肋缘后向头端倾斜 15°～20°，否则仅将药物注射到肋间隙表面。

（3）误入血管：穿刺针误入血管，将药物注入血管内，注药前充分回吸可及时规避。

（4）诊断错误。

16. 肋间神经射频损毁与脉冲射频调控治疗的适应证分别是什么？

对于胸椎转移癌引起的肋间神经痛或者肿瘤转移到胸壁侵犯肋间神经导致的

胸壁剧烈顽固性疼痛患者可行胸椎背根神经节毁损或相应的神经根、神经干毁损治疗。对于原发性肋间神经痛或良性病变继发的肋间神经痛的患者，建议行脉冲射频调控治疗。

17. 肋间神经损毁治疗包括哪些方式、方法？

（1）肋间神经射频热凝毁损：在腋后线或其后侧近神经根处进行。

（2）肋间神经化学损伤：每支肋间神经注射无水乙醇或6%～10%酚甘油1～2 mL。

（3）胸椎神经节毁损：影像学引导下于胸椎棘突旁1.5～2 cm处垂直进针，针尖达椎板或横突后，调整进针方向使针尖在横突下滑过1～1.5 cm，充分回吸后注入造影剂1 mL，确认针尖位置无误后注入0.33%阿霉素1～1.5 mL。

（4）椎管内神经毁损：于硬膜外腔或蛛网膜下腔注入无水乙醇，应用不当会致痛或运动障碍，不作为首选治疗方法，目前基本不常规使用。

（刘娜）

第二节　肋软骨炎

18. 肋软骨炎的病因有哪些？

非特异性肋软骨炎可能的病因有局部劳损、外伤、病毒感染、免疫或内分泌异常引起肋骨局部营养不良。感染性肋软骨炎可由结核杆菌、伤寒杆菌、副伤寒杆菌经血运引起；胸部外科手术可导致肋软骨化脓性细菌、真菌感染而引起感染性肋软骨炎。

19. 肋软骨炎好发部位及疼痛特点是什么？

多发生于一侧2～4肋软骨处，局限于胸骨旁。发病急骤或缓慢，疼痛位置表浅，局限于骨与软骨交界处，呈持续性或间断性痛，疼痛可为隐痛、钝痛、锐痛，深吸气、咳嗽、打喷嚏及转体时加重，有时向肩及上肢放射。

20. 肋软骨炎的体征有哪些？

肋软骨炎患者查体可见第2～4肋骨与软骨交界处局限性梭形、纺锤形或球形肿胀隆起，皮肤无异常改变，局部压痛阳性。

21. 诊断肋软骨炎的相关检查有哪些？

用于诊断肋软骨炎常用的检查为 X 线平片检查，对于非特异性肋软骨炎 X 线检查不能发现病变征象，对于感染性肋软骨炎 X 线检查可见局部软组织肿胀、肋骨破坏。此外，红外热像检查可见局部高温表现。超声可显示病变的肋软骨肿胀。CT 可良好显示肋软骨肿胀或骨化。为鉴别诊断必要时行心电图、肺部 CT 检查。

22. 肋软骨炎诊断要点是什么？

依据局限性胸痛病史以及查体可见第 2~4 肋骨与软骨交界处局限性梭形、纺锤形或球形肿胀隆起，并伴有压痛，X 线检查排除肋骨、胸骨、胸壁病变可诊断为肋骨软骨炎。

23. 肋软骨炎的鉴别诊断有哪些？

较常见的疾病如冠心病、心绞痛、胸壁结核、老年性肋软骨钙化、骨折后骨痂形成、胆囊炎、乳腺疾病。较少见疾病如软骨肿瘤。罕见疾病如 SAPHO（synovitis acne pustulosis hyperostosis osteitis，SAPHO）综合征。

24. 肋软骨炎治疗方法有哪些？

（1）局部热敷、物理治疗。

（2）药物治疗：口服或外用非甾体抗炎药，如病毒或细菌感染可应用抗病毒药或抗炎药。

（3）局部注射治疗：局部麻醉药、糖皮质激素混合液于病变局部注射治疗。

（4）保守治疗无效，且不能排除恶性肿瘤者可行肋软骨切除术。

25. 肋软骨炎的物理治疗方法有哪些？

有多种物理治疗，包括冲击波治疗、经皮电神经刺激（TENS）、半导体激光、氦氖激光照射、超激光照射、威伐光照射、超声波治疗、超短波治疗、微波治疗等。应用时需注意结合患者年龄、体质、肤色等个体因素进行个体化治疗。对于同时患有高热、局部皮肤破溃、胸部恶性肿瘤、活动性结核患者及已植入心脏起搏器、脊髓刺激器、鞘内泵患者不建议使用物理治疗。

26. 肋软骨炎的药物治疗有哪些？

（1）口服非甾体类抗炎药：芬必得、洛索洛芬钠、美洛昔康、塞来昔布等。

(2) 外用非甾体类抗炎药：氟比洛芬酯凝胶贴膏、洛索洛芬钠凝胶贴膏、吡罗昔康贴、扶他林软膏等。

(3) 外用中成药：活血止痛膏等。

(4) 明确因病毒或细菌感染引起可应用抗病毒药或抗炎药。

27. 对于反复发作、迁延不愈的"肋软骨炎"患者如何诊治？

肋软骨炎预后良好，部分可自愈，如迁延不愈应注意以下问题：

(1) 确诊病例：药物及局部注射治疗无效时，可行肋间神经阻滞，每隔 2 天 1 次，连续数次。肋软骨恶性肿瘤者行肋软骨切除术。

(2) 误诊病例：将循环、消化、呼吸等系统疾病误诊为肋骨软骨炎；此外如 SAPHO 综合征等罕见疾病早期仅表现为肋骨软骨炎的症状、体征，极易被误诊为肋骨软骨炎。因此，当肋软骨炎反复发作、迁延不愈时需积极寻找真正的病因，避免漏诊及误诊。

（刘娜）

第三节　脊柱源性胸痛（非癌痛）

28. 什么是脊柱源性胸痛？

脊柱源性胸痛是颈胸椎的骨、关节、椎间盘损伤或退行性改变，在一定诱因作用下发生脊椎小关节错位、椎间盘突出、骨质增生、直接或间接刺激或压迫脊神经、交感神经、脊髓及椎管内外血管引起心脏临床综合征。

29. 引起脊柱源性胸痛的原因有哪些？

常见的原因为颈胸椎的退变，包括间盘突出、骨质增生、钩椎关节增生、椎间关节错位、脊柱失稳、韧带增生肥厚。部分见于胸椎原发性肿瘤及继发性肿瘤，颈胸椎脊髓空洞症、脊髓肿瘤、脊髓炎性病变、硬膜外脓肿、硬膜外血肿、硬膜外腔肿瘤等。

30. 哪些神经根受压可引起胸痛？

$C_{5\sim7}$ 神经支配前斜角肌，$C_{7\sim8}$ 神经支配胸大肌，其中 $C_{6\sim7}$ 神经构成胸前神经外侧支，$C_8 \sim T_1$ 神经构成胸前神经内侧支，因此，当上述脊神经后根受压时可出现胸痛。

31. 刺激交感神经为何会引起脊柱源性胸痛的发生？

刺激颈交感神经及其分支、压迫椎动脉及其伴行的交感丛，可引起椎动脉供血不足，致脑干、延髓网状结构缺血、缺氧，使位于延髓的神经血管调节中枢失调，影响心脏的正常冲动发放和传导，出现胸痛。此外，椎动脉周围交感神经丛受刺激时，冲动向下扩散，通过心下与心中交感神经支产生内脏感觉反射也可引起胸痛。

32. 脊柱源性胸痛患者有什么样的临床症状？

脊柱源性胸痛可表现为心胸部隐痛、闷痛、紧束痛，疼痛多为持续性。着凉、劳累或体位变化时疼痛症状加重，可伴有颈、肩背、臂部疼痛。部分患者还可伴有心悸、胸闷、头晕等临床症状。

33. 对脊柱源性胸痛患者查体可见哪些阳性体征？查体时需要注意什么？

脊柱源性胸痛患者查体可见的阳性体征有颈椎胸椎棘间、棘旁、椎旁压痛；肩胛上及内侧缘、颈前有单发或泛发的压痛点；颈肩背部可触及软组织条索变或痛性结节。

注意对脊柱、神经、肌肉查体的同时应仔细进行心、肺、肝胆胰腺等内脏系统的查体，避免误诊。

34. 诊断脊柱源性胸痛需要进行哪些辅助检查？

辅助检查包括颈椎、胸椎 X 线平片、CT、磁共振成像，必要时需行心电图、心肌酶学、心脏超声、动态心电图、冠状动脉 CTA、冠状动脉造影以及主动脉 CTA、肺部 CT、腹部 CT 检查以排除内脏系统病变。

35. 脊柱源性胸痛与心源性胸痛如何鉴别？

（1）前者疼痛多于变化体位时加重；后者疼痛多于运动后或情绪激动时加重。

（2）前者疼痛可呈放射性、刺痛、灼痛、胀痛；后者疼痛多为绞痛、胸骨后压榨性疼痛，伴胸闷、气短。

（3）前者疼痛发作时口服亚硝酸盐药治疗无效，局部注射、理疗有效；后者疼痛发作时口服亚硝酸盐药治疗有效。

（4）前者行心电图、心肌酶学检查无阳性改变；后者行心电图、心肌酶学检查可见阳性改变。

36. 脊柱源性胸痛治疗的原则是什么?

首先应该排除心源性、肺源性等内脏系统急危重疾病,避免误诊而危及患者生命。其次在脊柱病因明确的情况下首先进行消除病因的治疗,同时对症治疗;如果病因不明确或治疗困难,予以对症治疗,并注意选择合理的镇痛方法。

37. 脊柱源性胸痛治疗方法有哪些?

(1) 正脊疗法:手法正骨治疗脊柱间关节错位,如有骨质增生配合牵引治疗。

(2) 物理治疗:发散式冲击波、偏振光照射、威伐光照射、超短波透热、磁疗、内热针治疗、银质针治疗,小针刀治疗。

(3) 痛点注射、神经阻滞、椎旁阻滞、硬膜外腔阻滞。

(4) 药物治疗:非甾体抗炎药、肌肉松弛药。

(5) 支具稳定脊椎。

(6) 手术治疗:颈胸交感神经阻断;颈胸突出椎间盘切除;脊椎关节融合术等。

38. 可用于治疗脊柱源性胸痛的药物包括哪些及用药的注意事项是什么?

(1) 非甾体抗炎镇痛药:芬必得、洛索洛芬钠片、塞来昔布、氟比洛芬凝胶贴膏,洛索洛芬钠凝胶贴膏、酮咯酸氨丁三醇注射液、氟比洛芬酯注射液等。

(2) 肌肉松弛药:盐酸乙哌立松、复方氯唑沙宗片。

(3) 复方制剂:氨酚羟考酮、氨酚曲马多、洛芬待因等。

注意事项:非甾体抗炎镇痛药有封顶效应,一种非甾体抗炎镇痛药不能超剂量应用,且不能同时应用两种或多种非甾体抗炎镇痛药。复方制剂中含有阿片类药物,不宜长期应用。

(刘娜)

第四节 内脏源性胸痛(非癌痛)

39. 哪些内脏疾病可引起胸痛?

(1) 心源性胸痛:不稳定心绞痛、心肌梗死、心肌炎、急性纤维素性心包炎。

(2) 主动脉病变：主动脉夹层。
(3) 肺源性胸痛：肺栓塞、张力性气胸、大叶性肺炎、肺癌、肺动脉高压。
(4) 胸膜病变：胸膜炎、胸膜间皮瘤。
(5) 纵隔病变：纵隔气肿、纵隔内占位。
(6) 食管疾病：反流性食管炎、食管裂孔疝、食管下段黏膜撕裂、贲门失迟缓症。
(7) 膈下脏器病变：膈下脓肿、胃、十二指肠、肝胆、胰腺等脏器良性或恶性病变、脾栓塞。

40. 内脏源性胸痛疼痛的发生机制是什么？

胸腹部病变或组织损伤后释放出组胺、5-羟色胺、缓激肽、P物质、前列腺素等致痛物质，它们作用于感觉神经末梢，刺激肋间神经、膈神经、脊神经后根、支配心脏和主动脉的交感神经以及支配气管、食管的迷走神经感觉纤维，将刺激信息传导至相应脊髓后根的转换神经元上，再上传到大脑皮质的感觉中枢产生痛觉。

41. 高危急性胸痛包括哪些疾病？

(1) 心源性：急性冠脉综合征、主动脉夹层、心脏压塞、心脏挤压伤。
(2) 非心源性：肺栓塞、张力性气胸。

42. 如何识别高危急性胸痛？

(1) 警惕不典型症状；问病史如是否有糖尿病、高血压、高脂血症病史，胸痛伴随症状；查体。
(2) 心电图检查：是评估和处理急性胸痛重要内容。
(3) 心肌酶学检测：是诊断心肌梗死的重要指标，必要时需做动态观察。
(4) D-二聚体检测：可协助诊断急性肺栓塞等疾病。
(5) 增强螺旋CT：明确是否有肺栓塞、气胸、心包填塞。

43. 肺栓塞的临床症状有哪些？

肺栓塞最常见的症状是胸痛、呼吸困难、呼气急促、咯血。75%以上的患者胸痛呈胸膜炎样。如果肺栓塞面积较大，患者通常有严重的心脏或胸骨后的压榨性疼痛，与心肌梗死的局部缺血相似。当此种类型的疼痛伴随T波和ST段变化时，与不稳定型心绞痛或急性心肌梗死不容易鉴别。典型的咯血、胸膜炎样胸痛和胸膜摩擦音三联症并不常见。

44. 气管、支气管炎引起胸痛疼痛特点及伴随症状有哪些？

气管、支气管炎患者可感到胸骨后刺激、不适和轻度或中度的疼痛,疼痛呈烧灼样,常伴有咽喉炎和喉部受刺激,多以咳嗽症状起病,而后出现咳黏痰、咳脓性痰,重症患者可有发热及呼吸困难等症状。查体两肺呼吸音增粗,散在干、湿啰音,啰音的位置常不恒定,咳嗽后可减少或消失。

45. 胸膜炎引起胸痛疼痛特点及伴随症状有哪些？

胸膜炎引起的胸痛程度差异较大,可为不明确的不适或严重的刺痛,典型疼痛为刺痛,在低位肋骨或胸骨后部位突然出现,运动、呼吸、咳嗽、喷嚏时疼痛可明显加重,也可涉及肩部、颈部、肩胛骨等部位。大约50%患者腹部肌肉的疼痛和痉挛可与胸部疼痛同时发生。可伴随咳嗽、胸闷、气急、呼吸浅快、呼吸困难、食欲减退、发热、突然的肌肉和腹部疼痛。

46. 气胸、血气胸引起胸痛的特点及伴随症状有哪些？如何诊断？

(1) 疼痛多发生在突然用力后,出现一侧剧烈胸痛,伴有胸闷、刺激性咳嗽、呼吸困难症状。张力性气胸患者出现气促、窒息感、烦躁不安、发绀、出汗、脉速而弱,严重时出现意识不清、休克。

(2) 胸部X线或CT检查可诊断。

47. 引起胸痛的常见的心源性疾病有哪些？

常见的引起胸痛的心源性疾病包括心绞痛、心肌梗死、心包炎、心肌炎。

48. 心绞痛可以引起哪些部位的疼痛？疼痛特点有哪些？

(1) 部位:疼痛部位以胸骨后最常见,也可见于心前区,少数在剑突下,发作时可向左肩、左臂、颈背、咽喉、下颌、鼻、乳突等部位放射;

(2) 疼痛特点:疼痛多于体力活动、情绪激动、饱餐、饮酒等诱因下出现;疼痛为压痛、闷痛、隐痛,程度轻重不一,典型的疼痛开始时较轻,以后迅速转为剧痛,伴有窒息感、濒死感;疼痛持续1~30分钟,部分患者去除诱因或舌下含服硝酸甘油后可缓解。

49. 心肌梗死引起的胸痛疼痛特点有哪些？

心肌梗死引起的胸痛在疼痛发作前可能无诱因或有情绪激动等诱因;疼痛多

位于心前区及胸骨后,也可位于上腹部及背部,可表现为闷痛、压榨性疼痛、刺痛、绞痛、刀割样疼痛,少数患者表现为隐痛或仅有胸部压迫感;疼痛常放射至左肩、左臂、颈背、咽喉、牙齿、上腹部、右肩等部位;疼痛持续1~10小时,也可持续数天,口服硝酸甘油不能缓解。

50. 急性心包炎引起的胸痛疼痛特点及伴随症状有哪些?

疼痛位于胸前或胸骨后,偶尔位于上腹部似"急腹症",为钝痛或锐痛,并向颈、肩部放散,疼痛程度轻重不等,在胸部活动、咳嗽、深吸气时加重,坐起或身体前倾时减轻或缓解。多伴有呼吸急促、呼吸困难、发热、干咳、寒战和乏力等症状。

51. 主动脉夹层引起的胸痛疼痛特点有哪些?

主动脉夹层患者可突然出现心前区或胸骨后撕裂样疼痛或剧烈的烧灼样疼痛,放射范围更为广泛,可至头、颈、上肢、背、腰、腹及下肢,疼痛发作时有休克征象但仍维持较高的血压。

52. 食管黏膜病变中引起胸痛的原因有哪些?共同特点有哪些?

(1) 原因:胃食管反流是引起胸痛最常见的原因,其次还有感染性疾病、全身性疾病、物理化学损伤、外伤等引起的食管黏膜疾病。

(2) 共同特点:疼痛常位于胸骨后,疼痛多在吞咽时发作或加重,严重时伴有吞咽困难。

53. 胃食管反流引起胸痛伴随症状有哪些?

胃食管反流发生的胸痛常伴有胃灼热、反酸等胃食管反流典型症状,胸骨后、上腹部烧灼感,弯腰、睡眠时加重,立位、饮水或服用抑酸剂时症状可减轻。

54. 急性纵隔炎及纵隔气肿引起胸痛的特点及伴随症状分别有哪些?

(1) 急性纵隔炎引起的疼痛为胸骨后疼痛,可放射至颈部,伴随吞咽困难、发热、寒战、气急和上腔静脉压迫症状。

(2) 纵隔气肿引起的疼痛为胸骨后疼痛,向双肩及两臂放射,呼吸、吞咽时疼痛加重,伴随呼吸困难、心动过速及窒息感。

55. 诊断内脏源性胸痛需要进行哪些辅助检查？

（1）实验室检查包括血液、痰液的常规检查，胸腔、心包穿刺液的化验和细胞学检查。

（2）影像学检查包括 X 线平片、心电图、超声、CT、磁共振、纤维支气管镜、消化道内镜、主动脉及冠状动脉造影等。

56. 内脏源性胸痛治疗原则是什么？

（1）接诊胸痛患者首先要鉴别高危急性胸痛，明确危险分层，避免延误诊治。

（2）不能盲目对症治疗而掩盖患者的病情。

（3）对诊断困难的胸痛患者应严密观察，监测生命体征，动态观察实验室及影像检查结果。

（4）对病因明确的胸痛患者，积极对因治疗的同时予以镇痛对症治疗。

（刘娜）

第五节　背痛

57. 背痛常见原因有哪些？

（1）软组织病变：棘上韧带炎、棘间韧带炎、菱形肌综合征、背部肌筋膜炎、滑囊炎。

（2）脊柱椎间盘骨关节病变：骨质疏松、骨质增生、钩椎关节增生、椎间关节错位、胸肋关节错位、脊柱失稳、颈胸椎间盘突出、韧带增生肥厚、颈胸椎体肿瘤、椎体结核。

（3）椎管脊髓病变：颈胸椎脊髓空洞症、脊髓肿瘤、脊髓炎性病变、硬膜外脓肿、硬膜外血肿、硬膜外腔肿瘤等。

58. 棘上韧带炎与棘间韧带炎的临床症状、体征有哪些？

（1）棘上韧带炎与棘间韧带炎临床症状包括背痛或腰痛，病前可有久坐、过长弯腰屈曲的病史。

（2）体征包括皮肤无红肿，棘上韧带炎触诊棘突有压痛或叩痛，疼痛仅局限于棘上韧带区域，可感纤维束在棘突上滑动的韧带"剥脱"感。棘间韧带炎多发生于下胸段，两棘突间有局限性压痛，也有发生 2 个以上间隙压痛者，但多为其中一个间隙痛感最重。

59. 棘上韧带炎与棘间韧带炎的辅助检查有哪些？

棘上韧带炎与棘间韧带炎化验室检查及 X 线检查无异常，行红外热图扫描局部可见高温图像。

60. 如何预防棘上韧带炎？

（1）对继发于椎间盘和脊柱疾患者要对原发病给予防治。

（2）对长期埋头、弯腰、伏案工作者要注意工作姿势，推广工间操。

61. 棘上韧带炎与棘间韧带炎的治疗包括哪些方法？

（1）药物治疗：口服非甾体消炎镇痛药、外用非甾体消炎镇痛药。

（2）理疗：偏振光照射、威伐光照射、冲击波治疗等。

（3）注射疗法：局部痛点阻滞和椎间"十"字阻滞。

62. 菱形肌病变引起背痛疼痛的特点、体征有哪些？有哪些辅助检查方法？

（1）背痛特点：多为酸胀痛，以后半夜为重，严重时可伴有相应肋间神经痛或相应的肋间神经周围的肌筋膜疼痛。

（2）体征：背部皮肤无红肿，在肩胛骨内缘与胸椎之间有压痛点，有时放散至前胸部。

（3）辅助检查：缺乏特异性辅助检查，红外热图局部可见片状高温图像。

63. 菱形肌综合征如何诊断及治疗？

（1）诊断：结合起病原因患者多有着凉或劳作史，疼痛位于肩胛骨内缘与胸椎之间，查体局部可触及压痛点等临床症状、体征可诊断；

（2）治疗：① 发散式冲击波，每周 1 次，3～4 次 1 个疗程。② 局部热敷，理疗。③ 药物治疗：口服或外敷消炎镇痛药，局部注射消炎镇痛药。

64. 对于顽固背痛的患者诊疗时应注意什么？

对顽固背痛的患者，应考虑为颈椎病所致的肩胛背神经痛或肩胛背神经卡压或内脏病变引起，积极寻找病因，避免误诊。

65. 胸背肌筋膜疼痛常见的原因是什么？

（1）急性损伤：扭伤、拉伤、撞击。

（2）慢性损伤：经常弯腰工作、重体力劳动、坐、卧姿势不良、胸椎畸形、颈椎或胸椎退行性变、受凉。

66. 胸背肌筋膜疼痛综合征的临床症状、体征是什么？

（1）症状：患者发病前多有受伤、着凉或劳累，而后出现胸背部疼痛，有时伴有牵涉性疼痛。部分患者疼痛可自愈，慢性疼痛患者疼痛时轻时重，久坐、久卧、劳累、天气变化时可诱发或加重，重者可伴有肌肉痉挛，活动受限。

（2）体征：可见脊柱侧弯，相应的肌肉痉挛、压痛。可触及局部皮肤和皮下组织增厚，扪及扳机点，痛性结节或肌肉条索变。

67. 胸背肌筋膜疼痛综合征如何诊断及治疗？

（1）诊断依据：痛区可触及扳机点，痛点阻滞后疼痛缓解或消失。红外热图局部可见片状高温图像。X线及化验检查无异常。

（2）治疗：① 药物治疗：口服或外用非甾体消炎镇痛药；② 发散式冲击波，每周1次，3~4次1个疗程；③ 理疗如威伐光照射、偏振光照射；④ 神经阻滞及局部痛点注射；⑤ 内热针治疗、银质针治疗、针刀松解。

68. 什么是胸椎小关节紊乱综合征？

胸椎小关节紊乱是指胸椎的关节突关节、肋椎关节和肋横突关节因急、慢性损伤或胸椎退变等因素，导致关节面不对称、关节囊充血水肿、滑膜嵌顿及关节周围韧带、神经组织损伤或受刺激而出现的背痛、胸肋部疼痛。

69. 胸椎小关节紊乱综合征的病因是什么？

急性损伤或胸椎退行性改变后，胸椎间盘及椎间韧带的退变可减弱椎体的稳定性，当外力过大、过度扭转、长期处于不良姿势、负重过大或不当的情况下，可导致胸椎小关节半错位、肋横突关节脱位，刺激胸脊神经后支或肋间神经，引起背痛。

70. 胸椎小关节紊乱综合征常见的临床症状及体征是什么？

（1）症状：突然扭转、闪动引起一侧或双侧背痛，呈钝痛或刺痛、烧灼样疼痛。上胸椎发病以 T_2~T_4 多见，出现肩胛背部和前胸部痛。中胸段以 T_6~T_8 多见，多呈肋间神经痛。无菌性炎症可累及胸脊神经后支,病情严重时可累及前支,向前胸、腹部、内脏等部位放射,患者不能平卧,伴有背部肌肉紧张,活动、呼吸、咳嗽、用力时疼痛加重。

(2)体征:胸椎棘突间及椎旁可有明显压痛,并向相应节段胸壁放散,椎旁肌肉紧张,可触及痛性条索。

71. 如何诊断胸椎小关节紊乱综合征?

诊断依据:发病前多有突然扭转等外伤或慢性劳损史,X线、CT、磁共振成像等辅助检查排除胸椎间盘突出、胸椎肿瘤、胸椎结核等疾病,结合患者临床症状、体征可明确诊断。

72. 如何治疗胸椎小关节紊乱综合征?

(1)制动、理疗。

(2)手法治疗:患者坐位,医生双手置患者腋下突然向上提拔,修复错位,或医生拇指按压背区痛点,另一手从患者腋下伸入至颈项部使头项部旋转4～5次,突然加大旋幅并用适当力量向上提动,挤压痛点的拇指同时向下方推挤复位;患者俯卧位,医生双手按压错位处,令患者深呼吸至呼气末时,双手掌向床方向顶至错位处,修复错位。

(3)胸神经后支或肋横突关节处阻滞。

(4)口服消炎镇痛药及中枢性骨骼肌松弛剂。

73. 什么是脊神经后支综合征?

脊神经后支综合征是指由于脊神经后支主干受机械性或炎症刺激而产生的其末梢分布区的放散痛。

74. 胸脊神经后支综合征的临床症状、体征有哪些?

(1)症状:疼痛多位于背部及两肩胛之间,多为钝痛、烧灼样疼痛,伴有胸部压迫感。严重时可累及前支向相应的肋间、腹部、内脏部位放射,呈刺痛或灼痛。可因活动、咳嗽、用力等因素加重。

(2)体征:胸椎棘突及椎旁压痛,叩击可出现相应部位疼痛,受累区域皮肤可出现痛觉减退或痛觉超敏。内侧支受累触诊疼痛位于小关节连线和后正中线之间;外侧支受累时疼痛位于小关节连线外区域,后支主干或两侧同时受累时小关节两侧均有压痛。

75. 胸脊神经后支综合征的治疗方法有哪些？

（1）药物治疗：口服非甾体消炎镇痛药、抗惊厥药。

（2）理疗及发散式冲击波治疗。

（3）神经阻滞：椎旁脊神经后支阻滞或脊神经后支射频调控。

76. 什么是胸椎根性神经痛？

胸椎根性神经痛是由于脊神经前后根，特别是背根神经节受到某种伤害性刺激而引起的该神经支配区节段性疼痛。

77. 胸椎根性神经痛的病因有哪些？

（1）胸椎病变：胸椎间盘突出、胸椎韧带增生肥厚、胸椎骨折或脱位等。

（2）脊髓病变：脊髓肿瘤。

（3）胸椎椎管内病变：胸椎硬膜外腔肿瘤、硬膜外血肿、硬膜外脓肿等。

（4）手术损伤：胸背部手术损伤。

78. 胸椎根性神经痛的临床症状、体征有哪些？

（1）症状：疼痛多呈节段性分布于背部，呈放射样、刀割样、针刺样、烧灼样疼痛，严重时可向前胸、腹部、内脏放射。累及交感神经时可出现心绞痛样症状，伴心前区压迫感、紧束感。胸下 6 对神经痛可有腹痛症状。

（2）体征：胸椎活动受限，胸椎旁压痛阳性，叩击椎体可引起背部、胸部放射性疼痛，患处皮肤痛觉过敏或痛觉超敏，轻触痛阳性。

79. 如何诊断胸椎根性神经痛？

胸椎根性神经痛患者有明显节段性的背部、胸部疼痛，呈针刺样、烧灼样或撕裂样疼痛；查体可见胸椎活动受限，胸椎旁压痛阳性，叩击椎体可引起背部、胸部放射性疼痛，以此可做出诊断。此外，实验室检查、胸椎 X 线、CT、磁共振成像等检查对明确引起胸椎根性神经痛的病因如代谢疾病、胸椎间盘突出、胸椎结核、肿瘤等有重要的辅助诊断作用。

80. 胸椎根性神经痛治疗原则是什么？如何治疗？

（1）治疗原则：积极寻找病因，及时对因治疗，同时对症治疗。

（2）治疗方法：① 药物治疗：口服非甾体消炎镇痛药、抗惊厥药、抗抑郁药，有肿瘤疾病的患者联合阿片类药物口服；② 神经阻滞：椎旁神经阻滞或硬膜外腔阻滞；③ 手术治疗：可行脊髓刺激器植入术或鞘内泵植入术镇痛；对于引起胸椎根性神经痛的疾病行手术治疗，如间盘射频消融、间盘髓核摘除、神经根减压术、选择性神经根切断术等。

81. 什么是椎间盘源性胸背痛？

椎间盘源性胸背痛是指因椎间盘退变、终板损伤等刺激椎间盘内疼痛感受器引起的胸背部疼痛，而不伴有神经根性症状和体征。

82. 椎间盘源性胸背痛的发病机制是什么？

胸椎间盘退变、内裂或急慢性损伤过程中释放大量无菌性炎性介质，刺激分布于硬膜、后纵韧带、纤维环背侧及髓核内的窦椎神经末梢可引起相应区域的疼痛；此外，在损伤过程中释放出来的炎性介质亦可引起周围神经超敏，使其在外来机械压力刺激下引起疼痛。

83. 椎间盘源性胸背痛的临床症状及体征是什么？

（1）症状：久坐或久站后背部疼痛，可放散至前胸，脊柱垂直应力加大后疼痛症状加重。胸背痛与腹部疼痛可同时出现，椎旁肌肉紧张，并可有相应病变区域皮肤异感或冷感。

（2）体征：胸椎椎旁压痛，叩击时疼痛加重，痛区皮肤感觉减退或超敏。

84. 诊断椎间盘源性胸背痛的辅助检查有哪些？

诊断椎间盘源性胸背痛的辅助检查包括胸椎间盘磁共振成像及胸椎间盘造影。胸椎间盘磁共振成像检查显示病变椎间盘于 T2 加权像呈低信号，纤维环后缘呈高信号改变。胸椎间盘造影可显示椎间盘内破裂影像，同时诱发原有疼痛出现可明确诊断。

85. 椎间盘源性胸背痛的治疗方法有哪些？

（1）理疗：偏振光照射、威伐光照射等。

（2）药物治疗：非甾体消炎镇痛药、中枢性骨骼肌松弛剂等。

（3）神经阻滞：不能行微创手术的患者行胸椎后支神经阻滞或硬膜外腔阻滞。

（4）微创介入手术：椎间盘射频消融联合三氧溶核术疗效确切。

86. 背痛诊疗过程中应该警惕哪些疾病？

接诊急性背痛患者应警惕循环、消化系统疾病，如心肌梗死、主动脉夹层、腹主动脉破裂、急性胰腺炎等，避免误诊危及患者生命。此外，某些肿瘤疾病早期以慢性、间断性背痛为首发症状，如胰腺癌、椎旁肿瘤等，患者可表现为初期脊柱、内脏影像学检查无异常，但针对背痛的治疗疗效差，此时需警惕，定期复查影像学检查，避免误诊及漏诊。

（刘娜）

参考文献

[1] 刘延青,崔健君.实用疼痛学[M].北京：人民卫生出版社,2013.
[2] 宋文阁,王春亭,傅志俭.实用临床疼痛学[M].郑州：河南科学技术出版社,2008.
[3] 中华医学会.临床诊疗指南-疼痛学分册[M].北京：人民卫生出版社,2008.
[4] 高崇荣,樊碧发,卢振和.神经病理性疼痛学[M].北京：人民卫生出版社,2013.
[5] 刘延青,崔健君.实用疼痛学[M].北京：人民卫生出版社,2013.
[6] 中华医学会.临床诊疗指南-疼痛学分册[M].北京：人民卫生出版社,2008.
[7] 宋文阁,王春亭,傅志俭.实用临床疼痛学[M].郑州：河南科学技术出版社,2008.
[8] 韩济生,樊碧发.疼痛学[M].北京：北京大学医学出版社,2012.
[9] 宋文阁,王春亭,傅志俭.实用临床疼痛学[M].郑州：河南科学技术出版社,2008.
[10] 韩济生,樊碧发.疼痛学[M].北京：北京大学医学出版社,2012.
[11] 中华医学会.临床诊疗指南-疼痛学分册[M].北京：人民卫生出版社,2008.
[12] 邝贺龄,胡品津.内科疾病鉴别诊断学.第5版[M].北京：人民卫生出版社,2012.
[13] 中华医学会.临床诊疗指南-疼痛学分册[M].北京：人民卫生出版社,2008.
[14] 刘延青,崔健君.实用疼痛学[M].北京：人民卫生出版社,2013.
[15] 宋文阁,王春亭,傅志俭.实用临床疼痛学[M].郑州：河南科学技术出版社,2008.

第七章

腹部及盆腔会阴部疼痛疾病

第一节　脊柱源性腹痛（非癌痛）

1. 什么是脊柱源性腹痛？

由脊柱前方、脊柱、脊柱后方解剖结构异常或上述组织病变引起的腹痛称为脊柱源性腹痛。

2. 引起脊柱源性腹痛的原因有哪些？

脊柱源性腹痛常见的原因为骨质疏松继发的胸腰椎体压缩性骨折，其他的原因包括脊柱前方、脊柱、脊柱后方结构感染、肿瘤、外伤、畸变及退变，腰背部的筋膜、肌肉劳损或损伤。

3. 脊柱源性腹痛的发病机制是什么？

（1）脊神经分布于腹壁及腹膜的壁层，刺激或者压迫脊神经的病变可产生不同程度的腹痛。

（2）腹内外斜肌、腹横肌起源于腰部软组织，腰部软组织病变常可牵及腹壁组织引起腹痛。

（3）椎间盘在感染、损伤、退变时，间盘内炎性因子刺激髓核组织内异常分布的和（或）纤维环内的神经引起神经支配区域的疼痛，同时可发生躯体性牵涉痛而出现腹痛。

（4）腰椎间盘前突等病变刺激椎旁交感神经引起腹部牵涉痛。

（5）牵涉痛：会聚-投射理论。

4. 脊柱源性腹痛发病机制中的会聚-投射理论是指什么？

脊神经前、后支之间及与内脏传入纤维之间的伤害性感受神经冲动在脊髓后角的会聚-投射可造成躯体与内脏疾病之间复杂的临床表现。当一侧腰背肌筋膜或肌肉紧张收缩，在肌力牵引的作用与反作用下，使同侧或对侧止于横突尖部的肌筋膜受损，可压迫在此经过的 L1～L3 脊神经后外侧支及血管束，除引起后支支配区疼痛外，还可反射至同一脊髓节段支配的内脏器官出现腹痛。

5. 脊柱源性腹痛患者临床症状有哪些？

不同的病因会有不同的临床表现。常见骨质疏松引起的典型的临床症状表现为变化体位如翻身、卧位坐起或咳嗽时出现腹痛。腹痛可表现为阵发性疼痛或持续性疼痛阵发性加重，或为持续性隐痛，也可出现剧痛。部分伴有腰背痛。偶见恶心、呕吐、腹胀、腹泻、便秘及会阴部放射性疼痛。

6. 脊柱源性腹痛查体可见到哪些阳性体征？

脊柱源性腹痛患者骨折的椎体及相应水平的腰背部软组织压痛阳性，部分患者疼痛同时放射至腹部，少部分患者腰背部查体无阳性体征。一般腹部查体无阳性体征，若病变同时影响到腹内斜肌、腹外斜肌或者腹横肌，可以出现 Carnett 征阳性。

7. 诊断脊柱源性腹痛需要进行哪些辅助检查？

诊断脊柱源性腹痛首先需要排除内脏疾病引发的腹痛，根据疼痛部位选择实验室检查（红细胞沉降率、肿瘤标志物、血铅测定等）、腹部超声、全腹 CT、胃镜、肠镜等。为进一步明确是否为脊柱源性腹痛时需检查骨密度、胸腰椎磁共振成像、胸腰椎 CT 平扫及三维重建。腰背部软组织劳损或损伤引起的腹痛，可局部应用超声、磁共振成像、红外热图检查。必要时应用心理评估量表等工具以排除功能性腹痛。

8. 脊柱源性腹痛与内脏源性腹痛如何鉴别？

脊柱源性腹痛患者在发生腹痛前多有腰背部损伤史，腹痛的同时多伴有腰背部疼痛，且腹痛在咳嗽或变化体位时出现或加重，大多疼痛定位较准确，位于腹部浅表部位，Carnett 征阳性。内脏源性腹痛定位模糊、弥散，位于腹深部，可表现为钝痛、绞痛、胀痛等，当严重病变刺激腹膜时可表现为难以忍受的剧烈疼痛。不同部位、不同原因的内脏病变出现腹痛时可依据不同的伴随症状进行鉴别。对于难以鉴别的腹痛需腹部超声、CT 等相关辅助检查协助诊断。

9. 脊柱源性腹痛治疗的原则是什么？

治疗前应明确诊断，避免内脏源性腹痛的误诊、漏诊。确诊脊柱源性腹痛的患者主要针对病因个体化治疗，骨质疏松伴随压缩性骨折的患者可以行骨水泥椎体成形术和抗骨质疏松治疗；对于软组织疾患为主要病因的患者在药物治疗的基础上可行冲击波、神经阻滞、脊神经后支射频、银质针、内热针、针刀松解及触发点治疗；对于椎间盘突出、椎管内黄韧带增生钙化、肿瘤等疾患，可行手术治疗。

10. 脊柱源性腹痛微创治疗方法有哪些？

（1）骨水泥椎体成形术用于治疗椎体骨折引起的腹痛。

（2）椎间盘介入治疗：椎间盘内臭氧注射和（或）射频消融可用于间盘源性腹痛的治疗。

（3）神经射频：神经根射频、神经干射频、背根神经节射频等。

（4）神经阻滞：硬膜外腔阻滞、脊神经后支阻滞、L3 横突阻滞和腹横肌平面阻滞、腰交感神经阻滞等。

（5）针具治疗：利用针刀、内热针、银质针等各类针具，在病变的部位进行治疗以松解粘连痉挛的腰背部软组织。

11. 脊柱源性腹痛的药物治疗包括哪些？

脊柱源性腹痛口服镇痛药包括非甾体消炎镇痛药如洛索洛芬钠、塞来昔布、美洛昔康等；复方制剂如氨酚曲马多、洛芬待因、氨酚羟考酮等；抗惊厥药如普瑞巴林、加巴喷丁等。此外，脊柱源性腹痛常由骨质疏松引起，在镇痛治疗的同时应积极防治骨质疏松，补充钙剂、维生素 D 及应用双膦酸盐、性激素、降钙素、甲状旁腺素、维生素 K 等药物治疗。

（刘娜）

第二节　内脏源性腹痛（非癌痛）

12. 什么是内脏源性腹痛？

内脏性腹痛是由于腹部内脏器官病变或功能异常引起的疼痛。是因腹腔中空性器官的平滑肌过度紧张收缩或因腔内压力增高而被伸展、扩张所引起。亦可因实质性器官的包膜受到内在的膨胀力或外在的牵引而引起。痛觉自内脏感觉神经末梢有关脊神经传入中枢。

13. 什么是功能性腹痛综合征？

功能性腹痛综合征(Functional Abdominal Pain Syndrome, FAPS)又称慢性特发性腹痛或慢性功能性腹痛，是指持续或频发的下腹部疼痛，病程超过 6 个月，但与肠道功能无关，无胃肠道功能紊乱症状。

14. 什么是功能性胆道疼痛综合征？

功能性胆道疼痛综合征是一种以右上腹和(或)右上象限持续或复发性疼痛为主要表现，与胆道结石无关、不存在可以解释症状的结构或代谢异常的功能性疾病。功能性胆道疼痛综合征可严重影响患者的日常生活和精神状态。功能性胆道疼痛常见于两类患者：一类是胆囊并无结石，但表现出典型的胆囊结石和胆绞痛症状；另一类是胆囊切除术后的患者，但仍有类似于胆道疼痛的间歇性复发。

15. 功能性胆道疼痛综合征有哪些诊断标准？

胆道疼痛符合下列所有标准的上腹正中和(或)右上腹疼痛：逐渐增强至稳定水平，并持续至少 30 分钟；发作间期不等，通常不会每日发作；严重疼痛足以干扰日常活动或导致急诊就诊；与排便的关联不显著(＜20%)，改变体位或抑酸治疗也不能显著缓解；而且疼痛与胆道结石无关、不存在可以解释症状的结构或代谢异常的功能性疾病，可以考虑功能性胆道疼痛综合征。

16. 什么是肠易激综合征？

肠易激综合征(irritable bowel syndrome, IBS)是消化道的一种功能性疾病，以腹痛、腹胀或腹部不适，伴有排便习惯，如频率和(或)粪便性状改变等为主要临床表现；腹痛与排便相关，多在排便后改善；症状多反复发作或慢性迁延。

17. 肠易激综合征(IBS)的诊断标准是什么？

目前多采用罗马Ⅲ诊断标准，即反复发作的腹痛或腹部不适，最近 3 个月内每月发作至少有 3 日，伴有下列症状中的 2 项或 2 项以上症状：

(1) 排便后症状改善。

(2) 发作时伴有排便频率改变。

(3) 发作时伴有粪便性状(外观)改变。

诊断前症状出现至少 6 个月,近 3 个月符合以上诊断标准,腹部不适是指难以用疼痛来形容的不适感。

18. 支配胃肠道的神经有哪些?

消化道及消化器官都接受交感和副交感神经的双重支配。两者与消化道内的神经网络(肠神经系统)一起,共同调节消化道平滑肌的运动、腺体分泌和血管运动。其中腹腔痛觉传导主要依靠交感神经传递,而盆腔主要依靠副交感神经传递。① 内在神经(肠神经系统):内在神经是指消化道壁内的壁内神经丛,包括肌间神经丛和黏膜下神经丛。② 外来神经:外来神经包括交感神经和副交感神经。交感神经发自脊髓 T5 至 L2 段的侧角,腹腔神经节和肠系膜神经节换元后,发出肾上腺素能纤维。副交感神经除少量支配口腔和咽之外,主要走行于迷走神经和盆神经中。腹腔节,主动脉肾节发出的节后纤维分布到肝脾肾及结肠左曲以上的消化管。腰内脏神经、腹主动脉丛和肠系膜下丛内的椎前神经节和肠系膜下神经节的节后纤维分布于结肠左曲以下的消化管、盆腔脏器。

19. 慢性内脏源性腹痛的常见病因有哪些?

内脏源性腹痛根据病因可分为癌症性内脏疼痛、明确病因的非癌症性内脏痛(如梗阻、炎性、缺血、感染、形态结构异常等)、特发性内脏痛。

20. 内脏源性腹痛的分类有哪些?

内脏实质性病变引起的腹痛,如胆囊结石腹痛;内脏功能性腹痛,如肠易激综合征;腹腔神经丛调控异常引起的腹痛,如肿瘤放疗、化疗或手术引起的神经损伤;脑源性内脏高敏感引起的腹痛,如焦虑、抑郁等。

21. 什么是 Carnett's 试验?

Carnett 试验(Carnett's test)是诊断慢性腹壁痛(chronic abdominal wall pain)的主要依据。具体方法是让患者平卧,嘱其抬头以收缩腹肌,若原来的压痛部位疼痛加重,则为试验阳性。

22. 什么是 Murphy 征?

Murphy 征是诊断急性胆囊炎的一种体征。检查者站在患者的右侧,将左手掌平放于患者右胸下部，以左手拇指压迫右侧腹直肌外缘与右肋弓的交界处腹壁，嘱患者做深呼吸，在吸气过程中产生炎症的胆囊下移时触及用力按压的拇指，即可引起疼痛。如因剧烈疼痛而吸气中止，即为 Murphy 征阳性。

23. 哪些辅助检查有助于诊断内脏源性腹痛？

内脏痛的辅助检查包括一般实验室检查（血常规、生化）、尿便常规、电解质、血清甲胎蛋白（AFP 或 HCG 测定等）、常规心电图检查或心肌酶测定、X 线腹部平片检查、超声检查、胸、腹部增强 CT、血管造影或腹部磁共振血管成像检查等影像学检查以及胃肠镜检查等均有助于诊断内脏源性腹痛。

24. 慢性内脏源性腹痛应与哪些疾病相鉴别？

内脏源性疼痛主要与以下疾病相鉴别，包括胸腹壁肌肉性疼痛、脊柱源性腹痛、躯体化障碍、抑郁症、药物依赖等。

25. 哪些伴发急性腹痛的疾病需要尽快转诊至内科或外科进行治疗？

急性胰腺炎、急性胆囊炎及胆石症、急性腹膜炎、急性阑尾炎、胃肠道穿孔、肠系膜动脉栓塞、尿路结石、肾绞痛、肠梗阻、急性胃炎、急性胃扩张、肝脾破裂、腹主动脉瘤、卵巢囊肿蒂扭转、宫外孕破裂等。

26. 慢性内脏源性腹痛常用的药物治疗种类有哪些？

目前主要应用的药物如下。

（1）非甾体类抗炎药：用来治疗胆绞痛等。

（2）阿片类镇痛药：阿片受体激动剂具有很强的镇痛作用，主要用于内脏剧烈绞痛，也需与抗胆碱药物结合使用。阿片类药物会抑制肠道蠕动，且掩盖疼痛病情，仅在仔细分析病情后酌情使用。

（3）胃肠解痉药：主要用于肠痉挛、胆绞痛等中空器官痉挛性腹痛。

（4）抗抑郁药：可用于治疗各种慢性疼痛综合征，主要包括三环类抗抑郁药和单胺氧化酶抑制剂。

（5）抗癫痫药：卡马西平、加巴喷丁等可作用于疼痛发生的多个环节以缓解疼痛，主要用于治疗神经病理性疼痛。

（6）抗酸剂和抑酸剂：溃疡、糜烂性胃炎、高酸分泌刺激溃疡、糜烂表面会引起上腹痛，有时疼痛严重。抗酸剂能立即中和胃酸，抑酸剂能抑制胃酸的分泌，从而减轻疼痛。

27. 哪些微创方法可用来治疗顽固性慢性内脏源性腹痛？

（1）腹腔神经丛阻滞术：主要用于治疗腹部肿瘤引起的疼痛，特别是胰腺癌痛，对结肠和直肠癌疼痛也有效，需要在超声引导下或者CT、C型臂精准引导下乙醇阻滞治疗。

（2）神经毁损性阻滞：常用的是周围神经毁损、蛛网膜下腔神经毁损及硬膜外腔神经毁损术，用酚或乙醇阻滞，或用射频毁损神经。

（3）介入治疗：可应用EUS、CT、MRI等引导下的腹腔神经丛阻断术治疗慢性内脏源性腹痛。

（4）脊髓电刺激、鞘内泵等技术：患者为良性非肿瘤性顽固性内脏痛可使用。

28. 交感神经阻滞/毁损用于治疗内脏源性腹痛时有哪些不良反应？

（1）麻醉药物过敏、手术后局部疼痛、气胸、血胸、伤口感染发炎等。

（2）术后腹泻和短暂性低血压是较为常见的不良反应。腹泻是由于肠道交感神经阻滞，肠蠕动增加所致；血压下降是由于胸腹部交感神经阻滞，血管扩张导致相对血容量不足引起的。

（3）术后穿刺部位疼痛，是由于残留的无水乙醇引起穿刺路径上组织的刺激痛。

29. 慢性内脏源性腹痛的中医辨证要点有哪些？

慢性内脏源性腹痛的中医辨证依照藏象学说包括辨脏腑和辨虚实两方面。依据疼痛部位的不同，代表病变的脏腑不同，通常脾胃在中腹、肝胆在两胁、心在剑突下、肾在少腹（小腹）；剧痛且急骤的腹痛多为实证，隐痛且长期的腹痛多为虚证。

30. 慢性内脏源性腹痛的中医分证论治要点有哪些？

慢性内脏源性腹痛的中医分证论治，主要依靠辨证分析，对应不同的脏腑及症状，辨别病因病机，给予相对应的治疗，虚则补之，实则泄之。

31. 慢性内脏源性腹痛有哪些康复手段？

慢性内脏源性腹痛常合并腹胀、消化不良、便秘等不适症状，康复期以对症治疗为主，结合中西医疗法对症治疗，同时也应当关注患者的心理状况，必要时给予心理疏导、抗焦虑药物治疗。

32. 年轻女性急性内脏痛需要考虑哪些问题？

妇科急症-盆腔炎性疾病和输卵管卵巢脓肿，卵巢肿瘤出血、破裂或扭转。正常的卵巢或输卵管（正常或异常）扭转也是可能病因；产科急症-宫内孕先兆流产、宫外孕急腹症等；外科急症-阑尾炎、肠梗阻、肠穿孔、急性胆囊炎等。

（高秀梅　刘欢）

第三节　盆腔痛

33. 什么是慢性盆腔痛？

慢性盆腔痛是指男性或女性盆腔相关结构的慢性或持续性疼痛，病程在 3 个月及以上（对于周期性疼痛，病程在 6 个月及以上），它往往与消极的认知、行为、性功能和情绪相关，也经常表现为下尿路、性活动、肠道、盆底或妇科功能障碍等相关的症状。

34. 慢性盆腔痛有哪些分类？

慢性盆腔痛分为两大类：慢性继发性盆腔痛和慢性原发性盆腔痛。前者病因明确，例如肿瘤、感染或炎症等。后者病因不清楚，现有的常规检查手段没有发现异常，或者即使发现异常也不足以解释目前症状。比如，原发性前列腺疼痛综合征、原发性膀胱疼痛综合征、原发性外阴疼痛综合征和原发性肛门直肠疼痛综合征等。

35. 盆腔由哪些神经支配？

盆腔由躯体神经和内脏神经共同支配。躯体神经来自腰丛和骶丛，主要有闭孔神经、生殖股神经、髂腹股沟神经、股后皮神经、坐骨神经和阴部神经等。内脏神经来自骶交感干、腹下丛和盆内脏神经，主要有奇神经节、上腹下丛、下腹下丛和盆丛。

36. 容易引起盆腔痛的器官有哪些？

盆腔痛主要涉及泌尿、生殖和消化等多个系统。在女性，膀胱、尿道、子宫、阴道、外阴、直肠和肛管等器官发生病变容易引起盆腔痛。在男性，膀胱、前列腺、尿道、阴茎、阴囊、睾丸、附睾、直肠和肛管等器官发生病变容易引起盆腔痛。

37. 哪些肌肉出问题（卡压、痉挛、肿胀等）会出现盆腔痛？

盆底肌和盆壁肌功能障碍均会导致盆腔痛。前者含肛提肌（耻骨直肠肌、耻骨尾骨肌和髂尾肌）和尾骨肌；后者含闭孔内肌和梨状肌。当然，盆腔外肌群（腹直肌、腹外斜肌、髂腰肌、耻骨肌、内收肌、竖脊肌和臀肌等）出问题也可能通过牵涉痛的方式表现为盆腔痛。

38. 慢性盆腔痛的常见病因有哪些？

慢性继发性盆腔痛的病因明确，有相对清晰可行的诊疗方案，比如子宫内膜异位症、子宫腺肌症、泌尿生殖系统感染或者肿瘤等。慢性原发性盆腔痛的病因尚不清楚，涉及生殖系统、泌尿系统、消化系统、骨骼肌肉系统、神经系统、精神心理等多个器官系统的病变。

39. 慢性盆腔痛的病理机制有哪些？

慢性盆腔痛的病理机制目前尚不清楚，可能包含外周敏化和中枢敏化。周围组织和器官的炎症或感染产生疼痛信号的持续传入，最终导致中枢神经系统神经元发生可塑性改变。另外，激素变化、社会因素、受虐待和负面心理特征均与慢性盆腔痛的发生相关。

40. 慢性盆腔痛有哪些临床表现？

慢性盆腔痛的症状表现或单一或多样，一般包含腹部、生殖器或者肛门直肠不适或疼痛，甚至可放射至腰骶部和下肢，坐位时不适或疼痛加剧，性生活时或之后出现不适或疼痛，以及伴随尿频、尿急、排尿踌躇不畅等。随病程延长，患者会出现焦虑、抑郁等严重精神心理障碍。

41. 体格检查对慢性盆腔痛的诊断有价值吗？

体格检查对慢性盆腔痛的诊断非常重要。视诊可发现外阴发育是否正常，是否有疱疹、赘生物等。妇科双合诊了解子宫发育情况，双侧输卵管以及卵巢是否有异常。盆腔内外肌群的触诊，可以判断是否有肌筋膜紧张或触发点。会阴区域的触诊可以发现皮温是否正常，是否存在痛觉过敏或痛觉超敏。

42. 哪些影像学检查有助于判断慢性盆腔痛？

超声检查是慢性盆腔痛中最常用的检查手段，可发现泌尿系统、生殖系统、消化系统、肌肉骨骼系统的病变。若怀疑有占位性病变，或者病变较细微时，可行盆腔 CT 或盆腔 MRI 检查。有时腰椎核磁也是必要的，可用来排除因椎间盘突出、骶管囊肿或腰骶椎占位所致的盆腔痛。

43. 阴部神经痛的诊断标准有哪些？

阴部神经痛的基本诊断标准（Nantes 标准）：疼痛在阴部神经解剖分布区域；坐位时疼痛加重；患者在睡觉时不会被疼醒；不伴随客观感觉障碍；疼痛能够被阴部神经诊断性阻滞缓解。补充诊断标准：烧灼痛、电击样痛、刺痛和麻木；痛觉超敏或痛觉过敏；直肠或阴道异物感；随着一天中时间的推移，疼痛逐渐加重；主要为单侧疼痛；排便会触发疼痛；阴道或直肠检查时坐骨棘周围疼痛明显；男性和未生育女性中神经生理学检测异常。

44. 膀胱疼痛综合征的诊断标准有哪些？

膀胱疼痛综合征（bladder pain syndrome，BPS）尚无统一的诊断标准。2008 年欧洲泌尿外科协会关于 BPS 的诊断主要依靠症状和膀胱镜检查。症状主要包括特征性疼痛和尿频，特征性疼痛：疼痛随着膀胱的充盈而出现并逐渐加重；疼痛多位于耻骨上，可向腹股沟、阴道、直肠及骶骨处放射；排尿后疼痛缓解，但很快重新出现。膀胱镜检查的目的：寻找 Hunner's 溃疡；麻醉下水扩张；膀胱黏膜随机活检除外膀胱原位癌或其他局部病理病变。

45. 慢性盆腔痛的药物治疗有哪些？

慢性盆腔痛影响生活时可服用镇痛药物，首选非甾体抗炎药，如尼美舒利、洛索洛芬钠、塞来昔布等。若疼痛较剧烈，可使用阿片类药物，如曲马多、丁丙诺啡、吗啡和羟考酮等。若疼痛性质提示神经痛，可使用抗癫痫药，如加巴喷丁、普瑞巴林。若患者伴随焦虑抑郁，可使用抗焦虑抑郁药，如劳拉西泮、氯硝西泮、文拉法辛、度洛西汀等。

46. 哪些神经调控手段可用于治疗慢性盆腔痛？

神经阻滞可用于治疗慢性盆腔痛，如阴部神经阻滞、髂腹股沟神经阻滞、生殖股神经阻滞、奇神经节阻滞等。神经射频术对神经痛的治疗效果则更为确切，是目前慢性盆腔痛最常用的神经调控手段。阴部神经电刺激、经皮胫神经电刺激和经皮神经电刺激也有一定疗效。对于难治性慢性盆腔痛，还可以考虑鞘内吗啡泵、骶神经刺激、脊髓电刺激等手段。

47. 盆底康复对慢性盆腔痛的治疗重要吗？

盆底功能紊乱是很多慢性盆腔痛患者的原发病因或继发改变，因此，康复训练非常关键。呼吸训练、盆底肌强化与放松、核心肌群强化与拉伸、骨盆调整等均是盆底康复的关键技术。通过以上训练可以调整骨盆结构、放松痉挛肌肉、恢复力学平衡、促进血液循环，进而减轻疼痛。

48. 局部注射和手法按摩，哪种更推荐用于盆底肌触发点治疗？

盆底肌触发点的局部注射和手法按摩各有优势。前者可以迅速有效缓解肌肉痉挛和疼痛，但需局部穿刺，且不一定能精准灭活每一个触发点。后者起效较缓慢、疗程较长，但手法按摩可以对每个触发点进行反复寻找，因此，也有很好的疗效，关键是无创治疗，更容易被患者接受。

49. 正念疗法可用于治疗慢性盆腔痛吗？

慢性盆腔痛患者常伴随焦虑、抑郁等精神心理障碍，因此，心理治疗非常必要。正念疗法是对以正念为核心的各种心理疗法的统称，较为成熟的正念疗法包括正念减压疗法、正念认知疗法、辩证行为疗法和接纳与承诺疗法。正念疗法被广泛应用于治疗和缓解焦虑、抑郁、强迫、冲动等情绪心理问题，对慢性盆腔痛有非常积极的治疗作用。

50. 中医中药对慢性盆腔痛有效吗？

在中医学中将慢性盆腔疼痛症归于"妇人腹痛""症瘕"和"痛经"等范畴。伤寒、劳役和怒气发热的情况，会导致气滞血瘀，最终不通则痛；其次，脏腑经络失于温煦和濡养，引起阴阳气血受损，最终不荣则痛。大量临床实践证明中药和针灸可以起到活血化瘀和补气养血的作用，对慢性盆腔痛具有非常显著的治疗效果。

51. 哪些手段可用于预防术后慢性盆腔痛？

预防术后慢性盆腔痛的手段主要有：手术医师应优化手术方案，尽量减少术中组织和神经损伤；积极的围术期多模式镇痛，如区域阻滞、预防性镇痛等；术前就手术方案及预期结果与患者进行充分沟通，提供围术期的认知行为疗法和放松疗法；制定有针对性的术后康复训练，可减轻术野及周围组织肿胀、减少组织粘连、加速脏器功能恢复。

（刘益鸣）

第四节　会阴痛

52. 什么是会阴痛？

会阴痛是会阴部（包括肛门、泌尿生殖道及中间区域）涉及神经、肌肉和黏膜等组织的疼痛综合征，常无器质性病变，病因不明。临床症状为阴道口、阴蒂根部、阴唇、尿道口、肛门及其周围组织慢性顽固性疼痛，该症患者常伴有膀胱、肠道功能和性功能障碍，也常合并焦虑和抑郁等心理问题。

53. 会阴痛有哪些致病因素？

① 神经因素：阴部神经、股后皮神经、髂腹股沟神经、生殖股神经生殖支等神经受到损伤。② 肌肉因素：盆底肌筋膜功能紊乱。③ 牵涉疼痛：间质性膀胱炎/膀胱疼痛综合征、慢性前列腺炎等。④ 脊柱源性疾病：椎间盘突出、骶管囊肿。⑤ 精神心理因素。⑥ 特发性。

54. 会阴痛的临床表现？

会阴痛的临床表现多样，如会阴部的刺痛、烧灼感、紧迫感、坠胀感、刺麻感等症状。疼痛部位常位于阴蒂、尿道、阴茎、阴囊、阴唇、阴道、肛周等部位。可伴随尿频、尿急、尿痛、便秘、便痛和性功能障碍等。部分患者可伴有疼痛区域痛觉过敏或超敏。焦虑和抑郁是两个最为常见的伴随症状，且可影响会阴痛预后。

55. 会阴痛患者经常出现焦虑抑郁，是怎么回事？

（1）患者方面：患者存在疼痛，生活质量下降，同时由于羞于就诊和投医无门，疼痛得不到缓解，导致焦虑抑郁。

（2）医疗方面：临床医生对该病的诊治水平有限，重视程度较差，造成治疗方法有限、效果欠佳，患者出现焦虑抑郁。

（3）慢性疼痛和抑郁在多方面具有共同通路，5-羟色胺（5-HT）、多巴胺、去甲肾上腺素（NE）对内源性的阿片系统产生阻断疼痛的弱化作用，同时作用于边缘系统和丘脑对情绪产生影响，另外，胆碱能神经递质以及色氨酸、组胺、前列腺合成酶也参与负面情绪和疼痛作用。

56. 为什么会阴痛多发生于女性？

① 女性患者易患泌尿生殖系统疾病（如膀胱炎、尿路感染等）容易发生会阴痛；② 女性患者易经历会阴部手术（如产科外伤、阴道脱垂重建术、子宫全切除术等）容易发生会阴痛；③ 女性患者易受到精神和肉体虐待，容易发生会阴痛。

57. 如何诊断会阴痛？

会阴痛的诊断没有统一的标准，主要根据症状、体征进行诊断，常用的辅助诊断技术，如超声、CT、MRI 等，但大多数会阴痛患者的检查结果常是阴性。比较明确的是阴部神经痛的"南斯标准（the Nantes criteria）"：① 会阴神经分布区域的疼痛；② 疼痛坐位时显著加重；③ 夜间患者不会因为疼痛影响睡眠；④ 疼痛不伴客观的感觉障碍；⑤ 在诊断性阴部神经阻滞下疼痛减轻。

58. 会阴痛需要与哪些疾病相鉴别？

会阴痛的鉴别诊断很广泛，因缺少阳性体征及实验室指标，所以，需请有关科室会诊并反复检查，包括消化外科、妇产科、泌尿外科以及精神卫生科。排除肛周与肛门直肠原发性疾病是有必要的，同时也应与泌尿生殖系统感染、子宫内膜异位征、盆腔静脉淤血综合征、慢性盆腔炎、残留卵巢综合征及盆底肌筋膜、内收肌群耻骨附着处炎性病变等加以鉴别。

59. 会阴痛的受累神经包括哪些？

会阴痛的受累神经包含躯体神经及内脏神经：周围神经系统，如髂腹股沟神经、髂腹下神经、生殖股神经、阴部神经等；也可累及交感神经纤维，如腰交感神经丛、盆丛和奇神经节等。

60. 阴部神经最容易受损伤的部位在哪里？

在阴部神经走形的全程中，最易受到卡压的位置有以下 4 处：① 阴部神经在出坐骨大孔跨过坐骨棘转而进入坐骨小孔处；② 阴部神经进入会阴部通过阴部管时；③ 阴部神经在梨状肌下孔处；④ 阴部神经跨越骶结节韧带的镰状缘时。

61. 会阴痛总体治疗方案是什么？

会阴痛治疗的目标是最大程度地恢复功能与显著降低疼痛程度。治疗方案总体包括药物治疗、神经阻滞及介入治疗、外科神经解压、物理疗法，以及心理治疗等。

62. 治疗会阴痛的药物有哪些？

非甾体抗炎药（洛索洛芬钠）、三环类抗抑郁药（阿米替林）、抗惊厥药（卡马西平）、钙离子通道调节药（加巴喷丁、普瑞巴林）以及麻醉性镇痛药等。还可辅用一些肌肉松弛药，如环苯扎林。此外，局部外敷药物，如利多卡因贴剂和辣椒素（乳膏、凝胶剂、贴剂）等，也可能对会阴部疼痛患者有效。

63. 进行盆底肌肉松解对会阴痛是否有作用？

银质针、小针刀等对盆底肌肉进行物理松解可以减轻神经卡压症状，对会阴部疼痛有一定的帮助。对于那些保守治疗无效的难治性会阴痛患者，通过经臀通路的阴部外科神经手术减压，也有助于症状与功能的缓解。

64. 会阴痛的微创介入治疗手段有哪些？

（1）神经阻滞治疗：影像学引导下的髂腹股沟神经、髂腹下神经、生殖股神经、阴部神经阻滞；腰丛、骶丛阻滞；腰交感神经节、奇神经节阻滞等。

（2）神经脉冲射频及毁损疼痛支配区域神经。

65. 能不能采用神经毁损治疗会阴痛？

对顽固性或恶性会阴痛，保守方法及神经调控方法效果不佳者，在神经麻醉测试效果良好的情况下，可以进行相应神经的毁损治疗，如髂腹股沟神经、生殖股神经、腰交感神经节、奇神经节等。阴部神经毁损需要慎重，可能出现二便功能障碍，应以神经调控为主。

66. 奇神经节毁损术治疗会阴部疼痛的机制？

阻断伤害性感受器和交感纤维的信号传递，持续性抑制节前、节后纤维功能。改善疼痛区域血液循环障碍、促进脏器功能恢复、缓解肛周肌肉紧张度，阻断疼痛恶性循环。

67. 如何防止会阴痛再复发？

① 养成良好的卫生习惯及性生活习惯；② 注意保护会阴部，避免长期久坐或做会阴部受压动作；③ 盆底康复训练；④ 放松训练；⑤ 运动康复训练。

（蔡振华　周华成）

参考文献

[1] 韩济生,樊碧发.疼痛学[M].北京：北京大学医学出版社,2012.
[2] 刘延青.疼痛病学诊疗手册：内脏与血管性疼痛病分册[M].北京：人民卫生出版社，2017：12-20.
[3] 慢性腹痛基层诊疗指南[J].中华全科医师杂志,2019,18(7)：618-627.
[4] Eickmeyer SM. Anatomy and Physiology of the Pelvic Floor[J]. Phys Med Rehabil Clin N Am. 2017 Aug；28(3)：455-460.
[5] Labat JJ, Riant T, Robert R, et al. Diagnostic criteria for pudendal neuralgia by pudendal nerve entrapment (Nantes criteria)[J]. Neurourol Urodyn. 2008；27(4)：306-310.
[6] van de Merwe JP, Nordling J, Bouchelouche P, et al. Diagnostic criteria, classification, and nomenclature for painful bladder syndrome/interstitial cystitis: an ESSIC proposal[J]. Eur Urol. 2008 Jan；53(1)：60-67.
[7] Tam J, Loeb C, Grajower D, et al. Neuromodulation for Chronic Pelvic Pain[J]. Curr Urol Rep. 2018 Mar 26；19(5)：32.
[8] Liu YM, Feng Y, Liu YQ, et al. Chinese Association for the Study of Pain: Expert consensus on chronic postsurgical pain[J]. World J Clin Cases 2021；9(9)：2090-2099.
[9] TricardT, Munier P, Story F. The drug-resistant pudendal neuralgia management: A systematic review[J]. Neurourol Urodyn. 2019，38(1)：13-21.

第八章

腰骶部及下肢疼痛疾病

第一节 腰背臀肌筋膜疼痛综合征

1. 什么是腰背臀肌筋膜疼痛综合征？

腰背臀肌筋膜疼痛综合征是以腰背或臀部存在一处或多处肌筋膜疼痛触发点为特点，常表现为急性或慢性腰背臀肌肉疼痛的一种最常见的肌筋膜疼痛综合征。

2. 哪些原因会导致腰背臀肌筋膜疼痛综合征？

引起腰背臀肌筋膜疼痛综合征通常不是单一的原因，如肌肉骨骼系统创伤、腰背肌劳累过度或缺乏锻炼；上呼吸道感染、肠炎；焦虑或抑郁状态；围绝经期综合征；营养不良等。

3. 腰背臀肌筋膜疼痛综合征与纤维肌痛的发病机制有何不同？

腰背臀肌筋膜疼痛综合征与纤维肌痛发病机制不同，目前认为前者是肌肉长时间僵硬、挛缩，形成多个局部激痛点导致的。后者是由于神经递质失衡和下丘脑-垂体-靶腺轴异常等原因导致中枢敏化，进而对正常致痛刺激和非伤害性刺激引起的疼痛感增强。

4. 腰背臀肌筋膜疼痛综合征的流行病学特点有哪些？

肌筋膜疼痛综合征的发病率为30%～85%，其中腰背痛最为常见，成年人的发病率为30%～40%，中老年女性好发，随着年龄的增长而增加，疼痛的性质以胀痛最为多见。好发人群包括老年人、运动员和重体力劳动者和计算机从业者等。

5. 腰背臀肌筋膜疼痛综合征的常见解剖学原因是什么？

目前认为引起该病常见的解剖学原因主要是肌筋膜、韧带、肌腱等软组织的慢性劳损产生无菌性炎症，进而发生纤维化并粘连，肌筋膜及肌纤维在局部挛缩而形成的紧张性和痉挛性的结节，即"激痛点"。"激痛点"引发的持续炎症刺激作用于神经末梢，进而产生疼痛。

6. 腰背臀肌筋膜疼痛综合征的临床特点有哪些？

腰背臀肌筋膜疼痛综合征的临床特点包括：① 主诉疼痛或肌筋膜触发点的牵涉痛；② 预期分布区域的感觉异常；③ 受累肌肉触诊紧绷呈带状感；④ 沿紧绷带状走行区内呈剧烈点状压痛；⑤ 测定时存在某种程度的运动受限。

7. 腰背臀肌筋膜疼痛综合征的诊断标准是什么？

目前较为公认的肌筋膜疼痛综合征诊断标准：① 触诊有激痛点，表现为有或无放射性疼痛；② 触诊患者的激痛点，可表现出疼痛的临床症状。并且至少符合下列条件中的 3 条：① 肌肉僵硬或痉挛；② 相关关节活动受限；③ 按压后疼痛加剧；④ 紧绷的肌肉呈条带状或有压痛结节，并排除局部肌肉的其他疾病。

8. 腰背臀肌筋膜疼痛综合征需与什么疾病鉴别，鉴别要点是什么？

首要是排除疼痛是否来自内脏系统、神经系统等系统的器质性病变。鉴别要点是否有明确的激痛点，即存在明确的压痛小结，按压可发生牵涉痛和局部抽搐反应。还需与纤维肌痛鉴别，纤维肌痛常具有弥漫性中轴骨疼痛或僵硬，超过 6 个月的疲乏、认知功能障碍及全身性痛觉过敏和痛觉超敏等要点。

9. 腰背臀肌筋膜疼痛综合征的激痛点体格检查要点有哪些？

激痛点的体格检查：① 活动受限：含有激痛点的肌肉，在伸展或缩短时若明显增加肌张力，便会引起疼痛进而导致活动受限；② 皮下硬结：皮下组织呈广泛性增厚，触诊可感受到皮肤与皮下组织张力较大，弹性降低或丧失；③ 局部抽搐：局部抽搐反应是与激痛点有相关的紧绷肌带上肌纤维所发生的短暂性收缩。

10. 腰背臀肌筋膜疼痛综合征的治疗原则是什么？

腰背臀肌筋膜疼痛综合征的治疗原则是先无创再有创，如向患者宣教正确体位姿势、物理治疗、药物治疗等无效后，可考虑对激痛点注射治疗、针刺治疗或微创介入治疗。同时值得注意的是,除了针对激痛点进行治疗,还需关注肌肉正常功能的恢复。

11. 腰背臀肌筋膜疼痛综合征的药物治疗和物理治疗有哪些?

腰背臀肌筋膜疼痛综合征的药物治疗主要是应用非甾体抗炎药、肌肉松弛药物、曲马多、阿片类药物、抗抑郁药、抗惊厥药、复方镇痛药或各种外用制剂等进行对症治疗。物理治疗包括热疗、熏蒸、激光、经皮神经电刺激、直流电疗法、冲击波等。

12. 腰背臀肌筋膜疼痛综合征的微创介入手术治疗的指征是什么?

腰背臀肌筋膜疼痛综合征的微创介入治疗指征是顽固性疼痛,即经过3个月的药物及物理治疗后疼痛仍严重影响生活,甚至丧失工作能力时,同时无明显微创手术禁忌证,即可采用微创介入手术治疗。

13. 腰背臀肌筋膜疼痛综合征的微创介入手术治疗包括什么?

腰背臀肌筋膜疼痛综合征的微创治疗包括局部激痛点的神经阻滞、激素注射,小针刀松解治疗、肉毒素注射术,局部注射富含血小板血浆,局部银质针治疗或射频热凝术等。

14. 腰背臀肌筋膜疼痛综合征如何进行预防及康复训练?

腰背臀肌筋膜疼痛综合征的预防包括:① 初级预防就是做健康宣教,保证正确的站姿或坐姿,劳逸结合,适度锻炼;② 其次是针对高强度或长时间保持同一姿势人群,在劳累后及时放松局部肌肉;康复训练主要是采用运动疗法、拉伸等方法,使局部肌肉功能正常化,还有心理干预等手段使患者无后顾之忧,能恢复正常的工作和生活。

(肖礼祖　黄佳彬)

第二节　腰椎间盘突出症

15. 什么是腰椎间盘突出症?

腰椎间盘突出症是因椎间盘退变和损伤造成纤维环破裂,髓核突出,刺激或压迫神经根、马尾神经所表现的一种综合征,主要表现为腰腿疼痛,下肢麻木、无力等症状,以 L4～5、L5～S1 间隙发病率较高。

16. 腰椎间盘突出症的病因是什么？

（1）退行性改变：包括纤维环和髓核含水量减少、张力下降、间盘变薄、椎间隙变窄，脊柱的稳定性下降，纤维环向心性裂隙。

（2）损伤：体力劳动、久坐久蹲、体育运动等。

（3）腰骶先天结构异常：使下腰椎承受异常应力。

（4）遗传易感因素、妊娠、肥胖、糖尿病、高脂血症、吸烟、感染等。

17. 腰椎间盘突出症有哪些典型症状？

（1）疼痛：以腰背部及腿部多发，呈钝痛、针刺痛或放射痛，喷嚏或咳嗽时腹压增加可使疼痛加剧。

（2）麻木：常位于下肢、足底、足趾或鞍区。

（3）肌力减弱：受累神经支配下肢及足运动力量减弱。

（4）患肢发凉：由于突出的腰椎间盘刺激椎旁腰交感神经引起外周末梢血管收缩引起。

（5）马尾综合征：由于突出较大压迫马尾神经时引发。

18. 怀疑腰椎间盘突出症时必须做哪几项体格检查？

（1）特殊试验：主要包括直腿抬高试验、直腿抬高加强试验、股神经牵拉试验、梨状肌紧张试验、仰卧挺腹试验和骨盆挤压/分离试验等。

（2）是否有特定神经支配区的肌肉萎缩、感觉减退、肌力下降等体征。

（3）腱反射，包括膝反射和腱反射等。

（4）病理征：主要包括巴宾斯基征（Babinski）、卡道克征（Chaddock）、欧本海姆征（Oppenheim）、高尔登征（Gordon）等。

19. 腰椎间盘突出症的特殊体征有哪些？

（1）姿势改变，腰椎侧突畸形及姿势改变，如蹶臀、弯腰、躯干歪斜等。

（2）腰部活动受限，以前屈受限最明显。

（3）腰椎及椎旁压痛及放射痛。

（4）肌力下降、肌肉萎缩。

(5) 感觉减退。

(6) 腱反射异常,包括膝腱反射、踝反射减弱或消失。

20. 什么是直腿抬高试验和加强试验?

直腿抬高试验和加强试验是判断腰神经根是否受压的主要检查方法。患者仰卧,检查者一手握住患者的踝部,另一只手置于膝关节上方使腿伸直,逐渐抬高患肢至感到疼痛或麻木难忍时,记录抬高角度。抬高 70°以下出现坐骨神经痛,称为直腿抬高试验阳性。在直腿抬高试验阳性时,缓慢降低患肢高度,待放射痛消失或减轻,再被动背屈患肢踝关节,如又出现放射痛,称为加强试验阳性。

21. 股神经牵拉试验怎么做?

患者俯卧位,双腿伸直。检查者将患侧小腿上抬,使髋关节处于过伸位时,出现大腿前方疼痛,即为股神经牵拉试验阳性。

22. 腰椎间盘突出症的感觉障碍会有什么表现?

患者主观感觉到下肢或足趾麻木,用针刺其受损神经支配区域的皮肤,痛觉反应较迟钝,有少数患者感觉减退区域较广泛,甚至与神经定位支配区不相符。这可能与多根马尾神经受压以及无菌性炎症扩散累及相邻神经纤维或交感神经有关。

23. 腰椎间盘突出症会出现肌力下降吗?

部分重度腰椎间盘突出症的患者会出现肌肉萎缩和肌力下降的改变。原因有:① 神经根长期受到压迫造成神经营养性不良而继发的肌肉萎缩;② 患者长期以减少患侧肢体运动来缓解疼痛而产生的失用性萎缩。

24. 腰椎间盘突出症的神经反射异常提示什么?

腰椎间盘突出症的患者一般检查膝反射和跟腱反射,检查时应该和健侧对比。膝反射弧是由 L3、L4 神经传导;跟腱反射弧是由 S1 神经传导。所以一般 L4 神经根受累时膝反射减弱,S1 神经根受累时跟腱反射减弱。

25. 哪些影像学检查有助于确诊腰椎间盘突出症?

(1) X 线平片:常表现为生理曲度变直,椎间孔变窄,椎体边缘骨质增生等。

(2) CT:可直接显示椎间盘的位置、形态、大小、突出的方向以及突出物有无钙化等。

（3）MRI：无辐射，能够获得横轴位、矢状位、冠状位等多层面多参数成像，在脊髓和软组织分辨率方面优于CT。

（4）其他：脊髓造影、间盘造影、硬膜外造影和肌电图检查等。

26. 腰椎间盘突出症的诊断标准是什么？

（1）病史：腰痛或下肢痛典型病史，下肢麻木、无力、肌肉萎缩，甚至会阴区感觉障碍，大小便失禁等。

（2）体格检查：观察患者脊柱外形及步态、腰椎活动受限、椎旁压痛、放射痛，与受累神经相符的感觉减退、肌力减弱及深反射异常。

（3）影像学检查：腰椎 MRI 或 CT 显示椎间盘突出，压迫神经与症状、体征相符。

27. 腰椎间盘突出症需要与哪些疾病作鉴别？

（1）腰部慢性软组织损伤，以腰部局限性或弥漫性界限不清的疼痛为特点，多有固定的明显压痛点和软组织痛性结节及条索感。

（2）腰椎椎管狭窄，以间歇性跛行为主要特点。

（3）腰椎滑脱，下腰痛是其主要症状，腰椎 X 线片可证实是否有椎弓根骨折、椎体向前滑脱及其程度。

（4）脊柱感染、肿瘤等疾病。

28. 大多数腰椎间盘突出症患者的保守治疗是什么？

首先，急性发作期需卧床休息，降低椎间盘承受压力，保护椎间盘，促进纤维环修复。其次，患者根据情况可进行牵引、推拿、按摩、理疗等保守治疗。此外，正确的健康宣教，对预防复发、缓解症状等有一定的帮助。

29. 腰椎间盘突出症的药物治疗包括哪些药物？

（1）镇痛药：包括非甾体抗炎药，如布洛芬和依托考昔等；离子通道调节剂，如加巴喷丁和普瑞巴林等；阿片类药物，如曲马多和羟考酮等，可用于疼痛程度较重者。

（2）脱水剂：甘露醇、糖皮质激素和七叶皂苷等，可消除神经根水肿。

（3）中枢性肌肉松弛剂：乙哌立松和氯唑沙宗等。

(4) 神经营养剂、改善微循环及中药等。

30. 腰椎间盘突出症微创手术治疗包括哪几种？

(1) 神经阻滞疗法包括选择性脊神经根阻滞和硬膜外腔阻滞，是常用治疗方法；也有称为经硬膜外激素注射疗法，包括经椎间孔硬膜外注射、经侧隐窝硬膜外激素注射、骶管注射和选择性神经根注射等。

(2) 椎间盘介入治疗，包括胶原酶溶盘术、射频热凝术、激光汽化减压术、三氧髓核消融术和等离子消融术等。

(3) 内镜手术，包括单通道和双通道脊柱内镜微创手术。

31. 什么时候需要手术治疗腰椎间盘突出症？

(1) 病史超过3个月，严格保守治疗无效，或经常复发且疼痛较重者。

(2) 首次发作，但疼痛剧烈，以下肢症状明显，患者难以行动和入眠，处于强迫体位者。

(3) 合并马尾神经综合征。

(4) 出现单根神经根麻痹，伴有肌肉萎缩、肌力下降。

(5) 合并严重椎管狭窄者。

32. 腰椎间盘突出症的物理治疗包括哪些？

(1) 物理因子治疗：包括冲击波治疗、热疗（蜡疗、烤灯）、光疗（红外线治疗、激光和偏振光等）、电疗法（低频脉冲、干扰电和经皮神经电刺激疗法）和磁疗等，通过缓解肌肉紧张、松解粘连，从而改善椎间隙压力并促进突出物回纳，减轻疼痛症状。

(2) 牵引疗法：使椎间隙增大及后纵韧带紧张，有利于突出物还纳。

(3) 手法治疗：通过正骨与推拿来缓解肌肉痉挛，松解神经根粘连，或改变髓核与神经根的关系，减轻压迫。

33. 如何预防腰椎间盘突出症？

要针对病因及诱发因素在日常生活中加以避免：① 适当锻炼，加强腰腹部核心肌群力量；② 避免累积性损伤，例如久坐后站立一会儿减轻腰椎间盘压力；③ 避免过度负重，避免弯腰提取重物；④ 体重控制，避免过于肥胖和过于消瘦；⑤ 减少腹压突然增加，如保持大便通畅、避免突然咳嗽等。

34. 有了 MRI 检查还需要 CT 检查吗?

MRI 检查对突出椎间盘、脊髓和神经形态的显示较 CT 清楚,但是不能反映椎间盘的钙化,对椎管狭窄的显示也不及 CT,因此对于疑难或较特殊的患者,CT 与 MRI 互为补充,有利于病变的定位和定性。

35. 疼痛减轻了,但出现了麻木,是不是不用治疗了?

麻木是腰椎间盘突出症患者的常见症状,主要为下肢、足背、足底或鞍区的麻木。麻木是椎间盘突出后压迫了神经根部传入神经纤维的结果。不论手术或其他治疗,麻木的恢复速度远较疼痛症状的恢复缓慢得多。有的甚至多年或终身存在,所以应尽快治疗。

36. 突出的椎间盘会不会自行消失?

部分突出的椎间盘会自行消失,可能源于体内免疫系统激活,突出物被分解吸收;也可能随着时间推移,髓核水分减少、体积缩小,进而减轻对神经的压迫,疼痛症状得到一定程度的缓解。

37. 腰椎间盘突出症的治疗原则是什么?

腰椎间盘突出症起始原因是退变纤维环破裂,髓核突出压迫神经,引起疼痛和神经损伤。所以,治疗的关键是清除压迫神经的突出髓核、修复破裂纤维环、神经抗炎消肿,以及恢复加强脊柱的稳定性。

(蔡振华　周华成)

第三节　腰椎管狭窄症

38. 什么是腰椎管狭窄症?

腰椎管狭窄症是指腰椎椎管、侧隐窝或椎间孔因先天发育因素或者后天因素(如退变),导致骨性或者纤维性结构狭窄,而引起腰椎神经组织受压、血液循环障碍,出现神经源性跛行、神经根痛伴或不伴腰痛症状的一组综合征。

39. 腰椎管狭窄症的病因？

构成椎管和神经根管的任何结构（包括骨与结缔组织），由于先天发育不良、畸形、韧带肥厚或松弛、骨质增生、移位或骨折等造成的狭窄。

40. 腰椎管狭窄症有哪些分型？

根据发生部位不同腰椎管狭窄症可分为：① 椎管狭窄；② 侧隐窝狭窄；③ 神经根管狭窄。

41. 退行性腰椎管狭窄症的主要病理改变有哪些？

（1）椎间盘内髓核组织的含水量减少，原有的弹性、生物力学功能减退，椎间盘变窄。

（2）关节紊乱，引起椎管壁各骨及纤维结构的增生、肥厚，使管腔容积减少。

（3）无菌性炎症，会造成软组织水肿，神经根和鞘袖肿胀，使狭窄加重。

42. 腰椎管狭窄症的临床表现？

腰椎管狭窄的典型临床表现是神经源性间歇性跛行，和（或）伴有间歇性的下肢放射痛，沉重无力等。通常在久行、久立以及腰部过伸时临床症状加重，而在腰部屈曲或者休息后可缓解。这些临床表现常常与皮节的分布不匹配，并且随着患者行走的距离加大，站立时间过长或者腰部后伸时症状更加明显。

43. 如何诊断腰椎管狭窄症？

主要依赖于症状，多数患者主诉多、体征少，腰部过伸可能引起下肢麻痛加重。影像学特征表现为，黄韧带、关节突等增生，椎管矢状径＜10 mm，神经根沉降征等。诊断时需结合症状体征和影像学特征综合考量，并除外其他疾病，如血管源性间歇性跛行、肿瘤等。

44. 腰椎管狭窄症需要与哪些疾病相鉴别？

腰椎管狭窄根据临床表现、发病年龄、疼痛特点及影像学检查一般可以确诊，但是应与下列疾病相鉴别：① 腰椎间盘突出症，特别是椎间盘脱出的患者进行鉴别；② 下肢动脉闭塞症等血管源性疼痛；③ 腰椎肿瘤、神经根炎等。

45. 腰椎管狭窄症与腰椎间盘突出症有何不同？

腰椎管狭窄症的典型体征很少，典型临床表现是神经源性间歇性跛行，可伴或不伴下肢放射痛，影像学检查主要是构成椎管、神经根管的结构增生、狭窄。腰椎间盘突出症有比较典型的根性疼痛及阳性体格检查（如直腿抬高试验等），影像学上有明确的椎间盘突出表现。

46. 治疗腰椎管狭窄症的药物包括哪些？

（1）非甾体抗炎药：如塞来昔布和布洛芬等。

（2）神经营养类药：如维生素 B_1 和甲钴胺等。

（3）消除水肿类药：如迈之灵、七叶皂苷和利马前列素阿法环糊精片等。

（4）部分抗神经痛药及其他药物：如抗癫痫类药、肌肉松弛剂及前列腺素类药等。

（5）活血化瘀类中药。

47. 腰椎管狭窄症的无创治疗方法包括哪些？

（1）卧床休息、有氧运动与姿势锻炼，能缓解腰肌痉挛从而减轻疼痛。

（2）局部制动，腰部佩戴腰带或支具有助于加强脊柱的稳定性，对伴有滑脱的椎管狭窄疗效较好。

（3）针灸、理疗、按摩等，促进局部血液循环，放松肌肉。

（4）骨盆牵引，可拉开椎小关节间和椎体间距离，减轻神经根的受压、充血、水肿。

48. 腰椎管狭窄症的微创介入治疗包括哪些手段？

椎管扩大和神经减压是治疗腰椎管狭窄的基本原则和有效方法，微创减压方法主要有椎间盘镜技术和经皮脊柱内镜技术。对于合并腰椎失稳、侧弯、滑脱及椎间盘突出等病情复杂的患者，减压后进行融合可使脊柱维持相对稳定、保护脊髓与神经根，如微创经椎间孔椎间融合术、斜外侧椎间融合术等。

49. 腰椎管狭窄症的 X 线影像学表现有哪些特点？

可以进行椎管横径（双侧椎弓根内缘之间距离）与矢径（椎体后缘至椎板与棘突交界处的距离）的测量。同时观察到脊柱弧度改变，包括侧弯和生理前凸的改变、椎间隙变窄、椎体后缘骨质增生、后纵韧带钙化、关节突关节肥大、椎弓根肥大内聚,以及退行性椎体滑移等。

50. 腰椎管狭窄症的 CT 影像学表现有哪些特点？

CT 可直接显示椎管的骨性狭窄部位,如椎体后缘、关节突、椎弓根和椎板等部位的肥大增生;可显示椎间盘突出、黄韧带肥厚等情况,并能对椎管侧隐窝的大小进行精确的测量;还能观察硬膜囊、神经根等受压或受牵拉移位的情况。CT 测量椎管矢状径<10 mm 可作为诊断腰椎椎管狭窄的标准。

51. 腰椎管狭窄症的 MRI 影像学表现有哪些特点？

MRI 对椎管内容物具有较高对比度,可直观显示中央椎管、侧隐窝、椎间孔受压情况。不同于 CT,MRI 可以显示椎管矢状面形态,因此,MRI 对于腰椎椎管狭窄及其他椎管疾病的诊断更准确。神经根沉降征对诊断具有较高的敏感性、特异性和有效性。

52. 腰椎管狭窄症手术治疗的适应证是什么？

（1）下肢疼痛,症状严重影响生活。
（2）存在客观神经损害体征,如下肢感觉减退、肌力下降、下肢肌肉萎缩等。
（3）典型的神经源性间歇性跛行症状,行走距离<500 m,症状严重影响生活。
（4）症状持续存在且保守治疗 3 个月不好转,症状严重影响生活。

53. 腰椎管狭窄症的手术术式有哪些？

（1）全椎板切除,适于中央管狭窄,可处理该节段椎管任何部位的狭窄。
（2）半椎板切除,适于单侧的侧隐窝和神经根管狭窄、关节突肥大及中央型狭窄对侧无症状者。
（3）椎板间扩大开窗手术,适合于单一侧隐窝狭窄。

54. 腰椎管狭窄症手术后的康复及注意事项？

术后根据患者病情及术后恢复情况,尽早在医护人员辅导下下地活动并根据指导进行功能锻炼。于术后 1、3、6 个月及 1 年复查 X 线,必要时可行 CT 或 MRI 检查。嘱患者加强腰背肌肉锻炼、避免久坐久站、弯腰负重。

55. 硬膜外阻滞能不能治疗腰椎管狭窄症？

硬膜外阻滞是向硬膜外腔注射低浓度局部麻醉药和激素，作用是抗炎镇痛、神经消肿及改善局部血液循环，打断疼痛的恶性循环。该技术不能消除椎管的骨性与纤维结构增生，但可消除神经根、马尾、硬膜及硬膜外组织的炎性水肿，少量扩大椎管容积、剥离椎管内粘连，从而减轻压迫缓解症状。

（蔡振华　周华成）

第四节　腰椎小关节骨性关节炎

56. 什么是腰椎小关节骨性关节炎？

腰椎小关节骨性关节炎是常见的腰椎退行性疾病，临床表现为慢性腰痛，基本病理特点为腰椎小关节软骨受损，关节边缘和软骨下骨反应性增生。临床上15%～52%的慢性腰痛与腰椎小关节病变有关，表现为广泛的、定位体征不明确的腰背部疼痛。

57. 腰椎小关节有什么解剖特点？

腰椎小关节为滑膜关节，由上下关节突以及关节囊组成，关节囊有丰富的神经末梢，关节囊内的滑膜中也有丰富的有髓神经纤维和毛细血管。腰椎小关节接近矢状位，有利于腰椎前屈、后伸运动，当超过运动范围不能复位时，就会嵌压滑膜和关节囊。

58. 为什么腰椎小关节容易发生疼痛？

腰椎间盘和两侧关节突关节构成稳定的三角支撑关系，其主要生物力学作用是对抗轴向旋转和水平剪切，承载腰椎各方向上的耦合运动。椎间盘高度改变或者关节突角度的异常将打破耦合运动的平衡，从而导致腰椎应力分布不均匀，形成了一侧或两侧的腰椎小关节错位，刺激相应的脊神经后支，从而引发疼痛。

59. 哪些节段的腰椎小关节易发生骨性关节炎？

好发于腰椎生理曲度最大的 L4～5、L5～S1 两个节段，这两个节段的腰椎小关节和腰椎间盘在腰段中受力最大，小关节易发生骨性关节炎。另外，腰椎间盘突出好发于 L4～5、L5～S1 两个节段,椎间隙变窄也导致这两个节段小关节不稳,发生骨性关节炎。

60. 什么原因容易导致腰椎小关节骨性关节炎?

常见于椎间盘退变、椎间隙变窄、上下关节突不能正常对合等情况。关节囊松弛、韧带松弛、腰椎小关节周围姿势肌肉稳定性差等原因也会导致小关节在活动时出现磨损。

61. 腰椎小关节骨性关节炎有哪些典型症状?

腰部疼痛、活动受限,保持腰椎前屈位时可缓解疼痛,腰部后伸、翻身、转身时疼痛加重;有时可伴臀部及大腿后侧疼痛,但疼痛部位不过膝,不伴麻木。

62. 腰椎小关节骨性关节炎有哪些特殊的查体体征?

腰椎小关节部位深压痛,腰椎后伸旋转试验阳性(腰椎后伸,同时向患侧旋转)。下肢感觉、肌力及神经反射正常,直腿抬高试验阴性。

63. 哪些辅助检查有助于诊断腰椎小关节骨性关节炎?

腰椎 X 线、CT 检查可见腰椎小关节骨质增生、关节间隙狭窄或消失,有些患者可见腰椎曲度变直、腰椎间隙变窄等表现。必要时做腰椎 MRI 检查、髋关节 X 线、CT、MRI 等鉴别诊断。可做血常规、C 反应蛋白、红细胞沉降率等检查与感染、结核、肿瘤等鉴别。

64. 腰椎小关节骨性关节炎的诊断标准是什么?

(1) 腰部疼痛、活动受限。
(2) 腰椎小关节深压痛、腰椎后伸旋转试验阳性。
(3) 直腿抬高试验阴性,下肢感觉、肌力及神经反射正常。
(4) 腰椎 X 线、CT 检查可见腰椎小关节骨质增生、关节间隙狭窄或消失。
(5) 此病为排他性诊断,需除外腰椎间盘突出症、感染、结核、肿瘤等。

65. 有哪些药物可以用于治疗腰椎小关节骨性关节炎?

可以使用非甾体类抗炎药,例如布洛芬、塞来昔布等,起到抗炎、镇痛的作用,口服或经皮给药均可。也可使用骨骼肌松弛剂,例如乙哌立松、替扎尼定等,帮助松弛痉挛的肌肉。也可使用活血化瘀的中成药。

66. 除了药物治疗,还有哪些方法可以治疗腰椎小关节骨性关节炎?

急性期建议卧床休息。除药物治疗外可采用物理治疗、针灸、牵引、按摩等促进血液循环、减轻疼痛。保守治疗效果不佳者,也可给予腰椎小关节内注射,促进关节滑膜炎症、水肿的消退,缓解疼痛。如果腰椎小关节内注射疗效维持时间短,可以采取腰神经后内侧支射频热凝术。

67. 哪些康复训练有助于减轻疼痛?

急性期以休息为主,不建议做康复训练。急性期恢复后可逐渐做康复训练避免再发疼痛,主要目的是刺激腰椎小关节和肌肉本体感受器,增强躯干与相关肢体运动和感觉功能的协调性。包括本体感觉神经肌肉促进(proprioceptive neuromuscular facilitation,PNF)等。

(李君)

第五节 第三腰椎横突综合征

68. 什么是第三腰椎横突综合征?

第三腰椎横突综合征是因第三腰椎横突及其周围软组织损伤引起的常见病,主要表现为第三腰椎横突压痛、腰臀痛、大腿后外侧痛。属于腰痛或非特异性腰痛范畴。

69. 第三腰椎横突的解剖学特点和疼痛有什么关系?

第三腰椎横突是最长的横突、附着的软组织最多、活动幅度最大,同时因相比起被肋骨覆盖的 L1、L2 腰椎和被髂骨保护的 L4、L5 腰椎,故 L3 横突所受拉力最大,所以最容易出现附着在横突尖部的肌肉出现断裂、出血,后形成瘢痕,经反复多次后就形成了慢性疼痛。

70. 第三腰椎横突综合征的病因和发病机制是什么?

病因主要是各种原因导致反复 L3 横突尖部附着肌肉出现损伤,产生慢性损伤继发的无菌性炎症，导致局部组织供氧障碍，进而导致疼痛。其发病机制目前认为是腰椎横突末端组织的损伤易累及卡压邻近神经，从而产生腰痛和臀部疼痛，甚至于下肢疼痛。

71. 第三腰椎横突综合征好发于哪些人群？

第三腰椎横突综合征好发于青壮年，尤以体力劳动者常见。但只要长时间或高强度保持同一姿势就容易导致第三腰椎横突附着肌肉反复损伤的人群，如白领、程序员、教师等这些需要在工作中久站、久坐的人群。

72. 第三腰椎横突综合征的阳性和阴性体征包括哪些？

阳性体征有腰部肌张力增高，运动功能受限，第三腰椎横突局部有压痛，呈结节状或条索感；阴性体征如下肢腱反射正常，皮肤感觉、肌力正常，直腿抬高试验阴性。

73. 影像学检查有助于诊断第三腰椎横突综合征吗？

X线摄片可见一侧或双侧第三腰椎横突过长；MRI检查可显示病灶局部肌肉组织高信号影，提示局部组织肿胀、淤血，且这种影像学变化与病情进展或好转有强相关性。

74. 第三腰椎横突综合征的诊断依据是什么？

（1）诱因：腰部长期劳损或者腰部单一姿势时间过长。

（2）症状：腰部慢性、间歇性酸胀，酸痛部位广泛，单一姿势难以持久维持，劳动后加重。

（3）体征：腰肌张力增高，活动受限，第三腰椎横突的顶端有压痛，呈结节状或条索感；下肢腱反射对称，皮肤知觉、肌力、直腿抬高试验均属正常。

（4）影像检查多作为鉴别诊断。

75. 第三腰椎横突综合征需要与哪些疾病作鉴别？

主要与腰椎间盘突出症、腰椎结核或腰椎肿瘤进行鉴别，鉴别要点分别是：① 腰椎间盘突出症：伴患肢神经痛，直腿抬高试验（＋），影像学可见突出压迫神经根；② 腰椎结核：腰痛伴低热、贫血、消瘦等症，结核相关指标（＋），可见寒性脓肿；③ 腰椎肿瘤，中年以上患者腰痛并呈进行性加重，有夜痛症，伴体重下降等。

76. 第三腰椎横突综合征的治疗原则是什么？

第三腰椎横突综合征的治疗原则是解除腰肌痉挛，对第三腰椎无菌性炎症引起的粘连进行松解，加强锻炼，增强第三腰椎附着的肌肉，同时依据先保守再手术，先无创再有创的阶梯式治疗原则。

77. 第三腰椎横突综合征的药物治疗包括哪些？

第三腰椎横突综合征的药物治疗与肌筋膜疼痛综合征类似：主要包括非甾体抗炎药、肌肉松弛药物、曲马多、阿片类药物、抗抑郁药、抗惊厥药、复方镇痛药或各种外用制剂。

78. 第三腰椎横突综合征的非药物保守治疗包括哪些？

物理治疗方面主要有手法推拿治疗、功能康复训练等。微创手术治疗主要是消除第三腰椎横突附着的肌肉炎症，减轻粘连。如局部阻滞或小针刀，银质针或射频热凝等。

79. 哪些微创介入技术可以治疗第三腰椎横突综合征？

治疗第三腰椎横突综合征的微创介入技术主要包括局部神经阻滞、激素注射或肉毒素注射治疗、第三腰椎横突处小针刀松解术、射频消融术或背部银质针治疗等技术。

80. 如何预防第三腰椎横突综合征？

注意保持良好的坐或站位，避免腰部负荷过大；同时加强腰背肌的功能锻炼，对巩固疗效、稳定脊柱和预防腰痛发生有积极的作用。

81. 第三腰椎横突综合征的预后如何？

该病预后良好，研究表明，推拿疗法可以解痉镇痛，消除粘连，对本病疗效满意，总有效率为75.77%。若患者病程较长（6个月以上），非手术治疗无效，可采用L3横突处肌筋膜松解术等微创治疗，其预后也较好，复发率为11.63%。

（肖礼祖　黄佳彬）

第六节 腰脊神经后支卡压综合征

82. 腰脊神经后支为什么容易被卡压？

腰脊神经根出椎间孔后分为前支和后支,后支又分为后内侧支和后外侧支。腰神经后支全部行程中有 6 个固定点,即出孔点、横突点、入肌点、出肌点、出筋膜点及入臀点,这些固定点导致腰脊神经后支容易被卡压。

83. 腰脊神经后支卡压好发于什么部位？

6 个固定点处均可出现卡压,以下 3 个固定点好发卡压:

(1) 出孔点：由 4 个壁组成：上为横突间韧带的镰状缘,下为下位椎体横突的上缘,内侧为下位椎体上关节突的外缘与横突根部之间的骨面,外侧为横突间韧带的内侧缘。

(2) 横突点：后内侧支在横突、上关节突、乳突和副突之间的韧带形成的骨纤维管内容易被卡压。后外侧支在横突背侧行走处易被卡压。

(3) 后外侧支穿出胸背筋膜层后越过髂嵴处的骨性纤维管。

84. 腰脊神经后支卡压综合征有哪些常见的疼痛表现？

常有搬重物或急性腰扭伤病史,有时继发于腰椎手术。表现为腰、髋、臀部疼痛,疼痛可向大腿放射,但不超过膝关节。疼痛部位深,区域模糊,没有明确界线。腰臀部可有麻木,但无下肢麻木。晨起加重,活动后可缓解,严重时不能翻身,行走受限。

85. 腰脊神经后支卡压综合征影响下肢感觉和肌力吗？

腰脊神经后外侧支为纯感觉神经,支配腰椎小关节线外侧的肌肉、皮肤及臀部皮肤。腰脊神经后内侧支为感觉运动混合神经,支配小关节连线以内的多裂肌、棘间肌、筋膜、韧带和皮肤。因此,腰脊神经后支卡压无下肢感觉和肌力异常。

86. 腰脊神经后支卡压综合征有哪些阳性查体表现？

通常腰部后伸、侧屈受限。腰部主诉痛区上方 2～3 个脊髓节段的横突根部有压痛点。急性期有时可见该点腰肌痉挛,为脊神经后支受刺激所致。

87. 有哪些辅助检查可以帮助确诊腰脊神经后支卡压综合征？

目前，腰脊神经后支卡压综合征本身无特殊影像学改变。腰椎 X 线、CT、MRI 等检查主要是为与其他疾病鉴别诊断。

88. 腰脊神经后支卡压综合征如何与腰椎间盘突出症鉴别？

腰椎间盘突出症有腰痛和（或）下肢放射痛，下肢疼痛范围按神经受累区域分布。多伴有相应神经支配区域麻木和（或）肌力减弱。直腿抬高试验及加强试验阳性。常见膝腱反射、跟腱反射减弱或消失。腰椎 CT、MRI 可见相应节段椎间盘膨出或突出。

89. 腰脊神经后支卡压综合征药物治疗效果好吗？

可以使用 NSAIDs 药物、骨骼肌松弛剂、神经营养药物治疗腰脊神经后支卡压综合征。卡压较轻的患者可以单独使用药物治疗，卡压较重的患者需同时配合物理治疗或微创介入治疗。

90. 腰脊神经后支卡压综合征做局部松解有效吗？

局部松解是治疗腰脊神经后支卡压综合征非常好的方法。局部松解的方法包括针刀松解、激痛点松解、银质针治疗、局部药物注射、椎间孔镜下松解等。但需注意熟悉局部解剖结构、精准定位，避免造成神经二次损伤和周围结构损伤。

91. 腰脊神经后支卡压可以做射频吗？

理疗、药物、局部松解等治疗无效或效果不持久时可以考虑做腰脊神经后支射频缓解疼痛。有研究报道腰脊神经后支射频热凝术、低温等离子消融术、脉冲射频联合神经阻滞均可有效治疗腰脊神经后支卡压综合征。

（李君）

第七节　盘源性腰痛

92. 什么是盘源性腰痛？

椎间盘内各种疾病（如退变、终板损伤等）刺激椎间盘内疼痛感受器所引起的腰痛，不伴根性症状，无神经受压或椎间盘突出的影像学依据。该病以长期反复发作的腰部疼痛为主要表现，占非特异性腰痛的 70%。

93. 盘源性腰痛的病因？

椎间盘自身退变，产生炎症反应或椎体不稳，对神经的痛觉末梢产生机械性或炎性刺激引起疼痛。同时椎间盘内营养供应减少以及细胞外基质成分变化增加椎间盘内负荷，降低其对损伤的反应能力；椎间盘慢性机械损伤及退变，持续神经刺激及纤维环破坏增加，加重了该病进程。

94. 盘源性腰痛有哪些典型症状？

盘源性腰痛常表现为下腰部正中深部位置疼痛，下位腰椎棘间、髂后、大转子等处酸胀。在活动后疼痛会明显加重，如抬重物、弯腰等。久坐久站、咳嗽或喷嚏都会加重症状，症状持续时间可长达数月。通常不会伴有麻木无力等神经损伤症状。

95. 盘源性腰痛受累的神经有哪些？

腰椎间盘纤维环后部 1/3 及后纵韧带受 2~3 个节段窦椎神经和交感神经的双重支配，窦椎神经是由脊神经返支和灰交通支构成，支配椎间盘后方；交感干交通支神经则支配前方，两者共同支配侧方区域。

96. 腰椎间盘的压力变化如何引起盘源性腰痛？

椎间盘退变明显，髓核脱水弹性降低、终板变性乃至坏死，因而椎间盘可出现异常活动，椎体不稳，椎间盘内压力增加时椎间盘及后纵韧带中窦椎神经的痛觉神经末梢受到刺激，引起疼痛。

97. 如何诊断盘源性腰痛？

腰痛缺乏特异性，疼痛多在腰带部位，头端不超过胸腰交界，远端常不超过膝部，伴有坐位疼痛加剧或久坐耐受性下降症状。查体及影像学检查多为阴性。腰椎 MRI 矢状位 T2 加权像上往往会发现间盘低信号，椎间盘后缘圆形或线状的局限性高信号区。椎间盘造影可观察到纤维环是否完整。

98. 盘源性腰痛需要与哪些疾病相鉴别？

需要与多种可引起腰部疼痛的疾病相鉴别：① 骨性结构异常，包括腰椎峡部裂、腰椎滑脱和腰椎失稳症,以及下关节炎症或滑囊炎等;② 腰椎间盘突出症:该病多伴有下肢症状,影像学检查可见明显突出椎间盘压迫神经或硬膜囊;③ 腰椎感染类疾病、腰椎肿瘤和其他异常情况;④ 软组织损伤疼痛,包括腰肌劳损、韧带炎等。

99. 椎间盘造影在盘源性腰痛诊断中的价值如何?

椎间盘造影能够明确诱发疼痛的责任间盘,是目前临床上公认诊断盘源性腰痛的金标准,它还可以明确诱发疼痛的性质和部位是否与平时症状一致。同时,邻近节段疼痛阴性的间盘造影作为对照来判断责任间盘能够给术者供更加准确的信息。

100. 盘源性腰痛的一般治疗包括哪些?

一般治疗主要包括:① 功能锻炼、短期卧床休息;② 物理治疗及中医治疗:电疗、光疗、冲击波治疗,也可行针灸、推拿按摩、美式整脊等疗法;③ 药物治疗:非甾体抗炎药和肌肉松弛药物等;④ 神经阻滞和注射治疗。

101. 神经阻滞治疗盘源性腰痛是否有效?

根据查体结果,在影像引导(X线或超声)下对病变节段明确的椎管内注射治疗,或对疼痛节段的责任脊神经后支进行注射治疗,可以显著缓解局部无菌性炎症反应,减轻疼痛,是治疗盘源性腰痛的有效治疗方法之一。

102. 盘源性腰痛的微创治疗手段有哪些?

(1) 椎间盘纤维环靶点消融术,包括射频热凝术、经皮激光消融术、经皮三氧髓核消融术、低温等离子消融术等。

(2) 椎间盘内注射疗法:如亚甲蓝和胶原酶椎间盘内注射。

(3) 椎间盘摘除术:如皮穿刺腰椎间盘摘除术。

103. 射频热凝术治疗盘源性腰痛效果如何?

射频热凝术主要是利用热损伤灭活终板或纤维环上的神经感受器,同时使纤维环上肉芽组织发生变性、固缩。该方法一般早期疗效较好。

104. 低温等离子治疗盘源性腰痛的原理?

低温等离子应用低温射频能量破坏髓核组织内部结构,使髓核内的胶原纤维汽化、收缩和固化,缩小椎间盘总体积,重塑髓核组织以降低椎间盘内压。操作过程中可移除大量病变组织,工作温度较低,对周围结构的热损伤小,安全性好。

105. 经皮三氧髓核消融术的机制?

在透视定位下将三氧气体注入椎间盘,三氧的强氧化作用可以氧化髓核组织的蛋白多糖聚合体,降低渗透压使突出髓核变性、缩小、减轻神经根压力;通过抗炎作用,减轻神经根水肿及粘连;同时作用于椎间盘内、椎管内、邻近韧带、小关节突的神经末梢,降低神经敏感性,发挥抗炎镇痛作用。

106. 盘源性腰痛介入治疗术后如何进行康复?

术后平卧或侧卧休息2~3天;禁久走或久坐;第2周可做轻的家务劳动,在医师指导下行轻微的腰肌伸展锻炼;第3周开始行腹部力量锻炼,避免弯腰、扭腰及腰部剧烈活动;1个月后可正常行走,可进行下肢的伸展练习;第2个月开始进行腰背肌训练;第3个月功能锻炼强度逐渐增加,恢复正常生活。

107. 盘源性腰痛的微创介入治疗预后如何?

目前常用的介入治疗方法均可明显缓解盘源性腰痛的疼痛,对躯体功能及生活质量均有显著改善,但每一方法有效率和维持时间尚有争议,缺乏大样本对比研究。微创介入方法费用低、操作简单、创伤小,具有巨大潜力和应用前景。

108. 富血小板血浆盘内注射是否对病变纤维环有修复作用?

富血小板血浆中富含多种生长因子,如表皮生长因子、血管内皮生长因子、转化生长因子及胰岛素样生长因子等,可有效抑制炎性介质生成及释放,盘内注射可促进内层纤维环软骨细胞增殖,对纤维环修复及髓核再生具有促进作用。

(蔡振华 周华成)

第八节 梨状肌综合征

109. 什么是梨状肌综合征?

由梨状肌的解剖变异、外伤、劳损、感染等因素导致梨状肌充血、水肿、肥大、痉挛、挛缩、变性从而刺激、压迫坐骨神经及其营养血管引起的一系列症状。

110. 哪些高危因素容易引发梨状肌综合征？

不良姿势、体态；髋部或臀部外伤，尤其在髋猛烈内旋时容易损伤梨状肌；梨状肌肥厚（多见于运动员）；久坐，例如司机、办公室工作者、骑自行车等；梨状肌解剖变异等均为梨状肌综合征的高危因素。

111. 梨状肌综合征有哪些典型症状？

主要表现为臀部、大转子和大腿后侧疼痛、麻木、跛行，部分患者存在由大腿后外侧到踝关节的放射痛和坐骨神经分布区的感觉异常。起床、久坐、髋运动时疼痛加重。主诉腰痛的较少。

112. 哪些体格检查有助于诊断梨状肌综合征？

触诊可发现梨状肌肌腹肿胀、硬结，晚期肌肉萎缩。髋外展无力。直腿抬高试验疼痛弧（<60°，阳性；>60°，阴性）。可表现为坐位梨状肌牵拉试验阳性、主动梨状肌试验阳性、屈曲内收内旋试验阳性。坐位梨状肌牵拉试验和主动梨状肌试验联合诊断坐骨神经卡压的敏感性91%，特异性80%。

113. 哪些辅助检查有助于诊断梨状肌综合征？

梨状肌综合征的辅助检查主要是超声和MRI检查。超声检查简便易行，可同时配合彩色多普勒检查，有助于了解局部炎症情况。MRI检查优点是可同时观察臀部、髋部各组织及相互关系，尤其深部组织成像更清晰。必要时进行腰部、盆腔等部位影像学检查进行鉴别诊断。

114. 梨状肌综合征的诊断标准是什么？

根据患者梨状肌损伤的高危因素，臀部和（或）下肢疼痛，查体梨状肌压痛、直腿抬高试验疼痛弧、坐位梨状肌牵拉试验阳性、主动梨状肌试验阳性、屈曲内收内旋试验阳性，MRI或超声检查见梨状肌和（或）坐骨神经肿胀或萎缩可明确诊断。但梨状肌综合征通常是一种排除诊断，首先必须排除其他更常见的疾病包括神经根病变、腰椎管狭窄症、骶髂关节疼痛等。

115. 梨状肌综合征需要和哪些疾病鉴别？

深部臀肌间隙内的组织病变均会导致类似梨状肌综合征的表现，尤其需注意鉴别，例如坐骨股骨撞击综合征、腘绳肌综合征、孖肌损伤等。还需与腰部疾病鉴别，例如腰椎间盘突出症、腰椎小关节紊乱、腰椎管狭窄症等。腰臀部肌肉触发点，例如腰方肌、臀中肌等触发点表现也易与梨状肌综合征混淆。此外，还需注意与神经根病变、骶髂关节疼痛、髋部疾病、肠道疾病、盆腔疾病、强直性脊柱炎、肿瘤、感染等进行鉴别。

116. 有哪些药物可以用于治疗梨状肌综合征？

常用药物为 NSAIDs 药物，可减轻梨状肌的炎症和水肿，可以口服 NSAIDs 药物，也可以外用 NSAIDs 贴剂或乳膏。可使用骨骼肌松弛剂放松梨状肌，例如乙哌立松、替扎尼定。如有坐骨神经受累症状可加用抗惊厥、抗抑郁、神经营养药物，如甲钴胺等。

117. 局部药物注射治疗梨状肌综合征有效吗？

局部药物注射治疗是治疗梨状肌综合征的有效方法，常用药物配伍为局部麻醉药＋糖皮质激素。但由于梨状肌部位较深，传统的盲法穿刺不易穿刺到位，且容易损伤坐骨神经，因此推荐超声引导下进行梨状肌和（或）坐骨神经周围药物注射治疗。

118. 除了药物治疗，还有哪些方法可以治疗梨状肌综合征？

除药物治疗外，可同时进行梨状肌拉伸等康复锻炼。也可以通过手法按摩松解梨状肌。物理治疗，例如体外冲击波治疗、激光照射治疗、中频治疗等对梨状肌综合征有效。也可针对梨状肌触发点进行干针治疗。针灸治疗也是有效的治疗方法。

119. 什么情况下需要手术治疗梨状肌综合征？

经过休息、非药物治疗、药物治疗、局部注射治疗等保守治疗无效时，可以手术治疗分离梨状肌和坐骨神经。手术需注意彻底解除梨状肌张力，清除坐骨神经周围的纤维条索等压迫，避免造成二次损伤。

（李君）

第九节　股骨大转子滑囊炎

120. 什么是股骨大转子滑囊炎？

股骨大转子滑囊位于髂胫束与股骨大转子后外侧之间，外侧壁为髂胫束（部分臀大肌），内侧壁为股骨大转子。股骨大转子滑囊炎是由于滑囊内外侧壁反复摩擦，导致的局部炎性改变。

121. 哪些原因会导致股骨大转子滑囊炎？

反复屈髋动作、髂胫束过于紧张等情况易导致股骨大转子被反复摩擦，出现滑囊炎。跑步姿势不良、长距离行走及自行车骑行者（特别是座位过高）也会导致该部位滑囊炎症。局部外伤、痛风、类风湿关节炎等也可导致股骨大转子滑囊炎，但较少见。

122. 股骨大转子滑囊炎有哪些典型症状？

髋外侧疼痛不适，一般不涉及大腿后部，往往可放射至大腿外侧及大腿前侧。尤以跑跳或走路多时较明显。久站、久坐或患侧卧位疼痛加重。股骨大转子周围可有局部肿胀。较重者会逐渐出现上楼梯困难、步态异常。

123. 哪些阳性体征有助于诊断大转子滑囊炎？

有些患者可见股骨大转子区域肿胀，急性期可触及皮温升高。股骨大转子滑囊处可触及压痛，被动内收和外展患肢或主动抵抗患肢外展时会诱发疼痛。下肢无感觉减退或痛觉超敏。

124. 哪些辅助检查有助于诊断股骨大转子滑囊炎？

X线检查可以发现滑囊及相关组织的钙化，提示有慢性炎症。超声可发现股骨大转子滑囊增厚、滑囊内积液、血流信号增多等提示炎症的改变。必要时做髋部CT或MRI，与股骨头坏死、髋关节炎、肿瘤等疾病鉴别。腰部CT或MRI检查可以和腰椎间盘突出症、腰椎管狭窄等相鉴别。

125. 股骨大转子滑囊炎的诊断标准是什么？

（1）髋部外侧方疼痛不适，尤以跑跳或走路多时较明显。

（2）患肢常处于屈曲外展外旋位，以使臀部肌肉放松减轻疼痛。

（3）大转子部位胀满及后侧凹陷消失，局部压痛，严重者可触及囊性感。

（4）被动内旋患肢可引起疼痛，髋关节屈伸活动不受限。

（5）X线检查常为阴性，约40%患者可见钙化。MRI可见滑囊与股骨大转子信号增强。超声检查可见滑囊增厚、滑囊积液、血流信号增多等表现。

126. 股骨大转子滑囊炎需要和哪些疾病鉴别？

髋外侧局部疼痛需与臀中肌滑囊炎、肌肉触发点导致的疼痛（阔筋膜张肌、臀小肌、臀中肌等）等鉴别，还需与股骨头坏死、髋关节炎、肿瘤等疾病鉴别。髋外侧疼痛伴下肢疼痛时需与感觉异常性股痛、髂胫束综合征、腰椎间盘突出症、腰椎管狭窄鉴别。

127. 有哪些药物可以用于治疗股骨大转子滑囊炎？

可以使用 NSAIDs，如布洛芬等，起到抗炎、镇痛的作用。常用非甾体抗炎药给药途径包括口服和经皮给药。也可应用糖皮质激素局部注射。两者可以联合应用。

128. 局部药物注射治疗股骨大转子滑囊炎有效吗？

研究表明股骨大转子滑囊炎内注射糖皮质激素可有效缓解疼痛，影像引导下穿刺更为精准。富血小板血浆注射也是治疗股骨大转子滑囊炎的方法，研究表明，富血小板血浆与糖皮质激素注射，均可缓解疼痛、改善哈里斯髋疼痛评分。

129. 除了药物治疗，还有哪些方法可以治疗股骨大转子滑囊炎？

症状较轻者可采取保守治疗。首先应避免继续摩擦和压迫，关节予以适当制动并辅以物理治疗后多数可消退，例如体外冲击波治疗、中频治疗等。症状较重者，经药物治疗、局部注射治疗等效果不佳者，需考虑做滑囊切除术。

（李君）

第十节 股外侧皮神经炎

130. 什么是股外侧皮神经炎？

股外侧皮神经炎是指该神经在其行走过程中受某些机械或化学因素的刺激或压迫，导致其支配区的感觉异常和股前外侧皮肤疼痛。

131. 哪些原因会导致股外侧皮神经炎？

股外侧皮神经在走行过程受卡压为最主要的原因，如肥胖、喜穿紧窄短裤或低腰裤、妊娠等均可致本病。有腿部外伤、糖尿病、甲状腺功能减退较易发病。医源性损伤，如取髂骨移植、全髋关节置换术和骨盆截骨术过程中，有可能损伤股外侧皮神经。

132. 股外侧皮神经炎有哪些典型症状？

多见于中年、肥胖男性。多为一侧受累，少数双侧发病。主要表现为大腿前侧和外侧皮肤疼痛、麻木，疼痛性质为刺痛或烧灼痛，部分患者在上述区域有皮肤痛觉超敏现象。久站、长时间行走、衣物摩擦、髋关节过度伸展可加重疼痛，坐位、卧位时疼痛减轻。

133. 股外侧皮神经炎有哪些阳性体征？

髂前上棘内下方约 2 cm 处压痛。大腿前外侧皮肤感觉减退、痛觉过敏、痛觉超敏。骨盆挤压试验（患者侧卧，患侧朝上。检查者向骨盆施加向下的压力并维持 45 秒。如果患者报告症状减轻，则为阳性）及神经动力学试验（患者侧卧，患侧朝上，健侧屈膝。检查者一只手稳定骨盆，另一只手托住膝下小腿。然后检查者屈膝并内收髋关节。患者相应支配区疼痛被诱发或加重，则为阳性）阳性有助于诊断。

134. 哪些辅助检查有助于诊断股外侧皮神经炎？

高分辨率的彩超可发现股外侧皮神经的卡压或炎症等表现。必要时需做腰椎、骨盆、髋关节 X 线、CT、MRI 等检查排除肿瘤压迫股外侧皮神经或腰椎间盘突出、髋关节炎等疾病。查血常规、C 反应蛋白、红细胞沉降率等排除感染、结核等疾病。

135. 股外侧皮神经炎的诊断标准是什么？

① 根据该神经支配区的疼痛、感觉异常，可做出初步诊断；② 髂前上棘内下约 2 cm 处有压痛点，按压向远端放射；③ 膝腱反射存在，无股四头肌萎缩；④ 必要时行相应部位影像学检查，排除其他器质性疾病。

136. 股外侧皮神经炎需要和哪些疾病鉴别？

需与腰椎疾病，如高位腰椎间盘突出、腰椎肿瘤；盆腔疾病，如盆腔肿瘤、盆腔炎；髋部疾病，如髋关节炎、髂腰肌滑囊炎；神经疾病，如带状疱疹、糖尿病周围神经病变、特应性皮炎等鉴别。

137. 有哪些药物可以用于治疗股外侧皮神经炎？

可给予 NSAIDs，如布洛芬等，可口服，也可经皮给药；可给予神经营养类药物，例如甲钴胺等。神经痛症状明显者，可给予抗惊厥药，例如加巴喷丁、普瑞巴林等。

138. 除了药物治疗，还有哪些方法可以治疗股外侧皮神经炎？

去除致病因素或进行病因治疗，例如避免腰带、紧身裤等各种物理化因素刺激，改变生活习惯，减重。可采用物理治疗，冲击波、中频、激光等。神经阻滞治疗有明显疗效。上述方法效果仍不佳，可行股外侧皮神经射频术或减压术，但有复发的可能。

（李君）

第十一节　髋关节相关疾病（股骨头坏死等）

139. 髋关节的解剖特点是什么？

髋关节是连接躯干与下肢的重要关节，是最大的多轴性球窝状关节，由股骨的股骨头和髋骨的髋臼两部分组成。由髂股韧带、耻股韧带和坐股韧带支撑，使得关节囊更加稳固。两侧髋关节通过骨盆相互连接，而通过骶髂关节和腰骶关节连接脊柱。所以，它既有稳固性，又有很大的灵活性。

140. 慢性髋关节痛的常见病因有哪些？

常见病因可分为：① 髋关节周围的肌肉损伤，如屈髋肌、臀肌损伤或关节内盂唇撕裂或股骨髋臼撞击症或老年人的骨关节炎引起的疼痛。② 其他部位疾病，如内脏疾病或腰椎疾病引起的牵涉痛，表现为髋关节周围的疼痛。

141. 髋关节疼痛首先应排除哪些疾病？

髋关节疼痛首先需排除股骨头缺血性坏死、髋关节炎症、髋关节结核或肿瘤等因素，另外，还要排除高位腰椎间盘突出症、盘源性腰痛、腰椎小关节紊乱、髂胫束摩擦综合征等。

142. 有哪些非髋关节病变引起的髋关节疼痛?

内脏或骨盆源性的感染或肿瘤转移等相关疾病,高位腰椎间盘突出症,盘源性腰痛,腰椎小关节紊乱以及髋关节周围的软组织损伤如髂胫束摩擦综合征等都会引起髋关节疼痛。

143. 髋关节疼痛的特异性体征与影像学检查有哪些?

髋关节疼痛的特异性体征:"4"字征、屈髋内收内旋试验、屈髋外展外旋试验、外旋对抗测试、坐位梨状肌牵拉试验等。髋关节相关的影像学检查:X 线、CT 及 MRI 都存在特异性的表现,如股骨头坏死,X 线的正位和蛙式位片表现为硬化、囊变及"新月征";CT 提示通常出现骨硬化带包绕坏死骨、修复骨,或表现为软骨下骨断裂;MRI 表现为 T1WI 局限性软骨下线样低信号或 T2WI"双线征"。

144. 什么是股骨头坏死,如何分期?

股骨头坏死是股骨头动静脉系统受损使骨细胞及骨髓成分部分死亡及发生随后的修复,继而骨坏死,导致股骨头结构改变及塌陷,引起髋关节疼痛及功能障碍的疾病。目前常用国际股骨头坏死分期:① 0 期:活检结果符合坏死,其余检查正常;② 1 期:骨扫描和(或)磁共振阳性;③ 2 期:股骨头斑片状密度不均,平片与 CT 没有塌陷表现;④ 3 期:正侧位 X 线片上出现新月征;⑤ 4 期:关节面塌陷变扁,髋臼出现坏死。

145. 非创伤性的股骨头坏死的常见病因及高危因素有哪些?

非创伤性的股骨头坏死的常见病因及高危因素有皮质类固醇药物的长期应用、长期饮酒过量、减压病、血红蛋白病、自身免疫病等。吸烟、肥胖等是股骨头坏死的高风险因素。

146. 股骨头坏死应与哪些疾病鉴别?

股骨头坏死应注意鉴别中、晚期髋关节骨关节炎,髋臼发育不良继发骨关节炎,强直性脊柱炎累及髋关节,暂时性骨质疏松症,股骨头内软骨母细胞瘤,软骨下不全骨折,色素沉着绒毛结节性滑膜炎,滑膜疝,骨梗死等疾病。

147. 股骨头坏死的治疗原则是什么?

股骨头坏死治疗的治疗原则是解决关节疼痛、恢复关节功能、有效控制病情

(去除原发病因)等。方法有：① 非手术治疗：保护性负重、药物治疗、中医药治疗、物理治疗、制动与牵引；② 手术治疗：髓芯减压术、不带血运骨移植术、截骨术、带血运自体骨移植术、人工关节置换术。

148. 疼痛科有哪些特色技术治疗髋关节疼痛？

疼痛科常用的特色技术有髋关节腔内药物注射，包括局部麻醉药、激素、三氧或玻璃酸钠等；密集型银质针或内热针松解术，神经阻滞或射频热凝术、经皮髓芯减压术等。

149. 什么是髋关节撞击综合征，好发于什么人群？

髋关节撞击综合征，又名股骨髋臼撞击综合征（femoroacetabular impingement,FAI），是指由于各种内外因素引起髋关节解剖结构或运动方式的改变，导致髋关节盂唇与股骨近端在活动时反复撞击而引起相应的临床症状，属关节内撞击范畴。好发人群：欧美白种人中发病率很高，曾认为亚洲黄种人的发病率低。

150. 髋关节撞击综合征的体征及辅助检查表现是什么？

本病体征为髋关节活动受限，关节弹响、绞锁，撞击试验阳性，即被动屈曲、内收内旋可诱发疼痛。严重可有髋关节外展无力。影像学可分型为凸轮撞击型和钳夹撞击型，前者X线可见股骨头颈处前上缘骨性突起："枪柄样"畸形，CT可见髋臼缘骨赘或游离钙化；后者X线可见髋臼发育不良、股骨头颈连接部可见局限性的切迹，CT可见髋臼边缘的骨赘、关节面下囊变等。

151. 髋关节撞击综合征的治疗原则及预后如何？

髋关节撞击综合征的治疗原则是减轻疼痛、限制关节活动、恢复髋关节肌力平衡状态。治疗可选用非甾体类抗炎药及软骨保护类药物、局部冲击波治疗等，无效者再考虑髋关节镜下股骨头颈成型，髋臼盂唇缝合等手术。髋关节撞击综合征预后：早期治疗预后较好，治疗不及时可发展成髋关节骨性关节炎，需行髋关节置换术。

（肖礼祖　黄佳彬）

第十二节 骶髂关节疼痛

152. 什么是骶髂关节痛？

骶髂关节痛是指排除特异性感染、急性创伤、肿瘤等原因后，骶髂关节区域的疼痛与不适，伴或不伴腹股沟、下肢等部位疼痛，同时，骶髂关节诊断性注射试验阳性。

153. 骶髂关节痛的高发人群有哪些？

骶髂关节痛可发生于任何年龄段的人群，更多见于产后女性、老年人和年轻运动员等。

154. 骶髂关节有什么解剖特点？

骶髂关节由骶骨和髂骨耳状面构成，属滑膜关节。它是躯干与下肢应力传递的枢纽，也是骨盆应力集中区域，支撑上半身的轴向负荷，同时也有旋转负荷，像减震器一样保护机体。周围韧带和肌肉共同维持骶髂关节稳定性，骶骨和髂骨界面的前1/3是真正的滑膜关节，其余由一组复杂的韧带连接组成。关节的神经支配仍有争议，一般认为其后侧由 $L_4 \sim S_3$ 脊神经后外侧支支配，前部由 $L_3 \sim S_2$ 神经支配。

155. 腰椎内固定术后容易骶髂关节痛的机制是什么？

脊柱手术后尤其是腰骶部固定融合术后，骶髂关节作为融合区域的邻近关节，应力增加从而加速其退化，同时骨膜被激惹，关节功能障碍和关节韧带腔压力增高，从而刺激韧带部位等神经末梢引发疼痛。髂嵴取骨尤其是髂骨后部不恰当取骨也可导致骶髂关节韧带和滑膜部分撕裂，从而引发疼痛。

156. 骶髂关节痛的发病诱因有哪些？

任何原因导致骶髂关节的轴向过负载和（或）旋转过负载，均可引发骶髂关节疼痛，主要包括慢性累积性损伤、脊柱侧弯、下肢不等长、妊娠、增龄所致退行性改变、步态和生物力学异常及脊柱融合手术史等。

157. 骶髂关节痛的患者有哪些症状？

骶髂关节疼痛的表现形式较为多样，其原因主要在于骶髂关节具有复杂的解剖结构和广泛的神经支配。特征性疼痛部位为髂后上棘尾侧约 10 cm 和旁侧或内侧约 3 cm 的臀部区域，有的合并腹股沟区和/或坐骨结节周围疼痛。有的则会表现为大腿后侧痛、臀外侧及大腿前方和小腿疼痛。而腰椎轴性疼痛或 L_5 棘突以上的疼痛较为少见。重症患者不能端坐、负重和站立，行走困难；弯腰、翻身时疼痛加重。

158. 骶髂关节痛的诊断标准是什么？

骶髂关节痛诊断主要基于病史、症状、体征、影像学检查和诊断性注射等。目前仍缺乏"金标准"，诊断性注射为重要证据。大于 2 项的骶髂关节激惹试验阳性，或骶髂关节局部疼痛且 Fortin 试验阳性，建议实施诊断性注射。为排除假阳性，建议 2 次注射并应用不同局部麻醉药，若疼痛均能有效减轻 75% 以上则考虑骶髂关节痛；若均不足 50% 则基本可排除骶髂关节痛。

159. 骶髂关节激惹试验包括哪些？

骶髂关节激惹试验包括：① "4"字征；② 床边分离试验即 Gaenslen 试验；③ 骨盆挤压试验；④ 骨盆分离试验；⑤ 骶髂关节挤压试验；⑥ Fade 试验。

160. 骶髂关节痛需与哪些疾病相鉴别？

结合患者症状、体征、实验室检查和影像学检查，需与相应部位肿瘤、感染等疾病相鉴别。当症状不典型时，同时需与强直性脊柱炎、椎间盘源性疼痛、腰臀肌筋膜疼痛综合征和腰椎关节突关节源性疼痛等疾病鉴别。

161. 骶髂关节痛的治疗原则？

骶髂关节痛治疗目的在于控制疼痛、减少功能障碍、延缓疾病进展和提高生活质量。治疗方案包含基础治疗、药物治疗、介入治疗以及手术治疗等，临床医生需根据患者的病因、病情特点选择合适的治疗手段，提倡个体化治疗、多模式治疗和多学科治疗。

162. 骶髂关节痛常用的保守治疗方案有哪些？

（1）疾病健康教育：帮助患者调整好心态，积极自我锻炼和减压。

（2）运动疗法：纠正肌肉失衡提高肌肉的耐力，恢复肌肉的柔韧性。

（3）物理治疗：激光、微波、红外、超声波和冲击波治疗等。

（4）中医中药治疗：刮痧、拔罐、灸法、穴位疗法等和中药等。

（5）手法治疗：整脊手法、正骨手法和推拿手法等。

（6）药物治疗：根据患者情况个体化给予NSAIDs、肌肉松弛药、普瑞巴林等；并存骨质疏松和骨髓水肿等，可选用抗骨质疏松药物或锝亚甲基双膦酸盐。

163. 骶髂关节痛常用的微创治疗方案有哪些？

（1）关节腔内及其周围韧带注射：建议采用影像引导下连续2次及以上的注射治疗。

（2）激痛点针刺微创治疗：适用于周围肌肉存在明显激痛点的患者。

（3）射频治疗。

（4）其他：神经调控包括骶神经电刺激植入术和周围神经电刺激植入术等，对难治性骶髂关节痛有较好的疗效。

164. 骶髂关节痛患者神经射频常用的方法是什么？

射频消融技术逐渐发展为包括传统射频、脉冲射频、双极射频、冷却射频消融等多种技术方式，射频靶点常为L5脊神经后内侧支和S1、S2、S3脊神经外侧支；对于顽固性骶髂关节痛患者可选择标准射频，效果更佳。

165. 骶髂关节痛患者常用的手术方法包括哪些？

保守治疗6个月以上仍疗效欠佳且3项以上骶髂关节激惹试验阳性的难治性骶髂关节痛患者可选择手术治疗。骶髂关节融合术包括开放式和微创两种方法。两者临床效果相似，但微创骶髂关节融合术可显著减少围术期疼痛和失血量并改善躯体功能，缩短手术时间和住院时间，术后康复更快。

（冯智英）

第十三节　骨性关节炎

166. 什么是骨性关节炎？

骨性关节炎又称骨关节炎（osteoarthritis，OA），是由多种因素引起关节软骨纤维化、皲裂、溃疡和脱失而导致的以关节疼痛为主要症状的一种退行性疾病,其病理特点为关节软骨变性破坏、软骨下骨硬化或囊性变、关节边缘骨质增生、滑膜炎症、关节囊挛缩、韧带松弛或挛缩等。

167. 骨性关节炎的病因有哪些,常累及哪些关节?

骨性关节炎的病因尚不完全明确,但存在多种高危因素,包括年龄在40岁以上、女性、肥胖或超重、有创伤史、长期负重劳动、家族中有OA患者等危险因素者;常累及膝关节、髋关节、脊柱关节和手指关节等部位;而膝关节OA和髋关节OA的高危人群均是存在相应关节结构畸形、肌肉萎缩等危险因素者。

168. 骨性关节炎好发于哪些人群,有何特点?

骨性关节炎好发于中老年人,65岁及以上人群中超过半数者罹患OA,同时女性更容易罹患更严重的骨性关节炎,女性的患病率明显高于男性,尤其在50岁以后。

169. 骨性关节炎发病的相关因素有哪些?

(1) 个体因素,比如老年人、女性、肥胖等。

(2) 生物力学和运动损伤因素比如运动损伤导致关节结构异常等。

(3) 免疫因素比如固有免疫的异常,其中软骨细胞和滑膜细胞是参与固有免疫的主要成分。

(4) 炎症代谢因素,因炎症可促进关节中的分解代谢、敏化患者的痛觉、介导疼痛的发生等途径发挥作用。

170. 髋、膝、指间骨性关节炎的诊断标准分别是什么?

(1) 髋关节炎:① 近1个月反复髋关节疼痛;② 血沉正常;③ X线提示髋关节间隙变窄。

(2) 膝关节炎:① 负重位X线片提示关节间隙变窄、软骨下硬化/年龄≥50岁/晨僵≤30分钟/骨摩擦感(4条中满足2条);② 近一月反复膝关节疼痛。

(3) 指间关节炎:① 10个指间关节中骨性膨大的关节≥2个/远端指间关节骨性膨大≥2个/掌指关节肿胀<3个/10个指间关节中有畸形的关节≥1个(4条中满足3条);② 指间关节酸胀痛、僵硬。

171. 骨性关节炎需鉴别什么疾病？

骨性关节炎需鉴别以下疾病：自身免疫性关节炎（类风湿关节炎）、感染性关节炎、痛风、假性痛风以及关节损伤等。比如类风湿关节炎多见于双手小关节，亦可累及髋、膝等大关节，特点为对称性多关节同时受累，晨僵通常超过 30 分钟，且多伴有关节外表现，实验室检查可发现血沉和 C 反应蛋白升高、类风湿因子阳性等改变。

172. 骨性关节炎的治疗前评估包括什么？

（1）疼痛强度评估：文字描述（如轻、中及重度疼痛）或 VAS 评分（0～10 分）。

（2）合并疾病：肥胖、营养不良、糖尿病。

（3）治疗风险评估：胃肠道风险和心血管风险。

（4）功能评估骨关节炎指数。

173. 骨性关节炎的阶梯化治疗是指什么？

骨性关节炎的阶梯化治疗是指根据骨性关节炎的病变严重程度依次进行治疗：① 基础治疗，即患者宣教、康复训练、物理治疗等；② 药物治疗，包括口服镇痛药或外用贴剂、中成药等；③ 冲击波治疗和注射治疗包括关节腔注射；④ 微创治疗，膝关节射频热凝或脉冲射频、关节镜软骨修复手术等；外科手术，即关节置换手术。

174. 为什么说膝骨关节炎是人体中最常见的骨性关节炎？

膝骨关节炎是骨关节炎中发病率最高的，患病率在我国 45 岁以上成年人中高达 8.1%。膝关节是人体使用最多、最复杂的负重关节，由股骨、胫骨、腓骨及髌骨、四条韧带、半月板及关节软骨组成。肥胖体型、长期慢跑、体力劳动者或竞技运动爱好者，膝关节炎发生率明显升高。

175. 膝骨关节炎的治疗原则是什么？

膝骨关节炎的治疗原则是由简单到复杂，从康复训练及保养等预防为主到治疗为主，先无创后有创治疗，遵循膝骨关节炎的阶梯治疗，在基础治疗和药物治疗无效时，再采取修复性治疗或重建治疗。

176. 针对膝骨关节炎，疼痛科有什么特色治疗？

疼痛科除了药物保守治疗外，在关节置换手术治疗前有一些特色治疗即微创介入治疗，如关节腔内激素、玻璃酸钠、富血小板血浆或三氧的注射治疗、膝关节射频治疗以及银质针治疗等。

177. 膝骨关节炎的各种微创介入治疗各有什么优缺点？

关节腔内糖皮质激素注射治疗适合于 OA 的急性发作期，疗效显著，但不适合于慢性 OA 的反复多次注射，易导致关节退变加速，骨质疏松；玻璃酸钠可改善关节功能、短期缓解疼痛且安全性较高，适用于轻中度的 OA 患者，但远期疗效尚存争议。关节内注射富血小板血浆对轻中度的 OA 有修复作用，但对中晚期 OA 作用也不大。膝关节射频热凝或脉冲射频可减轻疼痛，但远期疗效有待于观察。

178. 膝骨性关节炎的手术治疗有哪些？

膝骨性关节炎的外科手术治疗包括关节镜下半月板修补术，或韧带缝合术等；膝关节部分置换术、人工膝关节置换术、膝关节截骨术等。

179. 膝骨性关节炎如何进行预防，如何康复训练？

膝骨性关节炎的预防主要是控制引起膝 OA 的高危因素，比如减轻体重、尽量不穿高跟鞋、减少频繁登高及长时间快走等。康复训练包括股四头肌训练、直腿抬高训练、膝关节屈伸活动法。另外，还有遵循频度—强度—时间—类型原则的有氧运动、抗阻运动、柔韧性练习。

（肖礼祖　黄佳彬）

第十四节　骶尾部痛

180. 什么是骶尾部痛？

骶尾部痛是指包括骶骨下部、尾骨及其周围部位的疼痛，常由外伤、慢性劳损及局部炎症引起，如尾骨或骶尾关节的损伤、骶尾关节炎、感染、肿瘤及尾骨畸形等。

181. 诱发骶尾部痛有哪些常见原因？

（1）外伤因素：骶尾部常可因各种原因导致损伤，如跌倒时臀部着地、局部直接受拳击或足踢等。

（2）先天因素：可因骶尾畸形导致尾骨痛。

（3）炎症因素：盆腔炎、肛窝感染的侵袭，也可由尾骨自身骨髓炎等引起本病。

（4）女性产后解剖因素：女性尾骨小，妊娠时尾骨伸入产道，承受压力增大，故产后女性发病较多。

182. 骶尾部痛的发病机制是什么？

骶尾部痛的发病机制目前认为主要由于成年人的骶椎和尾椎形成骶尾关节，无椎间盘结构，呈缝隙性结合，尾椎有 3～5 个，由纤维软骨连接，由于骶尾椎之间连接薄弱，在日常生活中和体育活动中骶尾部易受损伤，出现骶尾部关节错位和尾骨脱位，甚至尾骨骨折，从而引起骶尾部疼痛。

183. 骶尾部痛的典型发病特点有哪些，好发人群有哪些？

典型发病特点是往往有创伤史，表现为尾骨部持续性钝痛、隐痛或烧灼痛，有时可向臀部及腰骶部扩散。行走、起身、咳嗽、性交、排便时以及尾骨尖端受压可加重，仰卧时可减轻。部分患者有骶尾部异样感，如肛门内有棍顶压感、异物存在感以及里急后重感。好发人群常见于长期不良坐姿，长期骑自行车、女性尤其是产后女性人群。

184. 骶尾部痛有哪些疼痛特点？各有何意义？

如骶尾部疼痛为酸胀痛又有外伤史，且与体位有关，如坐位明显、站立好转等特点，可考虑为机械源性疼痛；如疼痛为电击样、针刺样疼痛，则考虑神经病理性疼痛；若疼痛为胀痛，伴有里急后重感或便意，有时有大汗或严重影响情绪等自主神经异常表现，骶尾部痛则考虑为内脏源性痛。

185. 骶尾部痛的诊断依据是什么？

诊断依据主要依靠临床表现、体征及影像学检查：① 骶尾局部疼痛加上明确的外伤或慢性劳损史后，局部肿胀或皮下瘀斑；② 体征：骶尾骨局部有压痛，盆底周围肌肉紧张度高，臀部活动受限；③ 影像学检查：X 线可以判断是否有骨折、脱位，而 CT 和 MRI 可用于鉴别诊断，排除急性盆腔损伤、肿瘤、脓肿或腰椎间盘退变性疾病。

186. 骶尾部痛需要与哪些疾病作鉴别，如何鉴别？

（1）肛周脓肿：肛窦感染发炎后扩散到肛肠周围。鉴别要点：发病急骤，疼痛剧烈，伴有全身症状，炎症指标明显升高。

（2）骶尾部肿瘤转移：症状多样，主要依靠影像学进行鉴别，CT、MRI或骨核素扫描可发现全身有病变的骨骼。

（3）带状疱疹性神经痛：疼痛多为单侧，为神经病理性疼痛性质如针扎、电击、触诱发痛等，有带状疱疹后色素沉着、瘢痕或带状疱疹发病病史。

187. 骶尾部痛的治疗原则？

骶尾部痛的治疗原则是避免久坐，减少臀部承重，或改变坐姿；可以先行理疗，温水坐浴，目的是促进局部血液循环，消除炎症及水肿；再配合药物治疗。如长期保守治疗效果欠佳，则可考虑微创介入手术或尾骨切除术。

188. 骶尾部痛有哪些药物治疗？

药物治疗包括可口服非甾体类抗炎药（布洛芬、双氯芬酸钠、塞来昔布等）、抗惊厥药（加巴喷丁或普瑞巴林等）或三环类抗抑郁药（阿米替林等），必要时可用阿片类药物镇痛。还可利用其他途径外用给药，比如非甾体类抗炎药栓剂。

189. 骶尾部痛的注意事项包括哪些？

（1）急性损伤者应适当休息，减少臀部受力；如有新鲜骨折并有向前移位者可经肛门指检复位。

（2）改变坐姿，养成长期用大腿坐的习惯，以减少臀部承重。也可用气垫、气圈，防止压迫，缓解症状。

190. 骶尾部痛的微创介入治疗包括哪些，注意事项是什么？

骶尾部痛的微创治疗包括局部注射、骶管硬膜外阻滞、骶神经或阴部神经脉冲射频术、奇神经节阻滞等。骶尾部附近有肛门及泌尿生殖系统，行微创治疗的感染风险较高，同时避免伤及相应的管腔。

191. 如何预防骶尾部痛？

首先，应避免外伤引起骶尾部痛，比如运动时避免跌倒、臀部着地等因素；同时减少骶尾部肌肉韧带的慢性劳损等因素，需端正坐姿，避免长期骑自行车，做好产后盆底肌康复训练等可以预防骶尾部痛的出现。其次,可通过加强盆底肌或尾骨周围肌肉锻炼,同时减少坐位时间或使用坐垫可以预防骶尾部痛的再次发生。

192. 骶尾部痛的预后如何?

本疾病预后良好,通过改变日常坐姿,减少尾骨压力,配合保守治疗可缓解症状。

(肖礼祖　黄佳彬)

参考文献

[1] 韩济生,樊碧发.疼痛学[M].北京:北京大学医学出版社,2012,320.
[2] 中国医师协会疼痛科医师分会,国家临床重点专科・中日医院疼痛专科医联体,北京市疼痛治疗质量控制和改进中心;慢性肌肉骨骼疼痛的药物治疗专家共识(2018)[J].中国疼痛医学杂志,2018,24(12):881-887.
[3] 中华医学会疼痛学分会脊柱源性疼痛学组.腰椎间盘突出症诊疗中国疼痛专家共识[J].中国疼痛医学杂志,2020,26(01):2-7.
[4] 郭政,王国年,等.疼痛诊疗学(第4版)[M].北京:人民卫生出版社,2017.
[5] 腰椎管狭窄症手术治疗规范中国专家共识组.腰椎管狭窄症手术治疗规范中国专家共识[J].中华医学杂志,2014,94(35):2724-2725.
[6] Susan S. Adler, Dominiek Beckers, Math Buck. PNF in Practice[M]. USA:Wolters Kluwer. 2008:169-183.
[7] 中华中医药学会.第三腰椎横突综合征[J].风湿病与关节炎,2013,2(3):79-80.
[8] 刘延青,刘金锋,陆丽娟.疼痛病学诊疗手册[M].骨骼肌与关节疼痛病分册.北京:人民卫生出版社,2016:170-172.
[9] 康海龙,古恩鹏,谢海波,等.盘源性腰痛的诊疗进展[J].中国中医骨伤科杂志,2014,22(12):78-80.
[10] Lori A Boyajian-O'Neill, Rance L McClain, Michele K Coleman, et al. Diagnosis and Management of Piriformis Syndrome:An Osteopathic Approach[J]. J Am Osteopath Assoc, 2008, 108(11):657-664.
[11] Neeraj Vij, Hayley Kiernan, Roy Bisht, et al. Surgical and Non-surgical Treatment Options for Piriformis Syndrome:A Literature Review[J]. Anesth Pain Med, 2021, 11(1):e112825.
[12] Aaron J. Seidman, Matthew Varacallo. Trochanteric Bursitis[M]. USA, StatPearls Publishing, 2022, 52-98.
[13] Amgad S Hanna. Lateral femoral cutaneous nerve transposition:Renaissance of an old

[14] Shin-Hyo Lee, Kang-Jae Shin, Young-Chun Gil, et al. Anatomy of the lateral femoral cutaneous nerve relevant to clinical findings in meralgia paresthetica[J]. Muscle Nerve, 2017, 55(5): 646-650.
[15] 刘延青, 张达颖. 中国疼痛病诊疗规范[M]. 北京: 人民卫生出版社, 2020.
[16] 成人股骨头坏死临床诊疗指南(2016)[J]. 中华骨科杂志, 2016, 15: 945-954.
[17] 中华医学会疼痛学分会脊柱源性疼痛学组. 骶髂关节痛诊疗中国专家共识[J]. 中国疼痛医学杂志, 2021, 27(2): 87-93.
[18] Thawrani D P, Agabegi S S, Asghar F. Diagnosing Sacroiliac Joint Pain[J]. J Am Acad Orthop Surg, 2019, 27(3): 85-93.
[19] 中华医学会骨科学分会关节外科学组, 中国医师协会骨科医师分会骨关节炎学组, 国家老年疾病临床医学研究中心(湘雅医院), 中华骨科杂志编辑部. 中国骨关节炎诊疗指南(2021年版)[J]. 中华骨科杂志, 2021, 41(18): 1291-1314.
[20] Sagoo NS, Haider AS. et al. Coccygectomy for refractory coccygodynia: a systematic review and meta-analysis[J]. Eur Spine J. 2021 Oct 25.

第九章

手 足 痛

第一节 跟痛症

1. 什么是跟痛症?

跟痛症并不是一个独立的疾病,是指跟骨结节及其周围软组织慢性劳损所致的疼痛,以足跟部疼痛而命名。跟痛症包括跟骨骨刺、跟底脂肪垫炎、跖筋膜炎等。

2. 跟痛症的原因有哪些?

发生在足跟部不同部位有不同的原因:① 跟腱(腱病变、撕裂和副腱炎);② 足底筋膜(筋膜炎、筋膜撕裂和纤维瘤病);③ 跟骨(应力性骨折、骨髓炎、肿瘤和严重疾病);④ 滑囊炎(跟骨后和跟腱后滑囊炎以及 Haglund 综合征);⑤ 神经(跗管综合征和巴克斯特神经病);⑥ 脚跟垫(脂肪垫综合征)。

3. 跟痛症有哪些临床表现?

(1) 跟骨痛:多见于 40 岁以上的患者,起病缓慢,以跟底部疼痛为主。疼痛特点为起步痛,行走片刻后减轻,但行走过久后疼痛又加重。跟部滑囊炎在跟骨结节周围有压痛,跟骨骨刺的压痛点比较固定,在跟骨结节的前端。

(2) 跟腱起点痛:跟腱附着处肿胀、压痛。

(3) 足心痛:跖筋膜炎以足心痛为主要表现,足趾背伸时疼痛明显。跳跃时足底有胀裂感。

(4) 跟下脂肪纤维垫炎:疼痛特点是足跟下疼痛,可有局部的肿胀和浅表的压痛。

4. 有哪些人群易发生跟痛症？

跟痛症好发于中老年人，尤其是运动员及肥胖者，男性多于女性，男女之比约为 2∶1。

5. 怀疑跟痛症，该做哪些检查？

（1）X 线片是确诊的重要依据。如 X 线片显示有骨刺，只能确诊骨刺形成。绝大多数跟骨骨刺无疼痛，只有当骨刺方向与着力点成斜角时才会引起疼痛。

（2）放射性核素骨显像诊断跟痛症有较高的灵敏性。跟痛症患者的足跟在核素骨显像图上常表现不同程度的放射性浓聚现象。跖筋膜炎所致的跟痛症，在早期的动态像中，跟部常显示"线状"放射性充盈区或"蝌蚪"状放射性增高区。

（3）MRI 可突出相关解剖结构并揭示疾病的程度。

6. 跟痛症需要与哪些疾病作鉴别？

（1）跟骨囊肿：拍摄 X 线片可显示诊断。

（2）跟骨的应力骨折：压痛在跟骨体部后方，X 线片及 CT 冠状位可明确诊断。

（3）跖管综合征：灼痛可放射至足趾断面，合并灼性神经痛、感觉过敏、运动及感觉障碍。如 Tinel's 征阳性可提示神经卡压。

（4）全身性疾病：如全身性狼疮、痛风、强直性脊柱炎、Reiter's 病等。

（5）老年人灼性跟痛：多因足血供不足，可检查动脉供血情况。

（6）高弓足：足跟过度旋前，足纵弓加高。

7. 跟痛症有哪些治疗方法？

（1）一般治疗：注意适当休息、减少负重、避免剧烈运动。

（2）痛点局部注射：根据疼痛部位、深浅、范围，予以局部注射治疗，有良好的效果。

（3）物理治疗：超短波、红外线、直线偏振光、磁疗、冲击波等疗法，均有一定的抗炎止痛作用。

（4）药物治疗：服用非甾体抗炎药可以有效缓解疼痛。活血化瘀中草药内服及外部热敷、熏洗、浸泡等。

（5）手术疗法。

8. 用于治疗跟痛症的药物有哪些?

（1）非甾体类抗炎药：口服双氯芬酸钠、美洛昔康、布洛芬等。

（2）激素；曲安奈德、醋酸泼尼松、甲泼尼龙、倍他米松等配合局部麻醉药（如利多卡因、丁哌卡因等）局部注射治疗。

（3）活血化瘀中草药内服及外部热敷、熏洗、浸泡等。

9. 跟痛症的手术治疗包括哪几种方式?

跟痛症的手术治疗包括软组织松解、足底神经松解、跟骨截骨、跟骨骨刺切除及经皮跟骨钻孔减压等。

10. 怎么样预防跟痛症?

（1）尽量减少走动，避免负重。

（2）局部注意防寒保暖。

（3）选择合适的鞋子：应少穿质地较硬的皮鞋，穿用舒适的布鞋，号码可略大些，并且加用软一些的鞋垫。可将厚鞋垫部分挖空，使骨刺不与鞋底直接接触，以减轻疼痛。

11. 跟痛症手术治疗的指征有哪些?

经严格保守治疗6个月无效或复发的患者建议行手术治疗，如局部痛点射频镇痛术、跟骨骨赘切除术和跖筋膜松解术等。

12. 跟痛症患者日常生活需要注意什么?

跟痛症患者日常生活需要注意适当休息，减少负重，避免剧烈运动。

（樊肖冲　付莉珺）

第二节　雷诺综合征

13. 什么是雷诺综合征?

雷诺综合征是指小动脉阵发性痉挛，受累部位为程序性出现苍白及发冷、青紫及疼痛、潮红后复原的典型症状，常于寒冷刺激或情绪波动时发病。

14. 有哪些原因会导致雷诺综合征？

雷诺综合征发病的确切原因虽未完全明确，但与下列因素有关：① 由于多见于女性，且病情在月经期会加重，所以可能与性腺功能有关；② 患者常呈交感神经功能亢奋状态，应用交感神经阻滞剂可缓解症状，因此可能与交感神经功能紊乱有关；③ 患者家族中可有类似发病，提示与遗传因素有关；④ 血清免疫检测多有阳性发现，提示与免疫功能有关；⑤ 其他因素包括寒冷刺激、情绪波动、精神紧张、感染、疲劳等。

15. 雷诺综合征的好发人群是哪些？

雷诺综合征多见于青壮年女性，呈家族倾向，高冷地区及冬春季节更多见。

16. 雷诺综合征的典型症状有哪些？

雷诺综合征的典型症状是顺序出现苍白、青紫和潮红。由于动脉强烈痉挛，导致毛细血管灌注暂时停止而出现苍白。随后，可能与缺氧和代谢产物的积聚有关，小静脉和毛细血管扩张，小动脉痉挛略微缓解，少量血流进入毛细血管，但仍处于缺氧状态而出现青紫。潮红则是反应性充血，即流入毛细血管的血量暂时性增多所致。

17. 继发性雷诺综合征常见于哪些疾病？

继发于其他疾病的称为继发性雷诺综合征。常见疾病有风湿免疫性疾病，例如系统性硬化症、系统性红斑狼疮、舍格伦综合征（干燥综合征）等。

18. 雷诺现象如何分期？

（1）痉挛缺血期：指、趾动脉最先发生痉挛，继之毛细血管和小静脉亦痉挛，皮肤苍白。

（2）淤血缺氧期：动脉痉挛先消退，毛细血管内血液瘀滞、缺氧，皮肤出现发绀。

（3）扩张充血期：痉挛全部解除后，出现反应性血管扩张充血，皮肤潮红，然后转为正常肤色。

19. 怀疑雷诺综合征，需要做什么体格检查？

（1）观察患者手指（趾）颜色的变化。通过冷水试验，典型发作时，以掌指关节为界,表现为手指发凉、苍白、发紫,继而潮红。

(2) 检查外周动脉或 Allen 试验,排除阻塞性血管疾病。

(3) 寻找组织营养不良的迹象,如指甲的变化,有无冻疮和手指溃疡。

(4) 寻找其他相关疾病的迹象,明确有无继发性雷诺综合征。

(5) 检查双臂血压,是否有不对称。

20. 怀疑雷诺综合征,需要做什么辅助检查?

① 血管无创性检查;② 激发试验:冷水试验、握拳试验、缚臂试验;③ 红外热成像;④ 心率变异性;⑤ 指动脉造影。

21. 如何诊断雷诺综合征?

根据发作时的典型症状即可做出诊断。必要时可做冷激发试验:手浸泡于冰水 20 秒后测定手指皮温,显示复温时间延长(正常约 15 分钟)。此外,应根据相应的临床和实验室检查,以利做出病因诊断,指导临床正确治疗。

22. 雷诺综合征的治疗方法有哪些?

(1) 一般治疗:戒烟,防寒冷等刺激。

(2) 物理治疗:光疗、热疗、按摩、熏洗等改善血液循环,调节神经功能。

(3) 药物治疗:硝苯地平是目前治疗雷诺综合征的一线用药,其他药物包括削弱交感神经肌肉接触传导类药物,尚可应用前列腺素 E_1。

(4) 交感神经阻滞及毁损术。

(5) 手术治疗:对药物治疗或神经毁损治疗无效的雷诺症患者,也可考虑采用胸或腰交感链切断术。

(6) 其他疗法:肉毒素注射法、脊髓刺激疗法。

23. 用于治疗雷诺综合征的常用药物有哪些?

① 硝苯地平片;② 能削弱交感神经肌肉接触传导类药物,如胍乙啶,可与酚苄明合用,也可选择利舍平;③ 前列腺素及其类似物;④ 磷酸二酯酶抑制剂;⑤ 选择性 5-羟色胺再摄取抑制剂;⑥ 硝酸甘油;⑦ 罂粟碱、双氢麦角碱等。

24. 雷诺综合征需要与哪些疾病作鉴别?

① 特发性手足发绀症;② 网状青斑;③ 红斑性肢痛症;④ 冻疮;⑤ Achenbach

综合征；⑥ 非冻结性冷伤。

25. 雷诺综合征的常见微创治疗和手术方式有哪些？
① 星状神经节阻滞术；② 胸交感神经射频毁损术或者切除术；③ 腰交感神经射频毁损术或者切除术；④ 动脉外膜剥脱术；⑤ 脊髓电刺激植入术；⑥ 椎管内镇痛装置植入术；⑦ 清创术。

26. 如何预防雷诺综合征？
（1）积极治疗原发病。
（2）保暖：在生活中选择温暖的环境，远离潮湿、冷热交替的环境。
（3）避免情绪过度紧张。
（4）预防性用药：在药物选择方面，也要积极遵医嘱，不可盲目。根据个人具体情况，选择合理的药物，远离有可能加重病情的其他药物。

（樊肖冲　刘祖莹）

第三节　下肢动脉硬化闭塞症

27. 什么是下肢动脉硬化闭塞症？
由于动脉硬化造成的下肢供血动脉内膜增厚、管腔狭窄或闭塞，病变肢体血液供应不足，引起下肢间歇性跛行、皮温降低、疼痛，甚至发生溃疡或坏死等临床表现的慢性进展性疾病，常为全身性动脉硬化血管病变在下肢动脉的表现。

28. 引起下肢动脉硬化闭塞症的危险因素有哪些？
① 吸烟；② 糖尿病；③ 高血压；④ 高脂血症；⑤ 高同型半胱氨酸血症；⑥ 慢性肾功能不全；⑦ 炎症指标（C反应蛋白）增高。

29. 动脉硬化闭塞症的发病机制是什么？
① 脂质浸润学说；② 血流动力学学说；③ 损伤及平滑肌增殖学说；④ 遗传学说。

30. 下肢动脉硬化闭塞症如何分期？

根据病情严重程度，可按 Fontaine 法分为四期：① Ⅰ期：病肢无明显临床症状；② Ⅱ期：以间接性跛行为主要临床症状。根据最大跛行距离分为：Ⅱa，>200 m，Ⅱb，<200 m；③ Ⅲ期：以缺血性静息痛为主要临床症状；④ Ⅳ期：病肢出现溃疡和坏疽。

31. 什么是间歇性跛行？

间歇性跛行是一种由运动诱发的症状，指下肢运动后产生的疲乏、疼痛或痉挛，常发生在小腿后方，导致行走受限，短时间休息后（常少于 10 分钟）疼痛和不适感可缓解，再次运动后症状又出现。

32. 什么是缺血性静息痛？

缺血性静息痛指患肢在静息状态下即出现的持续性疼痛，预示肢体存在近期缺血坏死风险，已有组织坏疽者往往伴有严重静息痛。

33. 下肢动脉硬化闭塞症有哪些典型症状？

（1）间歇性跛行：下肢动脉供血不足往往会导致下肢肌群缺血性疼痛，症状在运动过程中尤为明显，即出现间歇性跛行，通常表现为小腿疼痛。

（2）严重下肢缺血：下肢出现缺血性静息痛、溃疡、坏疽等症状和体征。

（3）急性下肢缺血：急性肢体缺血的典型表现为"5P"症状，即疼痛（Pain）、苍白（Pallor）、无脉（Pulselessness）、麻痹（Paralysis）和感觉异常（Paresthesia），也有将冰冷（Poikilothermia）作为第六个"P"。

34. 下肢动脉硬化闭塞症的临床诊断标准是什么？

（1）年龄>40 岁。

（2）有吸烟、糖尿病、高血压、高脂血症等高危因素。

（3）有下肢动脉硬化闭塞症的临床表现。

（4）缺血肢体远端动脉搏动减弱或消失。

（5）踝/肱指数（ankle brachial index，ABI）≤0.9。

（6）彩色多普勒超声、CTA、MRA 和 DSA 等影像学检查显示相应动脉的狭窄或闭塞等病变；符合上述诊断标准前 4 条可以做出下肢动脉硬化闭塞症的临床诊断。

35. 怀疑下肢动脉硬化闭塞症,需要做哪些实验室检查?

(1) 血细胞计数:血红蛋白增多症、红细胞增多症、血小板增多症。

(2) 血糖:空腹和(或)餐后血糖,糖化血红蛋白。

(3) 尿液常规:了解有无血尿、蛋白尿等。

(4) 肾功能:可评估术后肾衰的可能性及采取相应对策。

(5) 血清脂质:空腹胆固醇水平>7 mmol/L 人群中间歇性跛行的发病率成倍增加,总血脂浓度与 HDL 的比值是反映下肢动脉硬化发生的最佳预测指标之一。LDL 增高是独立危险因素,与动脉粥样硬化发病率呈正相关,而 HDL 呈负相关。

36. 怀疑下肢动脉硬化闭塞症,需要做哪些辅助检查?

(1) 红外热图检查:患肢缺血部位灰度较暗,出现异常的"冷区"。

(2) 踝/肱指数(ABI)值测定:正常值 0.9~1.3,<0.9 提示动脉缺血,>1.3 提示钙化或血管钙化失去收缩功能。

(3) 彩色多普勒超声:基本的筛查诊断手段。

(4) X 线平片:平片可见病变段动脉有不规则钙化影。

(5) 动脉造影、计算机断层动脉造影(computed tomographic angiography,CTA)、磁共振动脉造影(magnetic resonance angiography,MRA)、数字减影血管造影(digital subtraction angiography,DSA)等,能显示动脉狭窄或闭塞的部位、范围、侧支及阻塞远端动脉主干的情况。

37. 下肢动脉硬化闭塞症需要与哪些疾病相鉴别?

除需排除非血管性疾病如腰椎椎管狭窄、椎间盘突出、坐骨神经痛、多发性神经炎及下肢骨关节病等引起的下肢疼痛或跛行外,尚应与下列血管性疾病相鉴别:① 血栓闭塞性脉管炎:多见于青壮年,主要为下肢中、小动脉的节段性闭塞,往往有游走性浅静脉炎病史;② 多发性大动脉炎:多见于青年女性,主要累及主动脉及其起始部,活动期常见血沉增高及免疫检测异常;③ 糖尿病足:以糖尿病及其多脏器血管并发症同时存在为特点。

38. 下肢动脉硬化闭塞症有哪些一般治疗措施?

动脉硬化是一种全身性疾病,应整体看待和治疗,包括控制血压、血糖、血脂,严格戒烟等,并积极诊治可能伴发的心脑血管疾病。在医生指导下加强锻炼,促进侧支循环形成,注意足部护理,避免皮肤破损、烫伤等。

39. 用于治疗下肢动脉硬化闭塞症的常用药物有哪些?

(1) 常用药物包括抗血小板凝聚药,如阿司匹林、氯吡格雷等。

(2) 血管扩张及促进侧支循环形成的药物,如西洛他唑、己酮可可碱、前列腺素药物以及沙格雷酯等。

40. 下肢动脉硬化闭塞症手术治疗包括哪几种方式?

① 经皮腔内血管成形术;② 内膜剥脱术;③ 动脉旁路分流术;④ 腰交感神经节切除术;⑤ 大网膜移植术;⑥ 脊髓电刺激疗法。

41. 下肢动脉硬化闭塞症手术治疗有哪些指征?

严重的间歇性跛行、静息痛、缺血性坏疽以及长期不愈合的缺血性溃疡。

42. 下肢动脉硬化闭塞症患者日常生活管理要注意什么?

生活方面应注意健康饮食,均衡营养摄入,避免过度摄入高热量及含脂质高的食物,绝对禁烟,注意锻炼身体。

43. 下肢动脉硬化闭塞症怎么预防?

积极治疗基础疾病,如高血压、糖尿病、高脂血症等,口服相应药物如降糖、控制血压、调节血脂的药物。

(樊肖冲　刘祖莹)

第四节　血栓闭塞性脉管炎

44. 什么是血栓闭塞性脉管炎?

血栓闭塞性脉管炎又称 Buerger 病,是一种累及血管的炎性、节段性和反复发作的慢性闭塞性疾病。多侵袭四肢中、小动静脉,以下肢多见,好发于男性青壮年。

45. 有哪些原因可能引起血栓闭塞性脉管炎？

① 吸烟；② 性别：绝大多数患者为男性；③ 年龄：青壮年居多；④ 寒冻受潮；⑤ 职业：就诊人数中以工人、农民、士兵所占比率最高；⑥ 外伤；⑦ 饮食营养：维生素 B_1、维生素 C 缺乏；⑧ 感染；⑨ 地区、种族：亚洲发病率高于欧美，国内则北方较多，南方相对较少；⑩ 遗传：有研究显示，人类白细胞抗原（human leukocyte antigen，HLA）可能相关。

46. 血栓闭塞性脉管炎有什么临床表现？

（1）病肢怕冷，皮肤温度降低，苍白或发绀。

（2）病肢感觉异常及疼痛，早期起因于血管壁炎症刺激末梢神经，后因动脉阻塞造成缺血性疼痛，即间歇性跛行或静息痛。

（3）长期慢性缺血导致组织营养障碍改变，严重缺血者，病肢末端出现缺血性溃疡或坏疽。

（4）病肢的远侧动脉搏动减弱或消失。

（5）发病前或发病过程中出现复发性游走性浅静脉炎。

47. 血栓闭塞性脉管炎 I 期的临床表现是什么？

病肢无明显临床症状，或仅有麻木、发凉自觉症状，检查发现病肢皮肤温度较低，色泽较苍白，足背和（或）胫后动脉搏动减弱；踝/肱指数＜0.9。病肢已有局限性动脉狭窄。

48. 血栓闭塞性脉管炎 II 期的临床表现是什么？

以间歇性跛行为主要症状。病肢皮肤温度降低，苍白更明显，可伴有皮肤干燥、脱屑、指（趾）甲变形，小腿肌萎缩。足背和（或）胫后动脉搏动消失。下肢动脉狭窄程度及范围较 I 期严重，肢体靠侧支代偿而存活。

49. 血栓闭塞性脉管炎 III 期的临床表现是什么？

以静息痛为主要症状。疼痛剧烈且持续，夜间更甚。动脉广泛狭窄，侧支循环已不能代偿静息时的血供，组织濒临坏死。

50. 血栓闭塞性脉管炎 IV 期的临床表现是什么？

症状继续加重，病肢除静息痛以外，出现指（趾）端发黑、干瘪、坏疽或缺血性溃疡。病变动脉完全闭塞，踝/肱指数<0.4。侧支循环所提供的血流，已不能维持组织存活。

51. 怀疑血栓闭塞性脉管炎，需要做哪些体格检查？

血管检查和外周脉搏触诊、动脉杂音听诊和踝肱指数测量。应检查四肢有无浅表静脉结节和静脉索，并检查脚和手有无缺血迹象。

52. 怀疑血栓闭塞性脉管炎，需要做哪些辅助检查？

（1）红外热图检查：患肢缺血部位灰度较暗，出现异常的"冷区"。

（2）踝/肱指数（ABI）值测定：正常值为 0.9~1.3，<0.9 提示动脉缺血，>1.3 提示严重缺血。

（3）经皮氧分压测定。

（4）动脉造影、计算机断层动脉造影（CTA）、磁共振动脉造影（MRA）、数字减影血管造影（DSA）等，能显示动脉狭窄或闭塞的部位、范围、侧支及阻塞远侧端动脉主干的情况。

53. 血栓闭塞性脉管炎需要和哪些疾病相鉴别？

需排除非血管性疾病如腰椎椎管狭窄、椎间盘突出、坐骨神经痛、多发性神经炎及下肢骨关节病等引起的下肢疼痛或跛行，也应与下列血管性疾病相鉴别：① 动脉硬化闭塞症：常伴有高血压、糖尿病、冠心病，病变部位大多为大、中型动脉，无浅静脉炎病史；② 多发性大动脉炎：多见于青年女性，主要累及主动脉及起始部，活动期常见血沉增高及免疫检测异常；③ 雷诺综合征：发病部位多为手指，且常为对称性发病，患肢动脉搏动正常。

54. 血栓闭塞性脉管炎的临床诊断标准是什么？

（1）年龄<45 岁。

（2）吸烟史。

（3）无创检测证实远端肢体缺血。

（4）自身免疫性疾病、糖尿病和近端栓塞源。

（5）血管造影结果提示患肢动脉狭窄或闭塞。

55. 血栓闭塞性脉管炎有哪些一般治疗措施？

（1）严格戒烟，防止受冷、受潮或外伤，但不应使用热疗，以免组织需氧量增加而加重症状。

（2）疼痛严重者，可用止痛剂及镇静剂，慎用易成瘾的药物。

（3）病肢应进行适度锻炼，以促进侧支循环建立。

56. 用于治疗血栓闭塞性脉管炎的常用药物有哪些？

（1）抗血小板药物：氯吡格雷、肠溶阿司匹林等。

（2）血管扩张剂：西洛他唑、前列腺素 E_1 等。

（3）抗生素：有局部和全身感染者，选用合适的抗生素治疗。

（4）中药：补虚药（党参、黄芪、当归等），活血化瘀药（川芎、丹参、水蛭等），清热药（金银花、连翘、土茯苓等）。

57. 血栓闭塞性脉管炎手术治疗包括哪几种方式？

（1）下肢血管重建术。

（2）动静脉转流术。

（3）腰交感神经切除术。

（4）大网膜移植术。

（5）腔内介入治疗。

（6）干细胞移植术。

（7）其他还有血栓内膜剥脱术，植入骨髓刺激物，基因疗法，免疫吸附及血液净化去除低密度脂蛋白和纤维蛋白原等治疗方法。

58. 血栓闭塞性脉管炎如何家庭护理？

（1）保持足部的清洁和干燥，对于皲裂的皮肤需要护肤霜。

（2）由专业人员修剪指甲和茧皮。

（3）穿宽松的鞋。

（4）避免各种可能导致足部受伤的活动，如赤足行走等。

（5）禁止任何形式的热敷。

59. 血栓闭塞性脉管炎有哪些并发症？

溃疡、坏疽、感染。

60. 血栓闭塞性脉管炎患者日常生活管理要注意什么？

戒烟限酒，防止受冷、受潮，防外伤，避免热疗，以免组织需氧量增加而加重症状。

61. 血栓闭塞性脉管炎怎么预防？

戒烟限酒、防寒，有吸烟史的中青年男性若出现下肢缺血性症状，应做血管检查，以免延误治疗。

（樊肖冲　刘祖莹）

第五节　痛风

62. 什么是痛风？

痛风是指血尿酸超过其在血液或者组织液中的饱和度，在关节局部形成尿酸钠晶体并沉积，进而诱发炎症反应和组织破坏的一类疾病，其与嘌呤代谢紊乱和（或）尿酸排泄减少所致的高尿酸血症相关。

63. 继发性高尿酸血症的病因有哪些？

（1）血液系统疾病：如急慢性白血病、多发性骨髓瘤、淋巴瘤、溶血性贫血及多种实体肿瘤化疗时，由于细胞内核酸大量分解而致尿酸产生过多。

（2）各类肾脏疾病：由于肾功能不全、肾小管疾病造成尿酸排泄减少而使血尿酸增高。

（3）服用某些药物：如利尿剂、抗结核药、抗帕金森病药物、细胞毒性化疗药物、免疫抑制剂等。

（4）有机酸产生过多，抑制尿酸排泄：如糖尿病酮症酸中毒、运动过度、饥饿、酒精等。

64. 痛风为什么好发于第一跖趾关节？

（1）足部第一跖趾关节位于肢体末端，此处血管少、血液循环慢，尿酸盐结晶容易在此处沉淀并堆积。

（2）第一跖趾关节活动频繁，日常承受压力大，易于损伤，而关节损伤可引起尿酸盐结晶脱落,进而引发痛风。

65. 高尿酸血症诊断标准是什么？

成年人正常嘌呤饮食状态下,非同日两次空腹检测,血尿酸 $>420~\mu\mathrm{mol/L}$（7 mg/dL）时,诊断为高尿酸血症。由于血尿酸受多种因素影响会有波动,应多次测定。

66. 2018 年欧洲抗风湿病联盟推荐三步诊断痛风,是哪三步？

（1）寻找关节滑液等组织中单钠尿酸盐（monosodium urate,MSU）晶体。

（2）存在高尿酸血症和痛风相关临床特征的基础上,满足下列特征时考虑临床诊断（高度怀疑但非特异性表现）：足部（特别是第一跖趾关节）或踝关节单关节受累,既往急性关节炎发作史,快速开始的剧烈疼痛和肿胀（24 小时内达峰）,皮肤红肿,男性并存的相关的心血管疾病和高尿酸血症。

（3）当痛风的临床诊断不确定且不能证实晶体时,建议利用超声或双能 CT 等寻找 MSU 晶体沉积的影像学证据。

67. 痛风的临床病程包括哪 4 个经典分期？

（1）无症状的高尿酸血症：血尿酸水平升高,临床尚未出现痛风性关节炎或尿酸性肾结石。

（2）急性痛风性关节炎：好发于下肢单关节,起病急,数小时内症状发展至高峰,关节及周围软组织红肿热痛,以第一跖趾关节最为常见。

（3）间歇期：两次急性痛风性关节炎发作之间的阶段。

（4）慢性痛风石及慢性痛风性关节炎：高尿酸血症长期控制不佳,导致多关节受累的痛风发作频繁,进一步出现关节畸形、痛风结节或痛风石,同时出现肾病等相关并发症。

68. 超声对痛风性关节炎或慢性痛风石关节炎患者最重要的 4 种超声征象是什么？

最重要的 4 种超声征象是痛风石、聚集物（关节积液内聚集的点状高回声,后方不伴声影,又称为暴风雪征）、软骨表面的双轨征和骨侵蚀,其中双轨征是尿酸沉积在关节内特异性很高的表现,其诊断痛风性关节炎的敏感性为 78%,特异性为 97%。

69. 降尿酸治疗的指征是什么?

（1）对符合以下临床情况的痛风患者可以开始药物降尿酸治疗（特别提示：需要注意降尿酸药物的不良反应）：痛风性关节炎发作≥每年2次；痛风性关节炎发作1次且同时合并以下任何一项：有痛风石、泌尿系结石、慢性肾脏病（chronic kidney disease,CKD）3期以上。

（2）以下患者建议结合专科医生意见决定降尿酸治疗，痛风性关节炎发作1次合并以下任何一项：年龄＜40岁；尿酸＞480 μmol/L；合并高血压、糖耐量异常或糖尿病、血脂紊乱、肥胖、冠心病、脑卒中、心功能不全患者。

70. 国内相关的指南中,对于无症状高尿酸血症患者需要治疗吗?

《中国高尿酸血症/痛风患者实践指南》2020年、《中国高尿酸血症与痛风诊疗指南（2019版）》建议对符合以下条件的无症状高尿酸血症建议降尿酸药物治疗：血尿酸水平≥540 μmol/L；血尿酸水平≥480 μmol/L，且有下列并发症之一：高血压、脂代谢异常、糖尿病、肥胖、脑卒中、冠心病、心功能不全、尿酸性肾石病、肾功能损害（≥CKD 2期）。

71. 降尿酸治疗的目标是什么?

（1）痛风患者降尿酸治疗目标为血尿酸＜360 μmol/L，并长期维持。

（2）若患者已出现痛风石、慢性痛风性关节炎或痛风性关节炎频繁发作，降尿酸治疗目标为血尿酸＜300 μmol/L，直至痛风石完全溶解且关节炎频繁发作症状改善，可将治疗目标改为血尿酸＜360 μmol/L，并长期维持。

（3）因人体中正常范围的尿酸有其重要的生理功能，血尿酸过低可能增加阿尔茨海默病、帕金森病等神经退行性疾病的风险。因此建议，降尿酸治疗时血尿酸不低于180 μmol/L。

72. 痛风患者日常生活需要注意哪些?

调整生活方式有助于痛风的预防和治疗。痛风患者应遵循下述原则：

（1）限酒。

（2）减少高嘌呤食物的摄入。

（3）大量饮水（每日2 000 mL以上）。

（4）减少富含果糖饮料的摄入。

（5）增加新鲜蔬菜的摄入。

(6) 控制体重。
(7) 规律饮食和作息。
(8) 防止剧烈运动或突然受凉。
(9) 规律运动。
(10) 禁烟。

73. 急性痛风的一线治疗药物有哪些？

痛风急性发作期一线药物推荐尽早使用秋水仙碱或非甾体抗炎药，对上述药物不耐受、疗效不佳或存在禁忌的患者推荐糖皮质激素。若单药治疗效果不佳，上述药物可联合应用。

74. 高尿酸血症的危害有哪些？

(1) 累及关节、皮肤结缔组织，导致急性痛风发作、慢性痛风性关节炎、痛风石等。
(2) 长期高尿酸血症患者可引起泌尿系结石、慢性尿酸盐肾病等，严重者可导致肾衰。
(3) 高尿酸血症损伤血管，促进动脉硬化，是心血管、脑血管事件的独立危险因素。
(4) 高尿酸血症可导致代谢紊乱，加重或引起糖尿病、肥胖、高脂血症。
(5) 导致男性脱发，有研究表明高尿酸血症与雄激素性脱发有相关性。

75. 降尿酸治疗的药物主要有哪两类？

目前，国内常用的降尿酸药物包括抑制尿酸合成（别嘌醇和非布司他）和促进尿酸排泄（苯溴马隆）两类。别嘌醇和非布司他均是通过抑制黄嘌呤氧化酶活性，减少尿酸合成，从而降低血尿酸水平；而苯溴马隆则通过抑制肾小管尿酸转运蛋白-1，抑制肾小管尿酸重吸收而促进尿酸排泄，降低血尿酸水平。

76. 痛风急性期应用秋水仙碱治疗的用量及最大剂量是多少？

建议应用低剂量秋水仙碱，首剂 1 mg，此后 0.5 mg BID。最宜在痛风急性发作 12 小时内开始用药，超过 36 小时疗效明显下降。估算肾小球滤过率每分钟 30～60 mL 时，秋水仙碱最大剂量 0.5 mg QD；肾小球滤过率每分钟 15～30 mL 时，秋水仙碱最大剂量 0.5 mg QOD；肾小球滤过率每分钟＜15 mL 或透析患者禁用。

77. 应用秋水仙碱治疗时需要注意什么?

(1) 该药可能造成胃肠道不良反应,如腹泻、腹痛、恶心、呕吐,同时可能出现肝、肾损害及骨髓抑制,应定期监测肝肾功能及血常规。

(2) 使用强效 P-糖蛋白和(或)CYP3A4 抑制剂(如环孢素或克拉霉素)的患者禁用秋水仙碱。

(冯智英　闫哲)

第六节　腕管综合征

78. 什么是腕管综合征?

腕管综合征又称迟发性正中神经麻痹,是指正中神经通过腕管至手掌时受到嵌压而引起的一系列神经症状,表现为患侧拇指、示指、中指疼痛、麻木和拇指肌力减弱。

79. 腕管综合征在人群中的发病情况是怎样的?

中年女性多见,男性常有职业病史。双腕发病率可高达 30% 以上,其中绝经期女性占双腕发病者的 90%。

80. 腕管综合征的病因有哪些?

(1) 外源性压迫:因腕横韧带坚韧,外源性压迫较少见。

(2) 管腔本身变小:腕横韧带可因内分泌病变或外伤后瘢痕形成而增厚;腕部骨折、脱位使腕管后壁或侧壁凸向管腔,使管腔狭窄。

(3) 管腔内容物增多、体积增大:腕管内神经鞘膜瘤、脂肪瘤、外伤后血肿机化、滑囊炎、屈指肌肌腹、蚓状肌肌腹过高等,过多占据管腔内容积。

(4) 职业因素:木工、厨工等长期过度腕部用力,腕管内压力反复出现急剧变化也易引起慢性正中神经损伤。

81. 腕管综合征有哪些危险因素?

急性腕损伤、腕部慢性劳损、糖尿病周围神经病变,黏液水肿可能是重要的危险因素。

82. 腕管综合征有哪些临床表现？

（1）初期以腕部不适、疼痛为主，随后可出现患侧拇指、示指、中指及鱼际疼痛、麻木，疼痛呈刺痛、烧灼样疼痛，屈腕、劳累或夜间加重，甩手或搓手可减轻，影响睡眠，疼痛常放射到肘部及肩部。

（2）手指感觉减退或消失，拇指肌力减弱，手指捏、握无力，精细动作受限。

83. 怀疑腕管综合征，需要做哪些检查？

（1）体格检查：患肢桡侧三个半手指感觉减退或消失，大鱼际肌萎缩，拇对掌功能受限，手部 Tinel 症（＋）。

（2）辅助检查：① X 线检查多无异常，少数可有增生、脱位或骨折；② 肌电图检查：腕管以下正中神经传导速度延迟或有失神经支配电位；③ 超声检查：腕管压迫近端神经肿胀，腕管段神经受压变扁，回声减低，结构不清。

84. 腕管综合征的诊断金标准是什么？

腕管综合征的诊断金标准是电生理检查。

85. 腕管综合征需要和哪些疾病相鉴别？

（1）颈神经根病：通常以颈部疼痛为特征，伴有上肢放射痛，可表现为多发压痛点，手及前臂可有感觉障碍区，手部 Tinel 症（－）。

（2）旋前圆肌综合征：肘部及前臂近端疼痛，屈腕及前臂旋前时疼痛加重，且前臂旋前无力，肘部有触压痛，肌电图检查示肘部以下正中神经传导速度减慢。

86. 腕管综合征急性期如何治疗？

（1）注意休息，减少腕部的活动，可用前臂支托，将腕关节支具固定。

（2）局部理疗。

（3）腕管内注射。

87. 腕管综合征有哪些一般治疗措施？

（1）药物治疗：口服非甾体抗炎药可以缓解疼痛。

（2）物理治疗：腕关节轻度背伸制动 1～2 周，可采用超短波、偏振光等物理治疗。

（3）康复治疗：治疗期间适当休息结合康复锻炼，可佩戴护肘、护腕。

88. 用于治疗腕管综合征的常用药物有哪些?

用于治疗腕管综合征的常用药物有皮质类固醇、非甾体抗炎药、神经营养药、利尿剂等。

89. 腕管综合征手术治疗包括哪几种方式?

(1) 腕管切开松解减压术(open carpal tunnel release, OCTR)。
(2) 内镜下腕管松解减压术(endoscopic carpal tunnel release, ECTR)。
(3) B超引导下针刀腕管松解减压术。

90. 腕管综合征的手术指征是什么?

如果患者的症状导致睡眠严重中断或日常生活活动受到干扰,或者存在晚期疾病的症状或体征,如持续性麻木、鱼际无力或萎缩,或肌电图测试中观察到失神经,则应考虑进行手术。

91. 腕管综合征的常见手术并发症有哪些?

(1) 腕管切开松解减压术(OCTR):瘢痕压痛、握力下降、支柱疼痛等。
(2) 内镜下腕管松解减压术(ECTR):尺神经、正中神经支配区感觉异常,掌浅弓损伤,腕横韧带离断不全等。

92. 腕管综合征患者日常生活管理要注意什么?

改变习惯(如限制手腕运动和减少繁重的工作活动)应被视为首要方法,使用符合人体工程学的工作工具有助于减少正中神经压力。

(樊肖冲 刘祖莹)

第七节 腱鞘炎

93. 什么是腱鞘炎?

腱鞘由腱纤维鞘和腱滑膜鞘两部分组成。腱纤维鞘位于外层,为深筋膜增厚所形成。腱滑膜鞘是套在肌腱外面的双层套管样密闭的滑膜管,是保护肌腱的滑液鞘,内有腱鞘滑液。腱鞘炎是腱鞘因反复机械性摩擦而出现的慢性无菌性炎症改变。

94. 腱鞘炎只发生于手部吗?

腱鞘炎可发生于任何部位的腱鞘,手和手指、前臂、肩部多发。常见部位为桡骨茎突狭窄性腱鞘炎、屈指肌腱狭窄性腱鞘炎。

95. 手部腱鞘炎最易发生在哪里?

指屈肌腱鞘滑车系统是腱纤维鞘在不同部位增厚所形成的一系列不同宽度、厚度和形态的致密结缔组织束,具有约束指屈肌腱、充分发挥其屈指功能的作用。手部腱鞘炎最常见于掌指关节滑车处。环指、拇指、中指最易发。

96. 什么样的患者易得腱鞘炎?

局部频繁使用、劳损易发生腱鞘炎。有些疾病的患者易发腱鞘炎,例如糖尿病、痛风、甲状腺疾病、类风湿关节炎等。邻近的软组织或骨病变也易诱发腱鞘炎,例如指骨骨软骨瘤。

97. 腱鞘炎有哪些典型症状?

典型表现为局部疼痛,桡骨茎突狭窄性腱鞘炎可向前臂及拇指放射痛。活动受限,桡骨茎突狭窄性腱鞘炎表现为手腕尺偏受限,手指腱鞘炎表现为屈、伸受限,伸直受限更常见,有时伴弹响。局部僵硬,可触及痛性结节。

98. 哪些体格检查有助于诊断腱鞘炎?

屈指肌腱狭窄性腱鞘炎往往有手指屈伸受限,有时伴弹响,局部可触及痛性结节。桡骨茎突狭窄性腱鞘炎有桡骨茎突压痛,可触及痛性结节,握拳尺偏试验阳性。

99. 哪些辅助检查有助于诊断腱鞘炎?

X线检查主要用于排除隐性骨折或骨软骨瘤等占位病变。超声检查可见腱鞘增厚、回声不均或降低;腱鞘滑膜层可有薄层液性暗区;肌腱膨胀增粗,滑车处肌腱被挤压变细;腱鞘局部血流信号增多等改变。一般不需要做CT、MRI。

100. 腱鞘炎的诊断标准是什么?

临床表现局部疼痛、活动受限。查体触及腱鞘内痛性结节。桡骨茎突狭窄性腱鞘炎有握拳尺偏试验阳性。X线检查除外骨折或占位病变。超声见腱鞘、肌腱相应改变。结合以上可明确诊断。

101. 腱鞘炎需要和哪些疾病鉴别?

桡骨茎突狭窄性腱鞘炎需要与腕管综合征、颈椎病、腕关节炎等鉴别。屈指肌腱狭窄性腱鞘炎需要与掌指关节骨关节炎、指间关节骨关节炎、类风湿关节炎等鉴别。

102. 有哪些药物可以用于治疗腱鞘炎?

主要使用非甾体类抗炎药治疗,起到抗炎、镇痛的作用。可以口服,也可外用。常用口服药物包括布洛芬、塞来昔布等。常用外用药物包括双氯芬酸钠软膏等。

103. 除了药物治疗,还有哪些方法可以治疗腱鞘炎?

非手术疗法是早期、初发或症状较轻病例的治疗手段,包括热敷、理疗、支具外固定、针灸、推拿、拉伸。还可以给予针刀、腱鞘内注射激素等治疗。若积极保守治疗疗效欠佳者,可手术松解。

104. 如何预防腱鞘炎?

改变生活方式,避免过度活动手腕、手指,防止外伤。怀抱婴儿时注意手腕姿势,避免手腕过度尺偏。治疗类风湿关节炎等疾病,预防继发腱鞘炎。

(李君)

第八节 复杂区域疼痛综合征

105. 什么是复杂区域疼痛综合征?

复杂区域疼痛综合征 I 型(Complex regional pain syndrome Type I,CRPS-I),曾被称为反射性交感神经萎缩症,是指继发于创伤、手术、脑卒中或手术后等所出现的顽固的以感觉异常和交感神经功能紊乱为主要表现,但无明显神经损伤的指征,通常始于创伤后的肢体远端,出现自发性、异常性疼痛、血管舒缩障碍、肌肉挛缩、局部骨质疏松等不同程度的自主神经功能障碍及运动功能障碍。

106. 复杂区域疼痛综合征的发病机制有哪些？

发病机制目前不明，主要分为外周和中枢机制，CRPS Ⅰ型不伴有外周神经损伤，外周机制包括炎症反应、交感神经失调、自身免疫反应、氧化应激等因素长时间刺激痛觉感受器引起痛觉过敏。中枢机制目前认为是中枢敏化，即脊髓伤害感受纤维的感受增加和持续性兴奋，进而导致痛觉敏化及大脑运动区发生重组并形成伤害性通路。

107. 复杂区域疼痛综合征的病因是什么？

复杂区域疼痛综合征的病因不明，其常继发于外伤，如扭挫伤、挤压伤、错位及骨折等，部位以手腕、足踝部为常见。也可继发于医源性损伤，如足趾手术后，肌内注射刺激性药物、脊髓造影、拔牙等。有时也继发于脑卒中或脊髓损伤等疾病。

108. 复杂区域疼痛综合征的流行病学特点是什么？

复杂区域疼痛综合征，CRPS 的总发病率为 $(5.4\sim26.2)/10^5$ 等，而 CRPS Ⅰ型的发病率在 CRPS 中可高达 35%～64%，男女发病率比例为 1:4。其中上肢较下肢更易受累，骨折是最常见的诱发因素(44%)。黄种人或黑种人、家庭低收入人群的发病率低；相反，白种人、家庭高收入等因素是患该病的高危因素。

109. 复杂区域疼痛综合征不同发病阶段的特点是什么？

CPRS Ⅰ型可分为 2 个阶段：第一阶段为急性期：在创伤后短期出现。患肢表现出典型的红肿热痛的炎症现象，通常出现在创伤部位的远端。疼痛表现为持续性的剧烈疼痛，活动或加热后疼痛加剧。第二阶段为慢性期：大约在创伤后 6 个月出现，疼痛呈弥漫性灼痛或抽动样疼痛，休息时疼痛时间更长，患肢出现肌肉痉挛、软组织萎缩，甚至是潜在骨骼的局部骨质疏松症。指甲和毛发生长不良等营养障碍表现，难治性增加，预后差。

110. 复杂区域疼痛综合征的诊断依据是什么？

目前缺乏诊断金标准，临床沿用 2010 年新修订的布达佩斯诊断标准：具有以下 4 种临床表现中的 3 种中至少 1 种症状，并且含有对应的 2 种以上的至少 1 种体征。① 感觉(痛觉过敏，触诱发痛)；② 血管运动(皮温不对称、皮肤颜色改变)；③ 排汗(水肿、汗液分泌异常)；④ 运动/营养(运动范围缩小、运动功能障碍、毛发及指甲生长异常)。另外，排除感染、肿瘤、神经压迫和炎症，同时无主要神经损伤的证据即可诊断。

111. 复杂区域疼痛综合征Ⅰ型与复杂区域疼痛综合征Ⅱ型如何鉴别,还需与哪些疾病鉴别?

复杂区域疼痛综合征Ⅰ型与复杂区域疼痛综合征Ⅱ型的鉴别诊断是根据有无神经损伤的证据,两者同样具有伤害性因素,临床表现相近,但后者存在神经损伤,可伴有麻木、肌力下降或肌电图异常等表现。另外,复杂区域疼痛综合征还应注意与下列疾病相鉴别:颈神经根受压、血管炎、外周神经炎、骨溶解症、血栓性静脉炎及血管神经性水肿等。

112. 复杂区域疼痛综合征Ⅰ型的治疗方案包括什么?

由于复杂区域疼痛综合征Ⅰ型的疼痛机制不清楚,治疗困难,多学科联合诊疗有助于提高疗效;本病治疗目的是减轻疼痛,改善功能(提高生活质量);治疗原则是应用药物、理疗、精神-心理治疗和以神经阻滞、电刺激为代表的微创介入性治疗等多种治疗方式相结合。

113. 复杂区域疼痛综合征Ⅰ型的药物治疗包括哪些?

药物治疗包括非甾体抗炎药、糖皮质激素、双膦酸盐、降钙素、抗惊厥药、血管扩张剂及维生素C。急性期可予以非甾体或甾体类抗炎药,慢性期主要应用抗惊厥药、抗抑郁药或阿片类药物。

114. 复杂区域疼痛综合征Ⅰ型的微创介入治疗手段有哪些?

微创介入治疗包括:① 神经阻滞疗法,如痛点阻滞、星状神经节阻滞、胸、腰交感神经阻滞、持续硬膜外阻滞;② 电刺激疗法,如经皮神经电刺激、脊髓电刺激、神经节电刺激技术;③ 鞘内注射药物,如巴氯芬等。

115. 脊髓电刺激治疗复杂区域疼痛综合征Ⅰ型的有效性如何,关键点是什么?

脊髓电刺激治疗复杂区域疼痛综合征Ⅰ型的疗效肯定,不仅可以控制持续性疼痛和爆发性疼痛,还可发现疼痛区域的血运及皮温等自主神经功能明显改善。关键点在于有效电流的麻刺感有效覆盖疼痛区域,避免电极和脉冲发生器发生感染等并发症。

116. 复杂区域疼痛综合征的预后如何？

复杂区域疼痛综合征的预后：病变呈缓慢进展，晚期出现皮肤和皮下组织的萎缩与挛缩，可持续数周至数年，持续时间越久预后越差，但较灼性神经痛的疗效相比更好。

（肖礼祖　黄佳彬）

第九节　复杂区域疼痛综合征Ⅱ型

117. 什么是复杂区域疼痛综合征Ⅱ型？

复杂区域疼痛综合征Ⅱ型(Complex regional pain syndrome Type Ⅱ，CRPS-Ⅱ)，以伴有周围神经损伤为鉴别特征与 CPRS-Ⅰ型相区分。是指在明确的神经损伤后，剧烈灼样疼痛和相应体征不局限于受损神经的支配区，表现为痛觉异常（痛觉超敏）、痛觉过敏、血流障碍、出汗异常、骨质疏松和肌肉萎缩的慢性顽固性疼痛综合征。

118. 复杂区域疼痛综合征Ⅱ型的外周和中枢发病机制有哪些？

复杂区域疼痛综合征Ⅱ型目前的发病机制暂不清楚，可能的外周机制是损伤初期缺氧和各种炎性因子的释放导致周围神经系统及交感神经系统异常反应。可能的中枢机制主要是除了损伤初期炎症反应导致中枢敏化，该病还存在神经受到早期创伤后，神经束内压增高，或慢性瘢痕压迫，神经传导过于兴奋向上传导激惹丘脑和大脑皮质感觉区，促进中枢敏化，产生局部剧烈、烧灼样疼痛。

119. 复杂区域疼痛综合征Ⅱ型的病因包括什么，其中最常见的是哪种？

复杂区域疼痛综合征Ⅱ型的病因不明，可能与软组织损伤、骨折、手术损伤等有关。最常见的原因是除了有组织损伤外还有明确的周围神经系统的损伤，较少见的原因是中枢神经系统损害，如脊髓损伤或脑血管意外。

120. 典型的复杂区域疼痛综合征Ⅱ型发病特点是什么？不同发病节段的特点是什么？

典型的复杂区域疼痛综合征Ⅱ型发病特点是：① 症状通常在受伤后 5～10 天

出现,多在指或趾尖、手掌、足底出现灼性神经痛。开始较轻,部位也较局限,但很快向患肢的近端蔓延并不断加重,2~5 天即可扩散至前臂或小腿,2~3 周后疼痛达到高峰;② 局部的轻微刺激,甚至情绪激动、噪声、强光、过热等均可使疼痛加剧;③ 伴有肢端皮肤、血管和指甲的营养障碍。

121. 复杂区域疼痛综合征 II 型的诊断依据是什么?如何确诊?

与 CRPS-I 型类似,临床诊断复杂区域疼痛综合征 II 型沿用布达佩斯诊断标准,但还需有神经损伤证据支持,才可诊断,具有以下 4 种临床表现中的 3 种中至少 1 种症状,并且含有对应的 2 种以上的至少 1 种体征:① 感觉(有痛觉过敏,痛觉超敏);② 血管收缩运动(皮温不对称,皮肤颜色改变);③ 排汗(水肿,汗液分泌异常);④ 运动神经/营养(运动范围缩小,运动功能障碍,毛发及指甲生长异常),同时排除感染、肿瘤、神经压迫和炎症等可能。

122. 复杂区域疼痛综合征 II 型该与哪些疾病鉴别?如何鉴别?

本病主要通过有无神经损伤证据与 CRPS-I 型相鉴别,除此之外,还需与创伤后神经痛、糖尿病周围神经病变,红斑肢痛症等疾病鉴别。① 糖尿病周围神经病变:可通过结合糖尿病病史、无创伤病史、双侧对称分布的袜套样疼痛、程度较轻等特点进行鉴别。② 红斑性肢痛症:可通过以下特点鉴别,如双侧同时起病的、肢端剧烈烧灼样的疼痛,是否有神经损伤史,是否伴阵发性血管扩张、发红、皮肤温度增高,诊断性交感神经阻滞有效。

123. 复杂区域疼痛综合征 II 型的治疗方案包括什么?

复杂区域疼痛综合征 II 型的治疗原则与复杂区域疼痛综合征类似,均是减轻疼痛、改善功能、提高生活质量。同样,其疼痛机制不清楚,治疗困难,多学科联合诊疗有助于提高疗效,包括疼痛科医师、心理医师、内科医师、肿瘤科医师和神经科医师;治疗原则是应用药物、理疗、精神-心理治疗和以神经阻滞、交感神经射频和电刺激为代表的微创介入性治疗等多种治疗方式相结合。

124. 复杂区域疼痛综合征 II 型的药物治疗包括哪些?

复杂区域疼痛综合征 II 型的药物治疗包括非甾体类抗炎药、加巴喷丁或普瑞巴林等抗惊厥药及三环类抗抑郁药等,严重时需加用强阿片类药、血管扩张剂及维生素 C,糖皮质激素、双膦酸盐、降钙素等为辅助用药。

125. 复杂区域疼痛综合征Ⅱ型的微创介入治疗手段有哪些？

复杂区域疼痛综合征Ⅱ型的微创介入治疗手段与复杂区域疼痛综合征Ⅰ型类似，包括：① 神经阻滞疗法，如痛点阻滞、星状神经节阻滞、胸、腰交感神经阻滞、持续硬膜外阻滞；② 电刺激疗法，如经皮神经电刺激、脊髓电刺激、神经节电刺激技术；③ 鞘内注射药物，如巴氯芬等。

126. 应用脊髓电刺激治疗复杂区域疼痛综合征Ⅱ型的有效性如何，关键点是什么？

脊髓电刺激是把电极植入椎管内，以脉冲电流刺激脊髓神经，产生麻刺感，从而缓解疼痛。关键点在于刺激电流的麻刺感能有效地覆盖疼痛区域，避免电极和脉冲发生器发生感染等并发症。疗效较为肯定，不仅可以控制持续性疼痛和爆发性疼痛，还可改善疼痛区域的血运及皮温等自主神经功能。

127. 复杂区域疼痛综合征Ⅱ型的预后如何？

相较于CPRS-Ⅰ型，由于存在周围神经损伤，复杂区域疼痛综合征Ⅱ型的预后相对较差。但如果发病后能及时采取综合的治疗方式是有可能治愈的。

（肖礼祖　黄佳彬）

参考文献

[1] 郭政,王国年,等.疼痛诊疗学(第4版)[M].北京：人民卫生出版社,2016,06：163-164.
[2] Chang CD, Wu JS. MR Imaging Findings in Heel Pain[J]. Magn Reson Imaging Clin N Am, 2017, 25(1)：79-93.
[3] 陈孝平,汪建平,赵继忠,等.外科学(第9版)[M].北京：人民卫生出版社,2018.08：493.
[4] 中华医学会疼痛学分会.中国疼痛病诊疗规范[M].北京：人民卫生出版社,2020.01：301-303.
[5] 汪海洋,张一凡,孙建明.雷诺综合征的诊治进展[J].重庆医学,2017,46(19)：2721-2724.
[6] 下肢动脉硬化闭塞症诊治指南[J].中华普通外科学文献(电子版),2016,10(01)：1-18.
[7] 朱晓亮,曹烨民.下肢动脉硬化闭塞症的治疗研究[J].中国医药科学,2015,5(23)：46-48+65.
[8] Piazza Gregory and Creager Mark A. Thromboangiitis obliterans[J]. Circulation, 2010,

121(16): 1858-1861.
- [9] 周晓辉,刘忠德,朱晓男,等.血栓闭塞性脉管炎病因及发病机制研究进展[J].辽宁中医学院学报,2000,(03): 223-224.
- [10] 中华医学会,中华医学会杂志社,中华医学会全科医学分会,等.痛风及高尿酸血症基层诊疗指南[J].中华全科医师杂志,2020,19(4): 293-303.
- [11] 中华医学会内分泌学分会.中国高尿酸血症与痛风诊疗指南[J].中华内分泌代谢杂志,2020,36(1): 1-13.
- [12] 陈孝平,汪建平,赵继忠,等.外科学(第9版)[M].北京:人民卫生出版社,2018.08: 703.
- [13] 郭政,王国年,等.疼痛诊疗学(第4版)[M].北京:人民卫生出版社,2016,06: 143-144.
- [14] 刘延青,刘金锋,陆丽娟.疼痛病学诊疗手册[M].骨骼肌与关节疼痛病分册.北京:人民卫生出版社,2016: 247-250.
- [15] 樊碧发.疼痛医学原理与实践[M].北京:人民卫生出版社,2009: 271-293.
- [16] 刘延青,张达颖.中国疼痛病诊疗规范.北京:人民卫生出版社,2020: 176.
- [17] Hoikkanen T, Nissen M, Ikäheimo TM, et al. Long-Term Outcome of Spinal Cord Stimulation in Complex Regional Pain Syndrome[J]. Neurosurgery. 2021, 89(4): 597-609.
- [19] 吕岩,周华成,林夏清,等.慢性原发性疼痛[J].中国疼痛医学杂志,2021,27(2): 81-86.
- [20] Shim H, Rose J, Halle S, et al. Complex regional pain syndrome: a narrative review for the practising clinician[J]. Br J Anaesth, 2019, 123(2): e424-e433.

第十章

其他全身性疼痛

第一节 纤维肌痛综合征

1. 什么是纤维肌痛综合征?

纤维肌痛(fibromyalgia,FM)又称为纤维肌痛综合征,是一种中枢神经觉传入处理功能失调引起的慢性弥漫性疼痛综合征,其主要症状包括慢性、广泛的肌肉骨骼疼痛、重度疲乏、僵硬感、睡眠障碍、认知障碍以及心理问题。FM常与其他系统性疾病合并存在,对患者生活质量造成严重影响。

2. 纤维肌痛综合征有哪些临床表现?

(1) 疼痛:弥散性、全身广泛存在的疼痛,一般很难准确定位。关节疼痛常伴晨僵,活动后逐渐好转,持续时间常>1小时。

(2) 疲劳及睡眠障碍。

(3) 神经精神症状:情绪低落,对自己病情的过度关注,甚至呈严重的焦虑、抑郁状态。

(4) 其他症状:部分患者有虚弱、盗汗、口干、眼干等表现,也有部分患者出现膀胱刺激症状、雷诺现象、不宁腿综合征等。

3. 什么样的人容易患纤维肌痛综合征?

纤维肌痛综合征好发于女性,多见于20~70岁人群,其发病率随着年龄的增长而增加,60岁以后趋于平稳。明显的身体和精神压力如工作和学习压力、日常生活烦恼、焦虑、抑郁等都会增加FM的发生率。家族遗传是比较明确的致病因素。FM 的患病率与体重指数呈正相关。

4. 纤维肌痛综合征需要做哪些辅助检查？

目前尚无特异的实验室指标来诊断 FM，但相关实验室项目有利于排除其他疾病。这些检查项目包括血常规、生化（应包括钙、磷、碱性磷酸酶、肌酸激酶）、红细胞沉降率、C 反应蛋白、类风湿因子、抗核抗体和抗环瓜氨酸肽抗体等。部分患者存在体内激素紊乱，如血清促肾上腺皮质激素、促性腺激素释放激素、生长激素、类胰岛素生长激素-1、甲状腺素等异常，脑脊液中 P 物质浓度可升高，但这些实验室检查结果异常不能作为 FM 的诊断依据。

5. 引起纤维肌痛综合征的相关病理生理机制是什么？

FM 的病因和发病机制仍不清楚，中枢敏化可能是 FM 发病的主要机制之一。有研究发现，促进中枢神经系统疼痛信号传导的神经递质如 P 物质、谷氨酸、神经生长因子增加，而抑制疼痛传递的神经递质如 5-羟色胺、去甲肾上腺素和多巴胺等减少，即疼痛相关的兴奋性神经递质和抑制性神经递质失衡在 FM 发病中发挥作用。处理疼痛和情绪的大脑区域如杏仁核、丘脑和岛顶信号异常、下丘脑-垂体-靶腺轴异常等也可能与其发病相关。

6. 如何诊断纤维肌痛综合征？

FM 缺乏客观的标记物。FM 的诊断根据 ACTTION-APS Pain Taxonomy（AAPT）的诊断标准：① 多部位疼痛：定义为 9 个部位中（头部、左/右上肢、胸部、腹部、背部、腰部左/右下肢）≥6 个疼痛部位；② 中、重度睡眠问题或疲劳；③ 多部位疼痛加上疲劳或睡眠问题必须存在至少 3 个月；④ 另一种疼痛障碍或相关症状的存在并不排除对 FM 的诊断。临床也可作为 FM 诊断的参考。

7. 纤维肌痛综合征有哪些鉴别诊断？

① 慢性疲劳综合征；② 肌筋膜疼痛综合征；③ 风湿性多肌痛；④ 神经、精神系统疾病；⑤ 其他疾病：如系统性红斑狼疮、多发性肌炎、类风湿关节炎、甲状腺功能减退等都可表现为肌痛、疲劳和全身乏力等。

8. 治疗纤维肌痛综合征的方法有哪些？

FM 的治疗应根据患者症状采取药物治疗与非药物治疗相结合的多模式、个体化治疗。应尽早开始治疗、长期治疗、密切监测与定期随访,尤其是在治疗的早期阶段。可以利用相应评估工具来记录患者的基线状态和随访治疗情况。关于 FM 的治疗时机,应根据临床诊断情况决定是否起始治疗,并制订相关管理及随访方案。

9. 哪些药物可以治疗纤维肌痛综合征?

由于病理生理学不清,治疗方法并不明确,只有部分患者通过药物治疗症状得到明显缓解。常用药物包括:① 抗抑郁药:三环类抗抑郁药如阿米替林,5-羟色胺和去甲肾上腺素再摄取抑制剂如度洛西汀、米拉普伦,高选择性单胺氧化酶抑制剂如吗氯贝胺;② 肌肉松弛类药物如环苯扎林;③ 抗惊厥药如普瑞巴林;④ 镇痛药物如曲马多;⑤ 非麦角碱类选择性多巴胺 D_2 和 D_3 受体激动剂如普拉克索;⑥ 镇静药如唑吡坦、佐匹克隆。

10. 非药物治疗纤维肌痛综合征包括那些方法?

FM 的非药物治疗研究最多的是患者的教育、锻炼和认知行为疗法。这些疗法治疗 FM 的反应有时超过药物治疗。非药物治疗最大的益处是可观察到患者功能的改善,这应该是治疗慢性疼痛性疾病的主要目标。穴位注射、太极、瑜伽、针灸等也有一些治疗 FM 有效的证据。

11. 运动疗法可以治疗纤维肌痛综合征?

FM 患者属于异质群体,可根据患者的身体功能、疼痛程度和其他 FM 症状进行个性化的运动干预。运动锻炼包括有氧运动和力量训练。运动疗法包括气功、瑜伽、太极拳和正念减压。其他治疗如 FM 患者在接受肌电生物反馈后,临床症状、情绪、疼痛、生活质量均有所改善。

12. 物理治疗是否可以改善纤维肌痛综合征?

物理治疗可改善 FM 患者的症状,且没有明显的不良反应。非侵入性(经皮神经电刺激)和侵入性(电针)能有效缓解 FM 患者的疼痛。持续超过 5 周的按摩疗法可以显著改善疼痛、焦虑和抑郁,以及生活质量。水疗包括淡水、热水或泥浆,研究表明,热泥浆浴可以增加血浆中的内啡肽水平,从而起到镇痛和抗痉挛的作用。为了更好地调查这些物理治疗方式对 FM 患者的各种特征症状的有效性,有必要进行更多高质量的临床研究。

(罗芳 邢燕)

第二节 躯体症状障碍

13. 什么是躯体症状障碍？

躯体症状障碍（bodily distress disorder, BDD）：是国际疾病分类第十一次修订本（ICD-11）提出的新疾病名称，以存在躯体症状为特征，这些躯体症状对患者造成了痛苦，并导致患者对于这些症状过度的关注，患者因这些症状反复就医。如果某种躯体问题导致或参与了这些症状，那么此时患者的关注程度明显超过躯体疾病本身的性质及其进展的程度。这种过度的关注并不能被适宜的医学检查，以及来自医学方面的解释所缓解。

14. 躯体症状障碍的特征是什么？

（1）反复陈述躯体症状，不断要求医学检查，无视检查的阴性结果，不管医生并无躯体基础疾病的诊断。

（2）即使存在某种躯体疾病，但是其所患疾病并不能解释其症状的性质和程度。

（3）即使症状的出现与不愉快的生活事件相关，患者通常拒绝探讨心理原因，甚至存在明显抑郁和焦虑时同样如此。

（4）患者反复要求医学检查，常有一定程度寻求注意的行为。

（5）阴性的医学检查结果常使患者失望，医患双方对症状的理解不一致和治疗无效，易引起医患矛盾。

15. 躯体症状障碍有哪些共同的临床特点？

（1）症状复杂多样、未能找到明确的器质性依据。

（2）反复检查和治疗，疗效不好、影响医患关系。

（3）诊断名称含糊、多样，强化患者的疾病感。

（4）患者病前常有应激相关问题，病后的应激又加重了疾病感。

16. 躯体症状障碍各系统常见的临床表现有哪些？

表现为受自主神经支配的器官系统（如心血管、呼吸、消化、肌肉骨骼、泌尿生殖等）的各种症状主诉。通常为两个特点：一是以自主神经兴奋为基础的体征，如心悸、出汗、脸红、震颤；二是非特异症状，如部位不定的疼痛、烧灼感、沉重感等。常见症状有呼吸循环、消化、肌肉骨骼、衰弱症状。涉及2个系统的3个症状或1个系统4个及以上的症状为单器官躯体症状障碍；涉及3个或4个系统3个以上的躯体症状称为多器官痛苦障碍。

17. 躯体症状障碍包括哪些疾病？

包括躯体形式障碍及功能性躯体综合征或医学无法解释的躯体症状，如肌纤维痛、慢性疲劳综合征、过度换气综合征、非心脏性胸痛、肠易激惹综合征、疼痛综合征等。这些疾病常被称为功能性躯体综合征，或医学无法解释的躯体症状。这些躯体症状给患者造成了痛苦，使患者过度关注，产生反复就医行为，并引起个人、家庭、社交、教育、职业及其他领域的功能损害。经多方检查，不能肯定这些主诉的器质性基础。

18. 引起躯体症状障碍的病因有哪些？

具体的病因和发病机制目前仍不清楚。目前研究把病因主要归为心理、社会因素和生物学因素。患者多具有"神经质"个性，敏感、多疑、过度关注躯体不适的症状。由于过分关注，导致感觉阈值降低，躯体感觉敏感性增加，更易感到躯体不适。躯体忧虑障碍可有家族聚集性，家族聚集性可受到遗传、环境因素或两者共同影响。躯体忧虑障碍可能存在脑干网状结构滤过功能失调。

19. 躯体症状障碍的诊断要点包括哪些？

（1）存在痛苦的躯体症状。随着时间不断变化的多种躯体症状。偶尔有单个症状，疼痛或疲劳。

（2）对症状的过分关注，患者坚信症状会带来健康影响，或将带来严重后果，反复就医。

（3）通过恰当的医学检查及医生的保证均不能缓解对躯体症状的过分关注。

（4）躯体症状是持续的，即症状（不一定是相同症状）在一段时间（如至少3个月）的大部分时间均存在。

（5）症状导致个人、家庭、社会、教育、职业或其他重要功能方面的损害。

20. 躯体症状障碍按严重程度分为几级？

分为轻度、中度、重度躯体症状障碍，所有分级均符合躯体症状障碍的诊断标准。其中，轻度躯体症状障碍为患者每天对症状担心的时间不超过1小时，对其生活造成一些影响，但社会功能没有明显损害；中度躯体症状障碍为患者每天对症状及后果的关注超过1小时，频繁就医，对社会功能造成中等损害；重度躯体症状障碍为患者对症状普遍及持续的关注已成为生活的焦点，反复频繁就医，社会功能严重损害，个人兴趣狭窄，只关注躯体症状和后果。

21. 躯体症状障碍应该与哪些疾病相鉴别？

患者有1种或多种躯体不适临床症状时，需首先行相关医学检查以排除器质性病变，当检查均为阴性后，方能结合患者症状考虑躯体忧虑障碍的诊断，同时还需与以下疾病鉴别：躯体疾病、焦虑障碍、抑郁症、疑病障碍及分离性运动和感觉障碍、精神分裂症及物质依赖。

22. 有什么辅助检查可以协助诊断躯体症状障碍？

（1）体格检查：对患者各系统进行查体，结果一般均为正常，没有阳性的病理体征，随着时间发展，症状并不会像躯体疾病那样明显恶化。

（2）心理状况检查：通过问诊和沟通，了解患者的情绪，构建患者的人格特征和行为模式，分析患者的心理状况是否符合诊断的标准。

（3）精神疾病检查：对患者进行脑脊液检查、头颅核磁、脑电图等检查，从而排除器质性的精神疾病。因此，对躯体症状障碍的检查需要将三者结合，从而做出最终的诊断。

23. 躯体症状障碍治疗时应注意哪些问题？

（1）重视医患关系：不否定患者是建立医患关系的重要开始。

（2）重视连续的医学评估：早期应进行彻底的评估和适当检查，并对结果进行解释，如患者症状加重或有新的症状，应进行适当的检查和评估以排除器质性疾病。

（3）重视心理和社会因素评估：鼓励患者把疾病看成是涉及躯体、心理和社会因素的疾病。

（4）适当控制患者的要求和处理措施：既要避免安排过多的检查也要提供必要的检查。对患者的家庭成员进行相关疾病知识的教育。

24. 躯体症状障碍的治疗手段包括哪些？

治疗手段包括：心理治疗（支持性心理治疗、认知行为疗法）、药物治疗（主要是针对患者的抑郁、焦虑等情绪症状。常用药物包括三环类抗抑郁药及选择性5-羟色胺重摄取抑制剂）、其他治疗（频谱、按摩及中医中药治疗）。目前认为该类患者适合生物—心理—社会医疗模式全方位治疗，方能达到缓解症状的效果。其中，小剂量抗抑郁药联合认知行为治疗及抑郁药、抗焦虑药联合小剂量抗精神病药治疗躯体忧虑障碍可取得良好效果。

25. 针对躯体症状障碍的治疗药物包括哪些？

（1）抗焦虑药：苯二氮䓬类，如劳拉西泮，从小剂量开始服用，慢慢调整。

（2）抗抑郁药：主要有两大类，特异性5-羟色胺再摄取抑制剂、5-羟色胺和去甲肾上腺素再摄取抑制剂，包括氟西汀、帕罗西汀、舍曲林、文拉法辛、度洛西汀、米氮平等。

（3）非典型抗精神病药物：如利培酮、喹硫平、阿立哌唑等，主要针对有偏执倾向及难治性患者，应小剂量应用。

（4）对症治疗药物：根据躯体症状服用相应药物，常用的有美托洛尔、镇痛药等。

26. 躯体症状障碍患者的病程和预后如何？

躯体症状障碍是一种慢性、波动性、迁延性病程的疾病。其预后常常与患者的病前人格特征、心理社会因素、情绪变化、对症状的认知模式、患者治疗的依从性等因素有关。一般认为，有明显精神诱发因素，急性起病者预后良好。起病缓慢、病程持续超过2年以上者，预后较差。

（罗芳　于斌）

第三节　风湿性多肌痛

27. 什么是风湿性多肌痛？

风湿性多肌痛是一种以躯干及四肢近端肌肉疼痛为特点的临床综合征，一般发生于50岁以上中老年人，发病与年龄呈正相关，病程一般大于1个月。

28. 风湿性多肌痛的病因有哪些？

本病的病因与发病机制还不清楚，可能是多种因素共同作用，通过免疫机制致病。本病均在50岁以上发病，提示其与年龄有关，女性发病年龄明显高于男性，提示其与内分泌变化可能有相关性。

29. 怀疑风湿性多肌痛，需要做哪些检查？

（1）有轻至中度正细胞正色素性贫血。

（2）血沉显著增快（≥50 mm/h，魏氏法），C反应蛋白增高，且与病情活动性相一致。

（3）肝酶可轻度升高，但反应横纹肌炎症的血清肌酶都在正常范围内。

（4）肌电图和肌活检无炎性疾病的依据。

（5）抗核抗体和其他自身抗体及类风湿因子通常为阴性。

（6）肩、膝或髋关节可有少量的滑膜积液，为特异性炎症性反应。

30. 风湿性多肌痛有哪些临床症状？

（1）典型症状：风湿性多肌痛是以对称性的近端关节和肌肉的疼痛为主要表现，多表现为颈、肩胛带肌和骨盆带肌的酸痛，有晨僵，可以突然起病，也可以隐匿起病，持续数周到数月。严重的患者可出现日常活动受限，失用性肌萎缩，肌力通常正常。

（2）一般症状：一般状况良好，可合并疲倦、低热、体重减轻等症状。

31. 风湿性多肌痛可能有哪些伴随症状？

手足肿胀和点状水肿，手腕和膝盖偶尔会出现轻度滑膜炎。

32. 风湿性多肌痛有哪些诊断标准？

可根据下述6条临床特征做出诊断：① 发病年龄≥50岁；② 颈部、肩胛部及骨盆部肌肉僵痛，至少两处，并伴晨僵，持续4周或4周以上；③ 血沉≥50 mm/h（魏氏法）；④ 抗核抗体及类风湿因子阴性；⑤ 小剂量糖皮质激素（泼尼松10～15 mg/d）治疗有效；⑥ 需排除继发性多肌痛。

33. 风湿性多肌痛需要与哪些疾病相鉴别？

（1）巨细胞动脉炎：颞动脉怒张，搏动增强或减弱并伴有触痛，伴头皮痛、头痛或视觉异常等。需进一步做颞动脉超声、血管造影或颞动脉活检等。

（2）类风湿关节炎：持续性对称性小关节炎为主要表现，常有类风湿因子阳性，而风湿性多肌痛通常类风湿因子阴性。

（3）多发性肌炎：该病肌无力更为突出，伴肌萎缩，血清肌酶活性升高，肌电图显示肌性损伤，肌肉活检为肌炎表现。

（4）纤维肌痛综合征：该病躯体疼痛，有固定的敏感压痛点。

34. 风湿性多肌痛有哪些治疗方法？

（1）一般治疗：嘱患者遵循医嘱，合理用药，防止病情复发，进行适当的肢体运动，防止肌肉萎缩。

（2）药物治疗：① 非甾体抗炎药：对初发或较轻病例可试用；② 糖皮质激素：首选口服泼尼松 10～15 mg/d。随着症状好转，血沉接近正常，逐渐减量为 5～10 mg/d，维持时间不应少于 6～12 个月；③ 免疫抑制剂：对使用糖皮质激素有禁忌者，或效果不佳、减药困难、不良反应严重者可联合使用免疫抑制剂。

（3）可考虑使用糖皮质激素或三氧局部注射。

35. 用于治疗风湿性多肌痛的常用药物有哪些？

① 非甾体抗炎药：如吲哚美辛、双氯芬酸等；② 糖皮质激素；③ 免疫抑制剂：甲氨蝶呤、硫唑嘌呤、环磷酰胺等。

36. 风湿性多肌痛患者日常生活管理要注意什么？

日常要加强锻炼，锻炼可维持肌肉质量和功能，还可预防骨质疏松。还要注意关节处的保暖。生活上要劳逸结合、饮食有节，这样可以有效预防风湿性多肌痛。

（樊肖冲　刘祖莹）

第四节　SAPHO 综合征

37. 什么叫 SAPHO 综合征(SAPHO Syndrome)？

SAPHO 综合征被定义为由滑膜炎、痤疮、脓疱病、骨肥厚、骨炎组成的综合征。

38. SAPHO 取自哪 5 种疾病的首字母?

滑膜炎（synovitis，S）、痤疮（acne，A）、掌指脓疱病（pustulosis，P）、骨肥厚（hyperostosis，H）、骨髓炎（osteomyelitis，O）。

39. SAPHO 综合征有哪些原因?

（1）遗传因素：可能与 $HLA-B27$（一种基因）阳性有关，约 1/3 患者的 $HLA-B27$ 基因呈阳性。

（2）环境因素：本病多为地区性发病，可能与环境因素有关。

（3）痤疮杆菌感染：多数患者关节活检标本中能找到痤疮丙酸杆菌，可能与其感染有关。

40. SAPHO 综合征常累及什么地方?

最常见的受累部位是前胸壁（anterior chest wall，ACW），ACW 的典型受累结构包括胸肋关节、胸锁关节和肋锁韧带，其次是轴向骨骼（包括脊柱和骶髂关节）、四肢长骨、不规则骨（如下颌骨）和周围关节。

41. 怀疑 SAPHO 综合征，需要做哪些实验室检查?

可进行的实验室检查包括动态红细胞沉降率（erythrocyte sedimentation rate，ESR）、C 反应蛋白（C-reactive protein，CRP）等非特异性炎症指标，多处于正常水平或略有升高。

42. 怀疑 SAPHO 综合征，需要做哪些影像学检查?

（1）X 线：特征性表现包括骨形态不规则、皮质增厚、髓腔密度增加，伴或不伴低密度破坏区。

（2）CT：椎体角的位置和"接吻"受累模式是 SAPHO 综合征的指标。

（3）MRI：磁共振成像（MRI）在评估早期和活动性疾病方面优于 CT，因此可作为治疗和随访的指标。

（4）全身骨显像：典型的"牛头"模式，即"胸锁"关节和胸骨角的高摄取，对 SAPHO 综合征具有高度特异性。

（5）PET-CT：正电子发射断层扫描（PET）/CT 可显示骨关节病变中炎症的位置和分布。

43. SAPHO 综合征有哪些临床症状？

（1）SAPHO 综合征的皮肤病变发病率为 20%~60%，主要表现为脓疱疮和重度痤疮，特征性的病变是掌趾部脓疱疮、爆发性痤疮和脓疱性银屑病等。

（2）90%的 SAPHO 综合征患者出现骨关节病，骨关节病变表现为受累骨关节处肿痛，有压痛，间断发作。最多见的表现是对称性前上胸壁肿痛。

（3）还有一些患者出现无菌性脑膜炎、吞咽困难及胸腔积液等少见的临床症状。

44. SAPHO 综合征的诊断标准是什么？

目前还没有经过验证的诊断标准，下述为其中一个诊断标准：① 特征性脓疱疮或痤疮，无菌性滑膜炎、骨肥厚或骨炎；② 无菌性滑膜炎、骨肥厚或骨炎，累及中轴骨或外周骨（特别是前胸壁、椎体、骶髂关节），有或无特征性皮肤病变；③ 无菌性滑膜炎、骨肥厚或骨炎，累及中轴骨或外周骨（特别是儿童多个长骨的干骺端），有或无皮肤病变。凡符合上述条件之一者，并且排除化脓性骨髓炎、感染性皮肤角化病、感染性掌趾脓疱病、感染性胸壁关节炎、弥漫性特发性骨肥厚症、维 A 酸治疗相关的骨病即可诊断为 SAPHO 综合征。

45. SAPHO 综合征需要与哪些疾病相鉴别？

慢性低毒力感染、弥漫性特发性骨质增生症（diffuse idiopathic skeletal hyperostosis, DISH）、其他血清阴性脊椎关节病、类风湿关节炎等。

46. SAPHO 综合征可能有哪些并发症？

（1）当炎症从受影响的骨骼和关节扩散到邻近组织时，软组织肿胀可导致静脉阻塞和血栓形成。最常见的表现为胸廓出口综合征、锁骨下静脉阻塞和上腔静脉综合征。

（2）8%~10%的患者患有或发展为炎症性肠病。

47. 用于治疗 SAPHO 综合征的常用药物有哪些？

SAPHO 征综合的治疗目前尚无统一的共识指南，临床上多以对症处理为主：① 采用非甾体类抗炎药（NSAIDS）减轻患者痛苦，提高生活质量，但通常对多数慢性疼痛患者效果不佳。当无法控制病情时，可选择抗风湿药物（DMARDs）、皮质类固醇为二线治疗药物；② 双膦酸盐：双膦酸盐可抑制骨吸收，并具有一些抗炎特性;③ 抗生素治疗(阿奇霉素、多西环素、磺胺甲噁唑/曲美托林)可能对 SAPHO 综合征有效,但尚无证据表明抗生素在治疗本病时有效。

(樊肖冲 刘祖莹)

参考文献

[1] 纤维肌痛临床诊疗中国专家共识编写组. 纤维肌痛临床诊疗中国专家共识[J]. 中国疼痛医学杂志,2021,27(10):721-727.
[2] Bair MJ, Krebs EE. Fibromyalgia[J]. Ann Intern Med,2020,172(5):ITC33-ITC48.
[3] Sarzi-Puttini P, Giorgi V, Marotto D, et al. Fibromyalgia: an update on clinical characteristics, aetiopathogenesis and treatment[J]. Nat Rev Rheumatol,2020,16(11):645-660.
[4] 吴庆军,张奉春,陈予暄. 纤维肌痛综合征的诊断和治疗进展[J]. 中华风湿病学杂志,2018,22(2):134-137.
[5] Galvez-Sánchez CM, Reyes Del Paso GA. Diagnostic Criteria for Fibromyalgia: Critical Review and Future Perspectives[J]. J Clin Med,2020,9(4):1219.
[6] 郝伟,陆林. 精神病学第 8 版[M]. 北京:人民卫生出版社,2018:162-170.
[7] Gureje O, Reed G. Bodily distress disorder in ICD-11: problems and prospects[J]. World Psychiatry,2016,15:291-292.
[8] Rief W, Burton C, Frostholm L et al. Core Outcome Domains for Clinical Trials on Somatic Symptom Disorder, Bodily Distress Disorder, and Functional Somatic Syndromes: European Network on Somatic Symptom Disorders Recommendations[J]. Psychosom Med,2017,79:1008-1015.
[9] Uehleke B, Schaper S, Dienel A et al. Phase II trial on the effects of Silexan in patients with neurasthenia, post-traumatic stress disorder or somatization disorder[J]. Phytomedicine,2012,19:665-71.
[10] Fink P, Toft T, Hansen MS, et al. Symptoms and syndromes of bodily distress: an exploratory study of 978 internal medical, neurological, and primary care patients[J]. Psychosom Med,2007,69:30-39.
[11] 中华医学会. 临床诊疗指南·风湿病分册[M]. 北京:人民卫生出版社,2005:83.
[12] 中华医学会疼痛学分会. 中国疼痛病诊疗规范[M]. 北京:人民卫生出版社,2020:327.
[13] 宋文阁,王春婷,等. 实用临床疼痛学[M]. 郑州:河南科学技术出版社,2008:49.
[14] Chamot AM, Benhamou CL, Kahn MF, et al. Acne-pustulosis-hyperostosis-osteitis syndrome. Results of a national survey. 85 cases[J]. Rev Rhum Mal Osteoartic,1987,54:187-196.
[15] Rozin AP. SAPHO syndrome: is a range of pathogen-associated rheumatic diseases

extended? [J]. Arthritis Res Ther, 2009, 11: 131.
[16] Liu Shuang, et al. Synovitis, acne, pustulosis, hyperostosis, and osteitis syndrome: review and update[J]. Therapeutic Advances in Musculoskeletal Disease, 2020, 12: 1759720X20912865.
[17] Li C, Zuo YZ, Wu N, et al. Synovitis, acne, pustulosis, hyperostosis and osteitis syndrome: a single centre study of a cohort of 164 patients[J]. Rheumatology (Oxford), 2016, 55(6): 1023-1030.
[18] Earwaker JW, Cotten A. SAPHO: Syndrome or concept? Imaging findings[J]. Skeletal Radiol, 2003, 32(6): 311-327.

第十一章

癌　　痛

第一节　癌痛诊断与分类

1. 癌痛定义是什么？如何分类？

癌症相关性疼痛简称癌痛，是指恶性肿瘤转移、侵犯、压迫、感染、缺血等引起的疼痛，广义上也包括放疗、化疗、手术等抗肿瘤治疗引起的疼痛。癌痛分类方法：① 按照疼痛程度，可分为轻度、中度和重度；② 按照疼痛部位，可分为躯体痛、骨痛、内脏痛和神经病理性疼痛；③ 按照疼痛性质和特点，可分为伤害感受性疼痛和神经病理性疼痛，癌痛一般为两者均有的混合性疼痛。

2. 骨癌痛机制是什么？

骨髓和骨膜分布大量神经纤维，骨内的癌细胞无论是转移（通常来自原发性肺癌、乳腺癌和前列腺癌）还是原发性血液恶性肿瘤，都可以通过机械损伤和直接侵犯神经产生疼痛。转移诱导的核因子受体激活因子 κB 配体（receptor activator of nuclear factor kappa B ligand，RANKL）的过度表达导致破骨细胞活性增加，骨组织中的肿瘤也会通过局部炎症反应引起疼痛。癌症相关的病理性骨折是癌症相关骨痛的另一个潜在来源。

3. 骨癌痛临床特点是什么？

骨癌痛临床特点为持续进行性疼痛、爆发痛、痛觉超敏以及痛觉过敏。常见于肋骨、胸腰椎、骨盆、长骨转移，疼痛位置固定，以夜间痛为主，常发生病理性骨折及脊髓压迫。

4. 内脏癌痛的机制是什么？

内脏癌痛机制复杂，系肿瘤压迫、牵拉导致空腔脏器缺血、痉挛，实质脏器被膜膨胀，以及肿瘤本身或周围组织的炎症反应等所致的疼痛。腹部和盆腔肿瘤引起的典型内脏痛是恶性肠梗阻（malignant intestinal obstruction，MIO），最常发生于卵巢癌或结直肠癌。

5. 内脏癌痛的临床特点是什么？

内脏癌痛主要特点为：① 感觉模糊，定位不明确；② 常伴有体表牵涉痛；③ 常伴随运动和（或）自主性运动反射；④ 持续性内脏痛还可引发外周和中枢的痛觉敏化。

6. 颅内癌痛机制与临床特点是什么？

颅内癌痛发生机制与肿瘤压迫、侵犯头颅组织结构，肿瘤造成颅内压升高等有关。头痛的发生机制主要是由于痛觉感受器受到刺激，经痛觉传导通路传导到达大脑皮质而引起。颅内癌痛通常呈间歇性头痛，每日可持续数小时，起初常在清晨发作，可在起床轻度活动后逐渐缓解或消失。开始阶段，头痛可局限于肿瘤所在部位，但随着疾病进展可出现弥漫性持续性疼痛。

7. 神经病理性癌痛的机制是什么？

神经病理性癌痛由肿瘤本身、放化疗或手术对神经的直接损伤引起，可累及中枢或周围神经系统。由于疼痛递质和炎性因子大量释放，局部酸中毒，继而导致伤害性感受器敏化，造成脊髓背角突触可塑性改变引起中枢敏化。

8. 神经病理性癌痛的临床特点是什么？

神经病理性癌痛的临床特点表现为针刺样、烧灼样、电击样等疼痛，并伴有痛觉超敏、痛觉过敏、触诱发痛、自发性疼痛等。其主要特征之一是对阿片类药物敏感性较差。

9. 爆发痛（breakthrough pain）定义是什么？

爆发痛是指在背景痛控制相对稳定、镇痛药物充分应用的前提下，自发或在某些可预知或不可预知因素的诱发下突然出现的短暂疼痛加重。一般表现为发作快（常在几分钟内达高峰）、疼痛剧烈（NRS≥7 分）、持续时间短（一般不超过 30 分钟)、1 天内反复多次的发作(中位频率为每日 4 次)。

10. 肿瘤晚期的危急重症都包括哪些?

第一类是结构破坏或阻塞压迫性急症,包括病理性骨折、恶性心包积液、恶性胸腔积液、上腔静脉压迫综合征、脊髓压迫等;第二类是代谢性急症,包括高钙血症等;第三类是抗肿瘤治疗相关性急症,包括肿瘤溶解综合征等。

11. 癌痛评估原则是什么?

癌痛评估应当遵循"常规、量化、全面、动态"的原则。① 常规评估原则是指医护人员主动询问癌症患者有无疼痛,常规性评估疼痛病情,并且及时进行相应的病历记录。② 量化评估原则是指采用疼痛程度评估量表等量化标准来评估患者疼痛主观感受程度,需要患者的密切配合。③ 全面评估原则是指对癌症患者的疼痛及相关病情进行全面评估。④ 动态评估原则是指持续性、动态地监测、评估癌痛患者的疼痛症状及变化情况。

12. 癌痛评估项目包括哪些内容?

癌痛评估内容包括疼痛的部位、性质、程度、发作时间和频率、疼痛发作相关因素、对生存质量的影响、癌痛治疗的效果及不良反应等。临床评估疼痛强度的常用方法有视觉模拟评分法(visual analogue scale,VAS)、数字疼痛分级法(Numerical rating scale,NRS)、Wong - Banker 面部表情量表法、主诉疼痛程度分级法等。临床常使用简明疼痛量表(brief pain inventory,BPI)评估疼痛对生存质量的影响。常用神经病理性疼痛评估量表主要有 ID - pain 量表、LANSS 量表、DN4 量表等。

(张媛婧 司马蕾)

第二节 化疗药物和内分泌治疗相关疼痛

13. 化疗药物周围神经病变(chemotherapy-induced peripheral neuropathy,CIPN)定义是什么?

化疗药物所致周围神经病变又称化疗所致周围神经毒性,是指化疗药物对周围神经功能造成的损伤,以及造成的一系列神经功能紊乱症状和体征。CIPN 根据用药时间与神经毒性出现的快慢可分为急性神经毒性与慢性神经毒性。

14. 引起 CIPN 的铂类化疗药物主要有哪些？

引起 CIPN 的化疗药物包括铂类与非铂类化疗药。铂类化疗药物中最易引起 CIPN 的是顺铂和奥沙利铂，顺铂可引起以感觉为主的对称性轴突神经病变，常始于脚趾和手指，并向近端扩展累及腿部和手臂，呈剂量累积性；奥沙利铂可导致急性和慢性 CIPN。

15. 引起 CIPN 的非铂类化疗药物有哪些？

引起 CIPN 的非铂类药物包括紫杉烷类（包括紫杉醇、多西紫杉醇和白蛋白结合型紫杉醇）、长春新碱类（长春新碱所致 CIPN 发生率最高，长春瑞滨、长春碱及长春地辛神经毒性更小）、埃博霉素类（包括艾立布林和伊沙匹隆）、蛋白酶抑制剂硼替佐米，以及免疫分子沙利度胺等。

16. CIPN 神经毒性的主要表现是什么？

CIPN 主要表现为感觉神经功能紊乱，常见的感觉异常如麻木、触觉改变、烧灼感、尖锐痛感和痛觉过敏，呈对称性、肢体远端性及"手套和袜套样"分布。运动神经损伤（肢端无力和震颤等）和自主神经功能异常（便秘、直立性低血压和膀胱功能紊乱等）均少见。神经传导检查可见感觉轴突损伤，表现为感觉神经动作电位幅度降低或潜伏期延长，严重者感觉反应缺如。

17. CIPN 神经毒性的特点是什么？

CIPN 神经毒性通常具有药物剂量依赖性和药物累积性。大多数化疗药物相关 CIPN 的自然病程是在化疗停滞后随时间推移而逐步好转，不过往往恢复不全。此外，使用某些药物如顺铂、奥沙利铂和紫杉类，可能会出现"滑行现象"，即 CIPN 会在停用药物后继续恶化数月，然后才开始出现改善。

18. 奥沙利铂和紫杉醇所致 CIPN 神经毒性的特点是什么？

奥沙利铂、紫杉醇可导致急性神经病变，奥沙利铂所致急性 CIPN 主要特征是冷敏感、咽部不适和肌肉痉挛。上述症状可在药物输注时发生，在用药 2~3 天后达到高峰，并随着后续治疗继续，程度加重，在治疗周期之间不会恢复如初。紫杉醇常引起疼痛综合征，常发生于用药后几天，症状在 2~3 天后达高峰，主要发生于躯干以及髋关节部位的疼痛,与奥沙利铂不同,用药间歇期间症状可缓解,且不会随着用药而加重。

19. 哪些内分泌抗癌治疗会伴有疼痛?

内分泌抗癌治疗所致疼痛最常见于接受依西美坦、阿那曲唑或来曲唑等芳香化酶抑制剂(aromatase inhibitors,AIs)治疗的绝经后激素受体阳性乳腺癌患者。

20. 内分泌抗癌治疗所伴有疼痛的主要表现有哪些?

内分泌抗癌治疗相关疼痛又称芳香化酶抑制剂相关关节痛(aromatase inhibitor-induced arthralgia,AIA),以对称性关节疼痛(最常发生的部位为腕关节、指间关节及膝关节)、腕管综合征和扳机指为特征。此外,还伴有晨僵、肌肉酸痛和握力下降等。

21. 芳香化酶抑制剂相关关节痛(AIA)的诊断标准是什么?

AIA 的诊断需满足主要标准及至少 3 个次要标准。主要标准:① 正在服用 AIs;② 服用后关节疼痛进展或恶化;③ 停用 2 周后关节疼痛改善或消失;④ 恢复服用后症状再次出现。次要标准:① 对称性关节痛;② 手和(或)腕关节疼痛;③ 腕管综合征;④ 握力下降;⑤ 晨僵;⑥ 活动关节或锻炼后症状改善。

22. CIPN 发生的高危因素有哪些?

CIPN 发生的高危因素包括既往存在神经系统病变、糖尿病、吸烟、肾脏疾病、维生素缺乏、甲状腺功能低下、高龄或家族遗传性神经病变。此外,CIPN 受到给药方式、剂量、使用时长、联合用药等方面的影响。

23. 基于医生的 CIPN 评价标准是什么?

CIPN 的评价包括基于医生的评价和基于患者的评价。基于医生的 CIPN 评价主要依赖神经毒性评分量表,最常用是美国国家癌症研究所常见不良反应术语评定标准(national cancer institute-common terminology criteria for adverse events,NCI-CTCAE)和总神经病评分(total neuropathy score,TNS)。TNS 将症状评分与感觉缺失和神经电生理参数的客观评分相结合进行评价,与 NCI-CTCAE 相比,对评价慢性 CIPN 的严重程度及变化情况更敏感。

24. 基于患者的 CIPN 评价标准是什么？

基于患者的评估最常采用患者神经毒性问卷（patient neurotoxicity questionnaire，PNQ），PNQ 包括 2 个条目，分别主观描述感觉和运动神经障碍的发生率和严重程度。此外，数字评分 NRS 也可用于患者 CIPN 疼痛的评估。

25. CIPN 镇痛治疗方法有哪些？

对于表现为疼痛的 CIPN 患者，美国临床肿瘤学会指南推荐口服度洛西汀。欧洲肿瘤学会指南推荐在度洛西汀治疗失败后可使用文拉法辛、普瑞巴林、加巴喷丁或三环类抗抑郁药物；同时也可加入局部干预措施，如薄荷醇和辣椒素，以及针灸、运动和神经反馈等非药物干预。

26. 镇痛药与抗肿瘤药物之间有相互作用吗？

镇痛药与抗肿瘤药之间多无相互作用，但相同代谢途径的镇痛药与抗肿瘤药同时使用可能加重其毒性，而某些影响细胞色素 P4503A4（CYP3A4）等代谢酶活性的药物与抗肿瘤药同用则可能影响药物疗效。如非甾体抗炎药物与经肾排泄的化疗药物同时使用时可加重肾毒性；三环类抗抑郁药与蒽环类药物同时使用时应关注心脏毒性。苯妥英钠、苯巴比妥、卡马西平等 CYP3A4 诱导剂与长春新碱或托瑞米芬同用时则加速抗癌药物代谢，降低血药浓度，需谨慎合用。

（陈冬梅）

第三节　放疗相关疼痛

27. 放疗后中枢神经损伤可分为哪两个类型？

放疗诱发中枢神经系统损伤主要分为脊髓损伤和脑损伤两大类。

28. 放疗后脊髓损伤的临床特点有哪些？

放疗后脊髓损伤中最常见的类型为短暂性放射性脊髓损伤，主要表现为感觉神经异常或沿脊柱向肢体放射的触电感而加剧，无脊髓功能障碍的客观体征，CT 检查和脊髓造影也无明显病变，经过治疗后多在 1 年内康复；迟发性放射脊髓病的发生和照射剂量有关，剂量增大损伤血管和胶质细胞。

29. 放疗后脑损伤的临床特点有哪些？

放射性脑损伤根据发病时间不同分为急性型、迟发性和晚发型3种，其中急性型常见于颅内肿瘤且全脑放射剂量超过300 cGy的患者；迟发性脑损伤常见于全脑放疗后1~4个月，CT诊断时发现脱髓鞘或脑水肿加剧；晚发型脑损伤常见于放疗后10多年间，根据损伤发生的部位不同分为局灶性和弥漫性2种，发生弥漫性脑损伤的患者表现为记忆力减退、认知障碍。

30. 放疗后周围神经损伤临床特点有哪些？

周围神经是分化成熟组织，放射敏感性较低，属晚反应组织，其放射性损伤一般发生较迟。因此，放疗后周围神经损伤具有迟发性、缓慢进展、进行性加重、疗效差等特点。临床表现为缓慢的、进行性加重的感觉运动障碍、剧烈疼痛、神经支配区功能丧失等，严重影响患者生存质量。

31. 放疗后神经损伤预后如何？

大多数急性及早期迟发性放疗后神经损伤有自限性及可逆性，不需治疗，皮质类固醇激素可以缓解临床症状。而晚期迟发性放疗后神经损伤多不可恢复，最终导致神经功能损坏或缺失，晚期迟发性放射性脊髓病甚至可发展为痉挛性截瘫。

32. 放疗后急性与迟发性臂丛神经损伤临床特点是什么？

急性臂丛损伤表现为痛性麻木，与自发性神经炎不易鉴别，这种损伤可以完全恢复不影响放疗的继续进行。迟发性臂丛神经损伤包括早期迟发性臂丛神经损伤和晚期迟发性臂丛神经损伤。早期迟发性臂丛神经损伤多发生于放疗后数月；晚期迟发性损伤发生在至少1年以后，两者以上肢无力及麻木为主，疼痛少见，可以区别于肿瘤浸润或对神经的压迫。

33. 放疗后臂丛神经损伤防治方法有哪些？

目前仍缺乏有效治疗手段，临床治疗上主要予对症支持治疗，可使用神经营养药物（B族维生素、甲钴胺和神经节苷脂药物）及镇痛药物（常用非阿片类镇痛药、苯二氮䓬类药物、三环抗抑郁药和抗癫痫药）。苯二氮䓬类药物常用于感觉异常的患者，奎宁主要用于肌肉抽搐的患者。膜稳定药物卡马西平可以降低神经兴奋性，如肌纤维颤搐，辅以物理功能锻炼。在早期阶段，可使用肾上腺皮质激素降低放射性纤维化相关急性炎症。

34. 放疗后骨痛原因和特点有哪些？

放疗后骨痛常见于因骨转移痛而行放疗者及放疗后放射性骨坏死患者。因骨转移痛而行放疗的患者中，30%～40%会发生暂时性疼痛加重，常发生在放疗后最初几日内，且这种疼痛加重通常持续1～2日。放疗也可引起放射性骨坏死，由骨内闭塞性动脉内膜炎引起，从而引起疼痛。头颈癌放疗后可发生放射性颌骨坏死，伴疼痛和机械性功能障碍。其他部位骨坏死的发生率较低，但几乎任何放疗部位都可发生。

35. 放疗相关骨痛防治有哪些？

地塞米松可防治放疗相关骨痛，疼痛严重者仍需阿片类药物治疗。因放射性骨坏死而出现疼痛者一般给予保守性清创及抗生素。当骨和软组织广泛坏死时，需切除坏死骨并立即行微血管重建。高压氧被推荐用于预防和(或)治疗下颌骨大剂量照射后的放射性骨坏死。此外，对难治性放射性骨坏死患者使用己酮可可碱和维生素E治疗可促进骨坏死康复。

（陈冬梅）

第四节 癌痛药物治疗

36. 成人癌痛治疗的原则是什么？

治疗原则指按阶梯给药、口服给药、按时给药、个体化给药、注意具体细节。同时强调以下方面内容：① 全面评估疼痛是合理选择镇痛方案的前提；② 阿片类药物是癌痛治疗的核心药物③ 根据疼痛的病因、机制开展有针对性的多模式、多学科治疗，必要时采用介入治疗，但应首先评估患者的预期生存、脏器功能及经济承受能力；④ 预防并积极治疗镇痛药物相关不良反应；⑤ 重视癌痛患者的随访和动态评估；⑥ 关注影响疼痛的社会、心理因素等。

37. 非甾体类抗炎药在癌痛管理中如何应用？

非甾体类抗炎药(Nonsteroidal anti-inflammatory drugs，NSAIDs)是最常使用的第一阶梯镇痛药物，常用于轻中度癌痛，以及重度疼痛的多模式联合镇痛(如骨转移癌痛)。目前口服NSAIDs多使用乙酸类(双氯芬酸、吲哚美辛)、丙酸类(布洛芬、氟比洛芬、洛索洛芬、萘普生),以及环氧化酶2(COX-2)特异性抑制剂如昔布类(塞来昔布、依托考昔)、昔康类(美洛昔康)。同时服用阿司匹林的患者使用NSAIDs药物需谨慎。具有胃肠道或肾毒性风险高的患者建议使用COX-2特异性抑制剂。

38. 什么是阿片药物引起的神经毒性?

阿片类药物引起的神经毒性是由于阿片类药物代谢物积累而发生的一种现象。由于癌症患者可能需要高剂量的阿片类药物,因此发生阿片类药物诱导的神经毒性的风险更高。吗啡和氢吗啡酮分别含有吗啡-3-葡萄糖醛酸和氢吗啡酮-3-葡萄糖醛酸代谢物。这些3-葡萄糖醛酸代谢物没有镇痛作用,大剂量累积时却有神经兴奋作用。

39. 阿片药物引起的神经毒性症状和处理方法有哪些?

患者的典型症状为肌阵挛,随着病情的发展,患者可能出现痛觉过敏、谵妄和强直阵挛。苯二氮䓬类药物能减少毒性代谢物的积累,有助于减轻阿片类神经毒性症状。必要时减量或转化另一种类型药物。纳洛酮在逆转这种毒性方面并无效。

40. 阿片类药物引起的痛觉过敏是什么?

阿片类药物诱导的痛觉过敏(opioid induced hyperalgesia,OIH)是指持续或不断增加的阿片类药物暴露引起的伤害性致敏状态。可能是原来部位疼痛加重,或出现疾病无关的新疼痛部位,或是非伤害性刺激引起的痛觉超敏。患者的疼痛范围比治疗前更弥散,常为全身弥漫性疼痛及不适感觉。OIH与阿片剂量不足的最显著区别在于,前者增加阿片剂量会导致疼痛加重,而后者可通过阿片药物增量而实现更好的疼痛控制。

41. 什么是阿片耐受?

阿片耐受分为药效学耐受和不良反应耐受。药效学耐受是指长期持续给予阿片类药物后镇痛作用逐渐减弱甚至消失,需增加阿片类药物剂量才能获得同等镇痛效果,是因为反复给予阿片药物会诱导阿片受体密度、活化以及胞内信号转导发生改变,相同血药浓度下阿片与受体结合数量下降或结合后效应下降,导致阿片药物量效曲线右移。阿片不良反应耐受是指除便秘之外,阿片类药物相关如恶心、呕吐、嗜睡、头晕、皮肤瘙痒等一般会随着耐受的产生而逐渐减轻甚至消失。

42. 如何预防阿片药效学耐受？

缓慢增加阿片药物和控制阿片总剂量最为重要，通过鞘内泵鞘内应用阿片类药物可以显著降低药物总剂量。一旦出现阿片耐受，可通过提高阿片药物剂量改善耐受性，或转换成另一种阿片类药物。

43. 癌痛会产生阿片成瘾问题吗？

以止痛治疗为目的，阿片类药物在常规剂量规范化使用情况下，疼痛患者出现成瘾的现象极为罕见。成瘾性的发生率与药物的给药方式有关。静脉多次注射大量止痛药物，超过所需要的止痛药浓度容易成瘾。而口服适量的阿片类药物控缓释制剂，血内药物浓度保持恒定在治疗水平，成瘾的现象极其罕见。

44. 口服阿片药物如何实施剂量滴定？

对于疼痛程度 NRS 评分≥4 分的患者，阿片药物的口服滴定方法：未规律使用阿片药物，先给予 5～15 mg 即释吗啡片剂；已规律使用阿片药物，计算前 24 小时所需药物总量，先给予总量的 10%～20%。1 小时后评估，评分未降或增加，即刻增量 50%～100%。评分降至 4～6 分，给予原剂量。评分降至 3 分以下，24 小时内按需给药。最后计算 24 小时总量，换算为控缓释阿片药物。

45. 静脉阿片药物如何实施剂量滴定？

对于疼痛程度 NRS 评分≥4 分患者，静脉阿片药物的滴定方法：未规律使用阿片药物，先给予 2～5 mg 吗啡注射液；已规律使用阿片药物，计算前 24 小时所需药物总量，给予总量 10%～20%。15 分钟后评估，评分未降或增加，即刻增量 50%～100%；评分降至 4～6 分，给予原剂量。评分降至 3 分以下，24 小时内按需给药。最后计算 24 小时总量，换算为控缓释阿片药物。

46. 爆发痛的处理原则是什么？

选择快速起效的强阿片类药物作为暴发痛的治疗药物，首选吗啡即释片、氨酚羟考酮等口服药物，或芬太尼口腔或鼻黏膜给药。即释吗啡剂量为日总剂量的 10%～20%。无创给药效果不佳也可考虑其他途径给药，如静脉、皮下或者 PCA 镇痛泵。

47. 如何实施阿片药物剂量转换？

阿片类药物的转换原则：① 计算目前 24 小时所需阿片类药物的总量。② 换算成新阿片药物的等效剂量。③ 考虑阿片药物不完全交叉耐受（不能耐受新药的不良反应），第一个 24 小时先给 50% 剂量。④ 如果疼痛得到有效控制，减量 25%～30%。⑤ 若首剂量无效，加量 25%～30%。⑥ 最后将每日剂量进行分配，确定单次给药剂量。常用阿片药物等效剂量换算：吗啡 60 mg/d＝羟考酮 20～30 mg/d＝芬太尼 25 mcg/h。阿片药物等效剂量换算鞘内：硬膜外：静脉/皮下：口服＝1：10：100：300。

48. 癌痛辅助镇痛药有哪些？在癌痛管理中如何应用？

癌痛辅助镇痛药主要包括抗惊厥药物、抗抑郁类药物、双膦酸盐、糖皮质激素和局部麻醉药等。抗惊厥抗抑郁类药物常用于辅助治疗神经病理性疼痛和内脏痛；双膦酸盐常用于辅助治疗骨痛；糖皮质激素常用于辅助治疗颅内压增高引起的疼痛、放疗后急性疼痛、脊髓压迫或淋巴水肿；局部麻醉药常用于腹腔神经丛阻滞、奇神经节阻滞等癌痛的介入治疗。

（张媛婧　司马蕾）

第五节　患者自控镇痛

49. 癌痛患者自控镇痛（patient controlled analgesia, PCA）给药途径主要有哪些？

癌痛患者 PCA 常用给药途径包括经皮下、静脉、区域神经、椎管内和鞘内持续给药。

50. 哪些癌痛患者适合用 PCA 装置？

（1）不能口服或不适宜胃肠道给药的癌痛患者，如消化道出血、肠梗阻、吞咽困难、鼻饲饮食、胃肠造瘘、胃肠道功能障碍等。

（2）大剂量阿片类药物口服或透皮贴剂（等效吗啡剂量≥300 mg/d）镇痛效果不佳，或不能耐受药物不良反应的癌痛患者。

（3）控缓释阿片类药物剂量快速或重新滴定。

(4) 临终患者的镇痛治疗。

51. 癌痛患者皮下 PCA 常用药物有哪些？如何配置？

皮下 PCA 常用的药物是强阿片类药物，包括吗啡、氢吗啡酮、舒芬太尼、芬太尼等。常用阿片类药物的配制方法有 2 种：一是药物的原液，二是将原液稀释 1 倍。根据患者个体用量，确定阿片类药物的配比浓度，例如 24 小时皮下吗啡用量在 100 mg 以上，可原液配制；24 小时皮下吗啡用量在 100 mg 以下，则可稀释 1 倍配制。

52. 如何设定癌痛患者静脉或者皮下 PCA 镇痛装置的负荷剂量？

癌痛患者负荷剂量一般按前日阿片类药物总剂量的 10%～20% 给予。

53. 如何设定癌痛患者静脉或者皮下 PCA 镇痛装置的背景剂量？

背景剂量的设定方法：正在使用阿片药物者，按照 24 小时给药剂量的 2/3 剂量作为背景剂量，除以 24 计算每小时的背景剂量；未用过阿片药物者，可以 0.5～1 mg/h 吗啡或等效剂量的其他阿片类药物为维持剂量。背景剂量一般不超过 2 mg/h。

54. 如何设定癌痛患者静脉或者皮下 PCA 镇痛装置的解救剂量(bolus)？

解救剂量一般为每小时剂量的 100%～200%。

55. 如何设定癌痛患者静脉或者皮下 PCA 镇痛装置的锁定时间？

锁定时间主要取决于药物的起效时间和作用时间等临床药理学参数，建议吗啡的锁定时间为 10～15 分钟，氢吗啡酮、舒芬太尼的锁定时间为 8～12 分钟。

56. 如何设定癌痛患者皮下 PCA 镇痛装置的极限量？

极限量指单位时间内的最大剂量，是安全保护参数。一般为背景剂量＋(4～6)×解救剂量。当单位时间剂量达到极量时，装置自动停止工作，直至下一单位时间。

57. 皮下 PCA 装置的护理注意事项有哪些？

PCA 泵使用前，护士要双人核对医嘱单与 PCA 泵参数设置是否一致。PCA

泵使用中,护士需记录开始日期、注射部位;记录给药的运行次数、给药时间、药物类型、剂量、体积;至少每 4 小时检查一次,检查局部是否有硬结、发红和水肿等并发症;输注管路是否通畅,有无扭曲和打折;留置针有无脱落等;应注意穿刺部位和留置针的情况,出现异常情况应及时更换穿刺部位;注意观察药物不良反应,并及时与医生沟通和处理。

(张媛婧　司马蕾)

第六节　癌痛介入手术治疗

58. 胸神经根毁损手术治疗癌痛的适应证有哪些?

肋骨转移破坏;恶性肿瘤椎体转移、椎旁转移、胸膜转移等侵犯肋间神经;开胸术后疼痛综合征。

59. 哪些部位癌痛适合腹腔神经丛毁损手术?

胰腺癌、胃癌、肝癌、食管癌等上腹部肿瘤所导致的疼痛;其他恶性肿瘤腹膜后转移导致的疼痛。

60. 哪些部位癌痛适合上腹下神经丛毁损手术?

盆腔原发肿瘤或转移瘤所致的下腹部及会阴痛患者。

61. 哪些部位癌痛适合奇神经节毁损手术?

直肠癌或其他恶性肿瘤导致的肛门会阴区局限性疼痛。

62. 经皮椎体成形术治疗癌痛的适应证是什么?

(1) 明确的原发恶性肿瘤病史。

(2) 影像学资料证实溶骨性或混合性椎体破坏,临床疼痛症状与病变部位一致。

(3) 明显的胸腰背部疼痛,可合并有病理骨折和继发性瘫痪,且椎体后缘皮质完整者。

(4) 身体一般状况可(KPS 评分大于 70 分)可耐受手术。

（5）预计生存期大于3个月。

63. 放射性粒子植入术治疗癌痛的适应证是什么？
（1）明确的原发恶性肿瘤病史。
（2）肿瘤侵犯神经干/丛、溶骨性骨转移、肌肉软组织或淋巴结转移导致疼痛。
（3）有合适的穿刺路径；肿瘤无破溃，不邻近脊髓区域，非空腔脏器。
（4）身体一般状况可（KPS评分大于70分），可耐受手术。
（5）预计生存期大于3个月。

64. 癌痛微创介入手术常见并发症有哪些？
（1）静脉或者皮下PCA：出血、感染、导管堵塞或脱落以及镇静过度。
（2）肋间神经/腹腔神经丛/奇神经节毁损术：气胸、低血压、腹泻、刺激性疼痛、肠穿孔、感染、瘘管形成、出血。
（3）经皮椎体成形术：骨水泥泄露。
（4）放射性粒子植入术：放射性骨坏死、放射性神经脊髓炎以及放射性脏器或皮肤损伤。
（5）鞘内输注系统植入术：皮下淤血血肿、低颅压头痛、脑脊液漏、脊髓神经损伤、硬膜外/蛛网膜下隙出血、椎管内感染。

（司马蕾）

参考文献

［1］ 司马蕾, 樊碧发. 疼痛诊疗手册[M]. 北京：高等教育出版社, 2017.
［2］ 司马蕾, 刘巍. 肿瘤姑息支持治疗教程[M]. 北京：高等教育出版社, 2017.
［3］ Loprinzi CL, Lacchetti C, Bleeker J, et al. Prevention and management of chemotherapy-induced peripheral neuropathy in survivors of adult cancers: asco guideline update[J]. J Clin Oncol. 2020; 38(28): 3325-3348.
［4］ 紫杉类药物相关周围神经病变规范化管理专家共识专家委员会. 紫杉类药物相关周围神经病变规范化管理共识[J]. 中华肿瘤杂志, 2020, 042(003): 170-179.
［5］ Jordan B, Margulies A, Cardoso F, et al. Systemic anticancer therapy-induced peripheral and central neurotoxicity: ESMO-EONS-EANO clinical practice guidelines for diagnosis, prevention, treatment and follow-up[J]. Ann Oncol. 2020; 31(10): 1306-1319.

［6］ Shaw RJ, Butterworth CJ, Silcocks P, et al. HOPON (hyperbaric oxygen for the prevention of osteoradionecrosis): a randomized controlled trial of hyperbaric oxygen to prevent osteoradionecrosis of the irradiated mandible after dentoalveolar surgery[J]. Int J Radiat Oncol Biol Phys 2019；104：530.

［7］ 王昆,金毅.难治性癌痛专家共识(2017版)[J].中国肿瘤临床,2017(16)：787-793.

［8］ 刘小立,宛春甫,马柯,等.皮下持续输注癌痛治疗中国专家共识(2020版)[J].中华疼痛学杂志,2020,16(02)：85-91.

第十二章

神经病理性疼痛

第一节　总论

1. 神经病理性疼痛的定义？

1994 年,国际疼痛学会提出,神经病理性疼痛的定义是由神经系统的原发损害或功能障碍所引发或导致的疼痛。2008 年,国际疼痛学会神经病理性疼痛特别兴趣小组更新该定义为由躯体感觉系统的损害或疾病导致的疼痛,新定义的重要变化:用"疾病"取代了"功能障碍";用"躯体感觉系统"取代了"神经系统",使定位更加明确。

2. 神经病理性疼痛的分类？

按照躯体感觉系统的损害或疾病部位不同,神经病理性疼痛分为中枢型神经病理性疼痛和周围型神经病理性疼痛两大类。脑和脊髓的损害或疾病导致中枢型神经病理性疼痛,周围神经的损害或疾病导致周围型神经病理性疼痛。

3. 中枢型神经病理性疼痛的常见病因？

（1）脑组织损害或疾病：脑卒中后、脑创伤后、颅内占位、多发硬化导致疼痛等。

（2）脊髓损害或疾病：脊髓出血、缺血、炎症、创伤导致疼痛；脊髓占位、脊髓型颈椎病疼痛、激素空洞、多发硬化导致疼痛等。

4. 周围型神经病理性疼痛的常见病因?

(1) 缺血/代谢：痛性糖尿病周围神经病变。

(2) 感染/炎症：带状疱疹后神经痛、HIV 痛性感觉神经病变。

(3) 创伤：术后或创伤后神经病理性疼痛。

(4) 毒性：药物导致的周围神经病变。

(5) 其他：癌痛、三叉神经痛、舌咽神经痛。

5. 神经病理性疼痛的筛查(诊断)工具主要有哪些?

常用的神经病理性疼痛的诊断和鉴别诊断量表包括：利兹神经病理性症状和体征评分量表（Leeds Assessment of Neuropathic Symptoms and Signs Scale，LANSS 量表）；神经病理性疼痛问卷（Neuropathic Pain Questionnaire，NPQ）；疼痛检测量表（Pain Detect Questionnaire，PD-Q）；ID Pain 量表（ID Pain Questionnaire）；神经痛 4 量表（Douleur Neuropathique 4 questionnaire，DN4 Pain Questionnaire）。

6. 中枢型神经病理性疼痛的机制?

中枢型神经病理性疼痛的机制涉及脊髓节段的变化和脊髓水平以上即脑的变化，中枢敏化重要的发病机制。中枢敏化是指脊髓及脊髓以上痛觉相关神经元的兴奋性异常升高或突触传递增强，从而放大疼痛信号的传递，包括神经元的自发性放电活动增多、感受域扩大、对外界刺激阈值降低、对阈上刺激的反应增强等病理生理过程。

7. 中枢型神经病理性疼痛的治疗原则?

中枢型神经病理性疼痛和周围型神经病理性疼痛的治疗原则一致：① 早期干预、积极对因治疗；② 有效缓解疼痛及伴随症状、恢复机体功能、提高生活质量、降低复发率、促进神经修复；③ 药物是最基础、最常用的治疗手段；④ 药物治疗效果不理想或疼痛控制不满意的患者可采取微创介入、神经调控、手术等治疗手段；⑤ 配合康复、心理、物理等多种手段，采取多模式综合治疗。

8. 周围型神经病理性疼痛的机制有哪些?

机制尚不明确，可能包括：① 离子通道改变：周围神经损伤诱发离子通道改变，传导信号表达异常；② 外周敏化和中枢敏化：外周敏化是指周围神经损伤后诱发炎症并启动修复过程,导致神经超兴奋状态;中枢敏化是指中枢神经系统伤害性神经元对传入的反应增强;③ 下行抑制系统功能降低:下行抑制系统激活中枢抑制性神经元,减轻疼痛,神经元功能障碍导致下行抑制和兴奋之间失衡,兴奋作用占主导地位,产生疼痛。

9. 周围型神经病理性疼痛的临床表现有哪些?

(1) 自发性疼痛:机体无任何外界刺激而出现疼痛,疼痛性质多样,可在神经损伤后数天或数周内发生。

(2) 痛觉超敏:即非痛刺激所引起的疼痛。

(3) 痛觉过敏:是指对正常致痛刺激所引起的疼痛感增强,是由组织损伤后痛阈降低所致,出现疼痛程度被夸大的情况。

(4) 感觉异常:是自发的或诱发的一种不愉快的异常感觉,如蚁行感、痒感、麻木感,局部组织深在的搏动样异感等。

10. 周围型神经病理性疼痛的诊断标准是什么?

① 疼痛区域符合躯体感觉神经的解剖分布;② 周围感觉系统存在相关损害或疾病;③ 疼痛分布区域至少存在 1 项体征与神经损害或疾病相关;④ 至少 1 项辅助检查证实躯体感觉系统存在相关损害或疾病。符合①~④,可确诊为周围型神经病理性疼痛;符合①②③或①②④,为很可能的周围型神经病理性疼痛;符合①②,为可能的周围型神经病理性疼痛。

11. 周围型神经病理性疼痛的治疗方法有哪些?

(1) 药物治疗:抗癫痫药(加巴喷丁、普瑞巴林)、抗抑郁药(阿米替林、去甲替林)、局部用药(利多卡因)、其他药物(牛痘疫苗接种家兔皮肤炎症提取物)等。

(2) 微创介入治疗:神经毁损、射频调控、神经阻滞(局麻药、糖皮质激素、阿片类药物、神经毁损药等)。

(3) 神经调控治疗:外周神经电刺激、脊髓电刺激和鞘内输注泵植入等。

(4) 手术治疗:周围神经减压术。

(5) 其他治疗:物理疗法、康复治疗、心理治疗等。

(罗芳)

第二节　带状疱疹后神经痛

12. 什么是带状疱疹？

带状疱疹是由长期潜伏在脊髓后根神经节或颅神经节内的水痘—带状疱疹病毒经再激活引起的感染性皮肤病，是皮肤科常见病。除皮肤损害外，常伴有神经病理性疼痛，多见于年龄较大、免疫抑制或免疫缺陷的人群中，严重影响患者生活质量。

13. 哪些患者得了带状疱疹后容易继发带状疱疹后神经痛？

年龄、性别、带状疱疹急性期疼痛程度及皮损程度是与带状疱疹后神经痛发病相关的。高龄、女性、皮疹或疱疹期疼痛程度越严重、水疱持续时间越长或皮疹消退时间越长、水疱越多、皮损范围越广等，都易发展为带状疱疹后神经痛。

14. 什么是带状疱疹后神经痛？

带状疱疹后神经痛是带状疱疹最常见的并发症，是指皮损消退后疼痛仍持续存在的慢性疼痛综合征，美国神经病学会（the American Academy of Neurology，AAN）将皮损消退后疼痛超过 3 个月以上者定义为带状疱疹后神经痛。在我国，专家共识提出疼痛持续 1 个月及以上即可定义为带状疱疹后神经痛。带状疱疹后神经痛是最常见的一种神经病理性疼痛，可表现为持续性疼痛，也可缓解一段时间后再次出现。

15. 带状疱疹后神经痛的病理生理机制是什么？

带状疱疹后神经痛的发生机制目前不完全明了，可能涉及：① 外周敏化：外周伤害性感受器敏化，放大传入的疼痛信号；② 中枢敏化：脊髓及脊髓以上痛觉相关神经元兴奋性异常升高，从而放大疼痛信号的传递；③ 炎性反应：病毒的表达通过继发的炎性反应导致周围神经兴奋性及敏感性增加；④ 去传入：初级传入纤维变性坏死，中枢神经元发生去传入现象，引起继发性中枢神经元兴奋性升高，另外还涉及交感神经功能异常。

16. 带状疱疹后神经痛的临床症状有哪些?

带状疱疹后神经痛患者疼痛性质多样,程度剧烈且持续时间较长,可为烧灼样、电击样、刀割样、针刺样或撕裂样,受损区域出现痛觉过敏、痛觉超敏以及其他神经损害感觉。疼痛部位通常比疱疹区域有所扩大。此外患者常伴情感、睡眠及生命质量的损害,45%患者的情感受到中、重度干扰,表现为焦虑、抑郁、注意力不集中等。

17. 带状疱疹后神经痛的诊断标准是什么?

带状疱疹后神经痛的诊断主要依据带状疱疹病史和临床表现,一般无须特殊的实验室检查或其他辅助检查:病史问询包括起病和病程、分散和局部皮肤的疼痛、有明确记录的疱疹史等;体格检查包括可见遗留的瘢痕或色素沉着、局部可有痛觉过敏或痛觉减退等;取囊泡、水疱或脓包基底部位标本进行免疫过氧化物酶染色、组织病理学和细胞学检查等有助于确定带状疱疹感染。

18. 带状疱疹后神经痛的鉴别诊断有哪些?

与带状疱疹后神经痛需要鉴别诊断的疾病包括原发性三叉神经痛、舌咽神经痛、颈神经痛、肋间神经痛、脊柱源性胸痛、椎体压缩后神经痛、脊神经根性疼痛和椎体肿瘤转移性疼痛等。

19. 带状疱疹后神经痛会多次发生么?

带状疱疹后神经痛属于较剧烈的顽固性疼痛,可呈间断,也可为持续性。绝大部分患者的带状疱疹后疼痛经过有效的临床治疗和自身调节,都能缓解,逐步恢复到接近正常生活。部分患者由于病情没有得到有效治疗,神经损伤较重,虽可在治疗后的一段时间内缓解,但疼痛会反复发作,也可因自身免疫状态改变在不同部位再次发生。

20. 应用带状疱疹疫苗能减少疱疹后神经痛的发生吗?

美国食品药品管理局(US Food and Drug Administration,简称FDA)指南推荐,目前对于带状疱疹后神经痛的实用性管理分为两个部分:预防及治疗。对于预防,推荐接种疫苗,带状疱疹疫苗的出现成为预防带状疱疹及其并发症最为有效的手段。接种带状疱疹疫苗适用于50岁以上免疫功能正常人群,可显著降低带状疱疹疾病负担。带状疱疹疫苗明确可成功地降低了带状疱疹的发病率以及带状疱疹后神经痛的发生风险，但目前对于能否降低带状疱疹患者带状疱疹后神经痛的发生尚无研究。

21. 带状疱疹后神经痛的治疗原则包括哪些？

有效控制疼痛，缓解伴随的睡眠和情感障碍，提高生活质量，预防致残和失功失能。带状疱疹后神经痛的治疗应规范化，其原则是尽早、足量、足疗程及联合治疗，药物治疗是基础，药物联合微创介入治疗可有效缓解疼痛并减少药物用量及不良反应。

22. 带状疱疹后神经痛的药物治疗不良反应有哪些？

带状疱疹后神经痛的药物选择应个体化，选择药物时应注意选择不同机制、疗效相加或协同而不良反应不相加的药物，常用药物不良反应为：抗惊厥药物主要不良反应为嗜睡和头晕，需要数周缓慢滴定至有效剂量；三环类抗抑郁药主要不良反应有过度镇静、认知障碍和心脏毒性；利多卡因贴剂最常见的不良反应包括使用部位皮肤反应，如短暂瘙痒、红斑和皮炎；阿片类药物的不良反应包括恶心、呕吐、过度镇静、呼吸抑制等。

23. 带状疱疹后神经痛的非药物治疗包括哪些手段？

除药物治疗外，用于治疗带状疱疹后神经痛的方法包括微创介入治疗、针刺治疗、三氧治疗等技术。其中，微创介入治疗包括神经介入技术（神经阻滞、选择性神经毁损和鞘内药物输注治疗）和神经调控技术（脉冲射频、神经电刺激术等）。微创介入与药物联合应用治疗带状疱疹后神经痛可有效缓解疼痛，同时减少镇痛药物用量，减少不良反应，提高患者生活质量。

24. 如何预防带状疱疹后神经痛？

提高50岁及以上易感人群的抵抗力，注射疫苗，通过预防带状疱疹的发生预防带状疱疹后神经痛的发生。一项研究显示带状疱疹疫苗Zostavax®预防60岁以上人群发生带状疱疹后神经痛的有效率为66.5%。一旦发生带状疱疹，早期积极抗病毒治疗对减少从带状疱疹发展为带状疱疹后神经痛的严重程度和持续时间有重要作用。针对老年患者适当延长抗病毒疗程可减少带状疱疹后神经痛的发生率。而且早期积极的镇痛治疗也可有效预防带状疱疹后神经痛发生。

25. 带状疱疹后神经痛的治疗有哪些新的进展？

现临床上治疗带状疱疹后神经痛主要是药物治疗，微创介入与药物联合应用治疗带状疱疹后神经痛如：普瑞巴林联合神经脉冲射频、神经阻滞及经皮神经电刺激等微创介入方式对带状疱疹后神经痛患者疗效肯定，不仅可有效缓解疼痛，同时减少镇痛药物用量，减少不良反应，提高患者生活质量。

（罗芳　贾子普）

第三节　痛性糖尿病神经病变

26. 什么是痛性糖尿病神经病变？

临床上最复杂、最难治疗的糖尿病周围神经病变之一，以神经病理性疼痛为主要表现，以自发性疼痛、痛觉过敏和触诱发痛为特征，可累及高达50%的糖尿病患者。

27. 痛性糖尿病神经病变的原因有哪些？

具体病因尚不清。研究认为，胰岛素抵抗、氧化应激、线粒体功能受损、糖代谢异常、神经营养因子、蛋白激酶C等多种致病因素相互作用导致神经细胞损伤。神经递质、生长因子、表皮神经纤维等也起重要作用。

28. 糖尿病神经病变有哪些病理生理学改变？

糖尿病对神经系统的损伤始于有髓和无髓的小神经纤维，包括 Aδ 纤维及 C 纤维，引起相应的痛觉、温度觉减退，自主神经功能障碍。随后累及有髓的大神经纤维，引起振动觉减退。

29. 痛性糖尿病神经病变的临床症状有哪些？

以双侧对称性肢体远端疼痛为主要特征，下肢重于上肢，远端重于近端，夜间痛甚。病程初期以双足远端受累多见，后逐渐向近端发展至小腿和手部。也可表现为单神经痛或臂丛、腰骶丛神经痛。常见的疼痛包括自发性疼痛和刺激诱发性疼痛。前者表现为持续灼痛，间断刺痛、撕裂痛、电击痛、感觉迟钝等。后者包括痛觉过敏和痛觉超敏。常伴有自主神经功能异常和情绪异常，严重影响患者的睡眠和生活质量。

30. 痛性糖尿病神经病变的诊断标准有哪些?

(1) 有糖尿病或处于糖尿病前期,通过检测空腹血糖、糖耐量试验、糖化血红蛋白明确诊断。

(2) 存在周围神经病变,通过临床表现、神经系统查体和神经电生理检查证实。

(3) 符合周围性神经病理痛诊断标准。

(4) 排除其他导致痛性周围神经病理性疼痛的原因,如代谢性、感染性、中毒性等。

31. 糖尿病周围神经病变中,小纤维神经病变的诊断标准是什么?

小纤维神经病变涉及 Aδ 纤维及 C 纤维,临床表现为烧灼样、刀割样、电击样疼痛,痛觉过敏和超敏。查体发现温度觉和痛觉减退,肌力、反射和神经传导正常,自主神经受累可有排汗异常、皮肤干燥等。神经电生理可无异常,但可通过皮肤活检判定神经纤维密度。

32. 小纤维神经病变的鉴别诊断有哪些?

需要与代谢异常或免疫功能异常等原因引起的疾病相鉴别,如尿毒症、甲状腺功能减退、维生素 B_{12} 或叶酸缺乏、急性间歇性卟啉病、酒精中毒、重金属中毒、工业碳氢化合物中毒、炎症或感染、结缔组织病、血管炎、乳糜泻、结节病、莱姆病、人类免疫缺陷病毒感染、乙型或丙型肝炎病毒感染、遗传性疾病、副肿瘤综合征和淀粉样变性等。

33. 糖尿病周围神经病变中,大纤维神经病变的诊断标准?

大纤维神经病变涉及 Aα 和 Aβ 纤维,临床表现为麻木、肌肉深部疼痛、无力,伴有平衡障碍的共济失调。查体发现腱反射降低,音叉振动觉减弱,手足肌肉萎缩。电生理检查发现神经传导异常。

34. 大纤维神经病变的鉴别诊断有哪些?

需要与急慢性炎性脱髓鞘性多发性神经根神经病、单克隆丙种球蛋白病、神经肌肉病、维生素 B_{12} 和叶酸缺乏、甲状腺功能减退、副肿瘤综合征以及放疗药物不良反应相鉴别。

35. 痛性糖尿病神经病变的药物治疗有哪些代表药物？

（1）对因治疗：控制血糖,神经修复（甲钴胺）,抗氧化应激（α硫辛酸）,改善微循环（前列腺素类等）,改善代谢（醛糖还原酶抑制剂）,其他（神经营养因子、肌醇、亚麻酸等）。

（2）对症治疗：5-羟色胺和去甲肾上腺素再摄取抑制剂（度洛西汀）、三环类抗抑郁药（阿米替林）、抗惊厥药（普瑞巴林、加巴喷丁）、阿片类药物（曲马多）、局部用药（辣椒碱、利多卡因贴剂）、鞘内注射药物（巴氯芬）等。

36. 痛性糖尿病神经病变非药物治疗有哪些？

（1）电刺激治疗,如经皮神经电刺激治疗、脊髓电刺激治疗、调频电磁神经刺激等。

（2）针灸治疗。

（3）近红外线治疗。

（4）低强度激光治疗。

（5）运动治疗,生物反馈和行为疗法等。

37. 糖尿病周围神经病理性疼痛的辅助检查有哪些？

（1）神经传导测定,包括传导速度和波幅。

（2）针极肌电图检查。

（3）其他如皮肤交感反应测定、定量感觉测定、皮肤活体组织检查、痛觉诱发电位等。

38. 糖尿病周围神经病理性疼痛辅助量表有哪些？

（1）视觉模拟评分（0=不痛；10=最严重的疼痛）等疼痛程度评估。

（2）神经病理性疼痛症状量表 DPNPI、改良后的简明疼痛量表（BPI-SF）、神经病理性疼痛问卷、LANSS 疼痛量表、McGill 疼痛问卷。

（3）生活质量量表、医院焦虑量表等。

39. 糖尿病周围神经病理性疼痛的治疗原则有哪些？

（1）个体化用药：依赖于鉴别诊断,分层诊断,患者对不同药物的耐受性。

(2）联合用药：对单一药物疗效不满意时，两种或两种以上不同作用机制的药物联合使用。

（3）充足的疗程：4~8周是基本疗程，有时需要更长时间。

（4）有效的血糖管理：治疗的基础，常以糖化血红蛋白作为监测指标。

（罗芳　张炜）

第四节　脑卒中后疼痛

40. 什么是脑卒中后疼痛？

脑卒中后疼痛是指脑卒中所继发的慢性疼痛，包括：① 卒中后肩痛（post-stroke shoulder pain，PSSP）；② 卒中后中枢痛（central post-stroke pain，CPSP）；③ 痉挛性疼痛；④ 复杂性区域疼痛综合征（complex regional pain syndrome，CRPS）；⑤ 卒中后头痛等。

41. 脑卒中后疼痛的发病机制是什么？

（1）神经系统的直接损伤，卒中后交感神经功能的失调可导致血管舒缩功能障碍，激活巨噬细胞并影响伤害感受器的微环境，形成痛觉过敏。

（2）脑卒中后偏瘫侧出现软组织迟缓、痉挛以及挛缩状态，引起广泛损伤与疼痛。

（3）中枢敏化和脱抑制。脑卒中后患者痛觉阈值降低，存在中枢敏化。

（4）患侧肢体保护不足、不恰当的康复治疗等。

42. 脑卒中后疼痛发生的危险因素有哪些？

（1）人口学因素：女性、卒中发病时年龄较大。

（2）发病前因素：饮酒、他汀类药物使用、外周血管病变、抑郁。

（3）临床因素：痉挛、上肢运动减少、感觉障碍。

（4）卒中相关因素：缺血性卒中、丘脑病变、脑干病变。

43. 脑卒中后疼痛的评定量表有哪些？

脑卒中后疼痛的评定量表包括：视觉模拟量表、面部疼痛量表、数字评定量表和口头描述量表,但是这些量表的特异性不高,个体化评定更为准确,研究表明使用面部疼痛量表对评估左侧半球卒中更可靠。

44. 脑卒中后疼痛的诊断标准是什么?

(1)强制性标准:疼痛位于与中枢神经系统病灶相符的受累躯体部位;有卒中病史,疼痛在卒中发生时或发生后;有与病灶相符的感觉障碍体征;影像检查显示相关血管病灶;排除其他可能疼痛的原因。

(2)支持性标准:不是主要由运动、炎症或其他局部组织损害引起的疼痛;疼痛被描述为灼痛、冷痛、电击痛、酸痛、挤压痛、刺痛和麻木;对触或冷刺激的痛觉过敏或迟钝。

45. 哪些卒中部位更容易引起脑卒中后疼痛?

引起脑卒中后疼痛的病变部位包括延髓背外侧、丘脑、内囊后肢、中央后回的皮层或皮层下,其中延髓背外侧和丘脑最常见。

46. 脑卒中后疼痛的发病机理是什么?

目前 CPSP 的发病机制尚不清楚,但主流认可的理论是疼痛的"中枢敏化"假说:由脊髓—丘脑—皮质通路组成的感觉系统受损可同时导致组织结构、神经递质、兴奋毒性、炎性反应等改变,这些均可触发神经细胞兴奋性增高,并可导致"中枢敏化",从而形成慢性疼痛。

47. 脑卒中后疼痛有哪些治疗方法?

(1)药物治疗:一线用药:抗抑郁药如选择性 5-羟色胺及去甲肾上腺素再摄取抑制剂;抗癫痫药如加巴喷丁、普瑞巴林、拉莫三嗪;二线用药:肌肉松弛药巴氯芬;对难治性患者可以应用阿片类药物如吗啡或左啡诺等。不推荐非甾类抗炎镇痛药如布洛芬、阿司匹林和环氧化酶-2抑制剂用于 CPSP 的治疗。

(2)非药物治疗:包括有创性的运动皮质刺激;深部脑刺激;无创性的重复经颅磁刺激和经颅直流电刺激。

48. 脑卒中后肩痛的病因包括哪些?

肩痛的发生为多因素所致,可能涉及盂肱关节半脱位、撞击、肩袖撕裂、二头肌腱炎。① 与大多数关节相比,肩关节的关节囊较薄弱,一旦周围肌肉和韧带无力可导致盂肱关节的不稳定性;② Glenohumeral 半脱位,可由这些周围肌肉的无力引起卒中后可立即发生 Glenohumeral 半脱位,当痉挛发展时,疼痛最常显现,甚至出现继发性臂丛神经损伤。

49. 脑卒中后肩痛最常见的体征是什么?

脑卒中后肩痛最常见的体征有肩关节活动度受限、二头肌肌腱和冈上肌压痛、肩峰下可触到凹陷以及 Neer 撞击征阳性等;X 线片可见肩关节半脱位。

50. 如何预防脑卒中后肩痛的发生?

(1) 联合保护策略:在休息期间注意体位和支撑手臂,在功能性移动期间保护和支撑手臂,在轮椅使用期间使用半托盘或手臂槽保护和支撑手臂,在软瘫阶段吊带可防止伤害,软瘫后吊带使用仍存争议。

(2) 不应使用顶置滑轮。

(3) 除非肩胛骨向上旋转且肱骨横向旋转,否则手臂不应移动超过肩部 90°。

(4) 应教育患者和工作人员正确处理患侧手臂。

51. 脑卒中后复杂区域疼痛综合征的诊断依据是什么?

目前脑卒中后 CRPS 诊断主要以详细的病史、细致的体格检查以及 CT(或 MRI、定量感觉测试、神经电生理检查)为依据,通常采用由国际疼痛协会指定的布达佩斯标准:① 疼痛位于与中枢神经系统病灶相符的受累躯体部位;② 有卒中病史,疼痛在卒中发生时或发生后出现;③ 临床检查发现有与病灶相符的感觉障碍体征;④ 神经影像显示相关血管病灶;⑤ 排除其他可能疼痛的原因。

52. 脑卒中后复杂区域疼痛综合征的治疗手段有哪些?

(1) 康复治疗:治疗和预防 CRPS 的关键。可减轻患者的疼痛,预防肢体萎缩或挛缩。

(2) 药物治疗:非甾体抗炎镇痛药物或短疗程的糖皮质激素;抗癫痫药物和三环类抗抑郁药物。

(3) 介入治疗:交感神经阻滞术或硬膜外阻滞术,可通过阻断其介导的疼痛,扩张其支配区域的血管减轻疼痛;再进一步可考虑神经破坏性药物或射频毁损技术;再者可行经脊髓电刺激治疗,安全有效,但费用昂贵。

53. 脑卒中后痉挛性疼痛的发生机制是什么？

研究表明，约 65% 的卒中患者会出现痉挛，约 72% 的脑卒中后痉挛患者经历卒中后痉挛性疼痛。目前，痉挛和疼痛之间的联系尚未完全阐明。痉挛引起的肌肉和韧带的异常负荷可能会产生伤害性疼痛。痉挛同时可引起肌肉纤维化和萎缩，患者长期异常的肌肉收缩也可能导致脑卒中后痉挛性疼痛的发生。

54. 脑卒中后痉挛性疼痛的治疗方法有哪些？

此类疼痛的治疗目的在于减少反射活动和降低肌张力以缓解疼痛，包括：① 药物治疗：主要作用于中枢，可缓解痉挛造成的外周性和中枢性疼痛，常用药物有盐酸乙哌立松、巴氯芬和盐酸替扎尼定等；② 介入治疗：肌内注射 A 型肉毒素可以降低患者的肌张力，有效缓解痉挛性疼痛，是目前处理外周痉挛性疼痛的良好选择；③ 其他：康复治疗技术如运动治疗、矫形器等，可通过牵拉肌肉，以长期保持肌肉的伸展状态而辅助改善痉挛性疼痛。

55. 脑卒中后头痛的诊断标准是什么？

目前，临床上多采用国际疼痛分类标准进行诊断，主要为在脑卒中后持续 3 个月以上的慢性头痛，症状多表现为一种紧迫感，并不随运动而加重。发病原因可能为脑组织损伤、血管破坏或改变，以及随后的炎症，或疼痛通路破坏和（或）神经再支配，或甚至药物等多种因素。

（罗芳　柳露）

第五节　幻肢痛与残肢痛

56. 什么是幻肢痛？

幻肢痛是指患者在截肢后主观感觉已经截除的肢体仍然存在，并且伴有不同程度的疼痛。疼痛性质多样，多发生在已被截除肢体的远端。幻肢痛多于失去肢体后立即出现，有些可在截肢术后 1 周内出现，少数患者可在手术后数月或数年后才开始出现。

57. 幻肢痛的疼痛特点有哪些？

（1）多发生在已被截除肢体的远端。

（2）疼痛的性质和程度不一，可呈灼痛、钻痛、刀割样痛或放射性痛，多呈阵发性发作或反复加重，夜间发作较多。

（3）一些幻肢痛患者的肢体残端有明显压痛，有的可触及瘢痕硬结，残端近侧的神经干也常有压痛。

（4）一些幻肢痛患者的局部皮肤极为敏感，轻微触压即可引起放射性幻肢痛，类似三叉神经痛患者的扳机点。

58. 引发幻肢痛的高危因素有哪些？

（1）截肢前疼痛：截肢前有严重疼痛的患者比截肢前没有疼痛的患者更易发生幻肢痛，而且这些患者发生幻肢痛的疼痛性质、疼痛部位与截肢前的疼痛相似。

（2）残肢痛：幻肢痛常与残肢痛合并存在，单纯的幻肢痛少见。

59. 哪些手术或创伤后可遗留幻肢痛？

由于以下原因而进行的截肢手术：① 严重创伤；② 严重感染；③ 周围血管疾病所致的肢体缺血坏死；④ 神经疾病或外伤引起的肢体运动、感觉功能障碍；⑤ 肿瘤。

60. 幻肢痛的发病机制是什么？

患肢痛的发病机制仍不清楚，目前存在中枢和外周神经系统机制的争论。大多数假定的机制理论依赖于神经元网络重组。截肢患者幻肢痛的产生与大脑中枢敏化以及中枢神经对外周传入的放大有关，而不是由外周放大引起的。外周输入可以调节有幻肢痛截肢患者疼痛的强度，但不足以产生幻肢痛。然而，也应该考虑到背根神经节在周围神经系统中的作用。

61. 幻肢痛有体表触发区吗？

截肢后刺激体表某些非疼痛区域可能诱发幻肢感，这些区域称为"触发区"。例如，一侧上肢高位截肢并伴有幻肢痛者在双侧面部、颈部、上胸部和上背部可发现多组触发区。刺激触发区可引起幻肢痛。幻肢痛越严重，其触发区的数目就越多。腰部、下腹部及双下肢均未发现触发区存在。触发区的大小可随时间推移而改变，但始终与幻肢有明确的对应关系。

62. 进一步的神经损伤是否会对幻肢痛产生影响？

已经形成的幻肢现象，无论疼痛与否，可因大脑或脊髓损伤而发生显著变化：① 脊髓损伤可诱发或消除幻肢痛；② 在内囊后部的灶性脑梗死可使原来的幻肢痛消失；③ 一过性的大脑功能失调可使幻肢痛的性质或程度发生暂时性改变。

63. 幻肢痛的诊断标准有哪些？

（1）截肢后感到已被截除的肢体依然存在并有剧烈的疼痛。

（2）具有幻肢痛的临床表现特点。

（3）肢体残端有明显压痛，瘢痕硬结，近侧的神经干压痛，残端的局部皮肤极为敏感，轻微触压扳机点即可引起放射性幻肢痛。

64. 幻肢痛的治疗方法有哪些？

（1）药物治疗：目前无任何特效药物，卡马西平、抗抑郁药物、氯胺酮对某些患者有显著疗效。

（2）神经阻滞治疗：神经干周围阻滞、星状神经节阻滞、腰椎旁交感神经节阻滞等。

（3）康复治疗：鼓励患者早日下地活动，并对残端进行按摩。

（4）神经调控：可选择脊髓神经电刺激、外周神经电刺激、大脑皮质电刺激和脑深部核团电刺激，测试有效者可植入永久性刺激器。

（5）镜像疗法。

65. 残肢痛的定义是什么？

残肢痛是指患者截肢术后的残端发生疼痛，易发生于高位截肢或肩、髋关节离断后，上肢较下肢多见。截肢后周围神经干切断常形成神经瘤，产生疼痛。截肢残端骨刺的形成是残肢痛的另一原因，由于截肢时骨断端处理不当，骨端不平整而使骨刺刺入周围组织造成疼痛。

66. 残肢痛的临床表现是什么？

（1）残端痛常于截肢伤口愈合一个时期后开始出现，随时间推移逐渐加重。

（2）残端痛多呈跳痛、刺痛或灼痛。

（3）残端痛常伴有幻肢痛、情绪波动、嘈杂声响或天气变化均可使疼痛加重。

（4）残端痛患者的疼痛多为弥散性疼痛，可由整个残端并向身体其他部位放射。

（5）少数病例的疼痛也可较局限,仅位于断端的局部区域内。

67. 残肢痛的诊断标准有哪些?

（1）截肢术后的残端感到疼痛。

（2）具有残肢痛的临床表现特点。

（3）检查残端常可发现有显著的压痛点,断端的局部非常敏感,受到触碰、抚摸、假肢压迫或一些其他的轻微刺激即可引起剧痛。

（4）有时可触到瘢痕硬结或明显的骨刺,X线检查可确诊;超声或磁共振成像证实神经瘤。

（5）难以确定诊断时可行诊断性局部神经阻滞。

68. 残肢痛的治疗方法有哪些?

（1）对症治疗：应用非甾体抗炎药和抗惊厥药缓解疼痛。

（2）神经阻滞疗法：在断端压痛明显处,注射局部麻醉药和糖皮质激素混合液,也可注射肉毒素。

（3）局部神经毁损术：在断端局部应用局部麻醉药局部浸润麻醉后,注射无水乙醇或5%酚溶液或75%酚甘油溶液等神经毁损药,也可行射频热凝术。

（4）手术治疗：可行残端探查术以切除瘢痕组织、神经瘤、骨刺和松解神经血管束。

69. 幻肢痛与截肢后残端痛如何鉴别?

幻肢痛的疼痛部位常位于截肢的残端或非残端,而残端痛仅位于截肢的残端。局部压痛点注射或局部神经阻滞常可使残端痛缓解,却不能使幻肢痛缓解。

70. 幻肢痛和残肢痛之间有什么联系?

（1）幻肢痛与残肢痛常常一起发生,同时存在,不容易区分。

（2）残肢痛的疼痛程度多与幻肢痛的疼痛程度呈正相关。有70%以上的截肢患者会出现残肢痛,其中出现幻肢痛的概率为50%~80%。

（3）幻肢痛多发生在已被截除肢体的远端。残肢痛多发生在截肢残端皮肤包裹处。

71. 什么是截肢综合征？

患者在截肢后初期，从心理上难以接受已经存在的事实，无法摆脱伤肢所带来的心理上的创伤，可发生程度不同的心理异常，如抑郁、焦虑少言、失眠、强迫症、孤独、自我隔离、自我怜悯、失去信心等，严重者可有精神异常。忧虑、抑郁、他人同情、社会的评价及情绪失调可明显引起或加重幻肢痛。幻肢痛者的心理障碍程度与幻肢痛密切相关。

（罗芳　孙哲）

第六节　脊髓损伤后疼痛

72. 什么是脊髓损伤后疼痛？

脊髓损伤后疼痛就是人们在脊髓损伤后所感受到的相应部位躯体的疼痛，是脊髓损伤的最常见的顽固性并发症之一。它可以是由脊椎骨骨折局部组织结构异常所引起的机械性疼痛，也可以是脊髓损伤本身所引起的中枢性疼痛。可以表现为躯体疼痛，也可以表现为内脏疼痛。

73. 脊髓损伤后疼痛的类型主要有哪些？

（1）伤害性疼痛：骨骼肌肉性疼痛："钝痛"或"隐痛"，疼痛与运动有关；内脏性疼痛：与内脏病变或功能障碍相关；其他。

（2）神经病理性疼痛：感觉减退、烧灼样疼痛和麻木感。损伤平面处：位于损伤平面和平面以下3个节段内；损伤平面以下：在损伤平面3个节段以下；损伤平面和以下：同时位于损伤平面及以下的分布性疼痛；其他。

（3）未知类型。

74. 脊髓损伤后疼痛的机制是什么？

（1）脊髓损伤后感觉传入缺失，引起神经调节功能紊乱。

（2）脊髓损伤后脊髓中枢兴奋性增高。

（3）脊髓损伤平面以下痛觉传入丧失，兴奋性递质释放量减少、递质受体分布不均，造成神经元自发放电活动持续存在，产生"持续性疼痛"。但随着外在环境、情绪及非伤害刺激量与强度的变化，也可出现"间歇性疼痛"与"激惹性疼痛"。

75. 脊髓损伤分级常用的是什么？

脊髓损伤分级标准有多种，但比较常用的是美国脊髓损伤协会的 Frankel 分级标准：A 级是完全性脊髓损伤，指损伤平面以下的运动、感觉功能完全丧失；B 级是不完全性损伤，患者一般在损伤平面以下存在感觉功能，但是无运动功能；C 级也是不完全性损伤，指患者在损伤平面以下存在运动功能，但是大部分关键肌肉的肌力小于 3 级；D 级是指大部分关节肌肉的肌力大于等于 3 级；E 级是感觉和运动功能基本正常，但可以有异常反射。

76. 脊髓损伤后疼痛的影响因素有哪些？

（1）脊髓损伤的性质、程度与平面都对疼痛的发生有较大影响。

（2）其他各种有害刺激：如吸烟、膀胱或肠道并发症、压疮、痉挛、长时间坐或不活动、疲劳、冷湿气候、季节改变等均可诱发或加重脊髓损伤后疼痛。

（3）心理因素：患者对疼痛的感受一定程度上受心理因素影响。患病后的抑郁情绪会加重脊髓损伤后疼痛的发生频率与疼痛程度，保持心情舒畅对缓解疼痛很有帮助。

77. 脊髓损伤后疼痛的评估方法有哪些？

应用最为广泛的 7 种评估脊髓损伤后疼痛的方法有：① 视觉模拟评分法（visual analogue scale，VAS）；② 疼痛数字评分法（numerical rating scale，NRS）；③ 麦吉尔疼痛问卷（McGill pain questionnaire，MPQ）；④ 轮椅使用者的肩部疼痛指数（wheelchair user's shoulder pain index，WUSPI）；⑤ 简化多维疼痛量表（multidimensional pain inventory-spinal cord injury，MPI－SCI）；⑥ 简明疼痛量表（brief pain inventory，BPI）；⑦ 慢性疼痛分级表（chronic pain grade questionnaire，CPGQ）。

78. 有脊髓损伤的表现一定会出现疼痛吗？

目前，国内外报道认为脊髓损伤后患者疼痛的发生率差异较大，可以低至 11%，也可高达 94%。但大多数报道都认为脊髓损伤后出现疼痛很常见，发生率可高达 65%，其中 1/3 患者程度较重，属于剧烈疼痛。各种研究资料表明，并不是每一个脊髓损伤的患者都会发生脊髓损伤后疼痛，但哪些人会出现脊髓损伤后疼痛尚无定论。

79. 脊柱外科手术会引起脊髓损伤后疼痛吗？

行颈胸腰段脊柱部位手术时，外科医师都会采取各种措施（如立体定位或显微手术方式）非常小心地避免伤到脊髓，因此极少会造成医源性脊髓损伤。但若患者存在神经解剖结构异常或脊髓病变周围组织粘连较重等情况，就有可能出现手术伤及脊髓的情况。

80. 脊髓损伤后疼痛会在脊髓损伤后立即出现吗？

约 2/3 患者的疼痛发生于脊髓损伤后 1 年之内，但也有些患者是在脊髓受伤后数年才出现疼痛。脊髓损伤后受损麻痹神经的功能恢复需要依赖神经自身的修复作用、手术的减压作用以及药物的促进作用。脊髓受伤后在前一阶段的有效治疗期内若神经得不到修复，就有可能因缺血时间过长发生萎缩软化，继而出现缺血性神经传导异常引起疼痛。如果脊髓损伤后出现疼痛则意味着可能有迟发性脊髓损伤。

81. 脊髓损伤后疼痛持续时间长吗？疼痛会伴随患者终身吗？

脊髓损伤后疼痛常常是慢性的，如不及时治疗，可能迁延不愈。随着被破坏神经纤维自身的修复和区域神经元功能的改善，脊髓损伤后神经性疼痛理论上是可以慢慢缓解的，但缓解的程度因人而异。部分患者的疼痛比较顽固，经过积极的非手术治疗疼痛仍然缓解不明显，必要时就可考虑手术治疗。此类脊髓损伤后患者的疼痛可能伴随终身，但随着时间的推移，疼痛症状也会逐渐减轻，这可能与患者对疼痛的感知阈值提高有关。

82. 脊髓损伤后疼痛的治疗方法有哪些？

（1）药物治疗：抗抑郁药（阿米替林）、抗癫痫药（加巴喷丁、普瑞巴林）、中枢性镇痛药及其他解热镇痛药等。宜联合用药，从小剂量开始，加量要谨慎，达到疼痛基本缓解而无明显不良反应时再缓减药量。

（2）神经调控治疗：经皮神经电刺激、脊髓电刺激和鞘内输注泵植入、经颅电刺激和经颅磁刺激。

（3）心理治疗：转移患者的注意力，调节中枢兴奋性。

（罗芳　孙哲）

参考文献

[1] Jensen TS, Baron R, Haanpää M, et al. A new definition of neuropathic pain[J]. Pain, 2011, 152(10): 2204-2205.

[2] 周围神经病理性疼痛诊疗专家共识[J]. 中国疼痛医学杂志, 2020, 26(5): 321-328.

[3] Sandy-Hindmarch O, Bennett DL, Wiberg A, et al. Systemic inflammatory markers in neuropathic pain, nerve injury, and recovery[J]. Pain, 2022, 163: 526-537.

[4] 中国医师协会皮肤科医师分会带状疱疹专家共识工作组. 带状疱疹中国专家共识[J]. 中华皮肤科杂志, 2018, 51(6): 403-408.

[5] Oxman MN, Levin MJ, Johnson GR, et al. A vaccine to prevent herpes zoster and ostherpetic neuralgia in older adults[J]. N Engl J Med, 2005, 352(22): 71-84.

[6] Massengill JS, Kittredge JL. Practical considerations in the pharmacological treatment of postherpetic neuralgia for the primary care provider[J]. J Pain Res, 2014, 7: 125-132.

[7] 带状疱疹后神经痛诊疗共识编写专家组. 带状疱疹后神经痛诊疗中国专家共识[J]. 中国疼痛医学杂志, 2016, 22(3): 161-167.

[8] Bril V, England J, Franklin GM, et al. Evidence-based guideline: Treatment of painful diabetic neuropathy: report of the American Academy of Neurology, the American Association of Neuromuscular and Electrodiagnostic Medicine, and the American Academy of Physical Medicine and Rehabilitation[J]. Neurology, 2011, 76(20): 1758-1765.

[9] 吴静, 时立新. 糖尿病神经病变诊治专家共识要点说明[J]. 中华糖尿病杂志, 2021, 13(6): 540-557.

[10] 中国医师协会神经内科医师分会疼痛和感觉障碍专委会. 糖尿病性周围神经病理性疼痛诊疗专家共识[J]. 中国疼痛医学杂志, 2018, 24(8): 561-567.

[11] Delpont B, Blanc C, Osseby GV, et al. Pain after stroke: A review[J]. Rev Neurol (Paris), 2018, 174(10): 671-674.

[12] 赵庆祥, 吴小娟, 王德强, 等. 脑卒中后疼痛的诊疗进展[J]. 国际麻醉学与复苏杂志, 2020, 41(12): 1201-1205.

[13] Harrison RA, Field TS. Post stroke pain: identification, assessment, and therapy[J]. Cerebrovasc Dis, 2015, 39(3-4): 190-201.

[14] Lee JW, Lee SK, Choy WS. Complex regional pain syndrome type 1: Diagnosis and management[J]. J Hand Surg Asian PacVol, 2018, 23(1): 1-10.

[15] Pacheco-Barrios K, Meng X, Fregni F. Neuromodulation Techniques in Phantom Limb Pain: A Systematic Review and Meta-analysis[J]. Pain Medicine, 2020, 21(10): 2310-2322.

[16] 程艳欣. 幻肢痛发病机制及治疗进展年鉴(2019.6-2020.6)[J]. 中华疼痛学杂志, 2020, 16(6): S13-S14.

[17] 王保国. 疼痛科诊疗常规[M]. 2019年版. 北京：中国医药科技出版社, 2019, 143-146.
[18] Rupp R, Biering-Sørensen F, Burns SP, et al. International Standards for Neurological Classification of Spinal Cord Injury: Revised 2019[J]. Top Spinal Cord Inj Rehabil, 2021, 27(2): 1-22.
[19] Finnerup N B, Norrbrink C, Trok K, et al. Phenotypes and Predictors of Pain Following Traumatic Spinal Cord Injury: A Prospective Study[J]. J Pain, 2014, 15(1): 40-48.
[20] 国际神经修复学会暨中国神经修复学会. 脊髓损伤神经修复临床治疗指南[J]. 西部医学, 2020, 32(6): 790-802.